Le Cercle de Grâce

Réjean Héroux
889, prom. Elsett
Ottawa, ON K1G 2S4

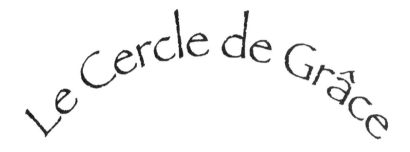

Le Cercle de Grâce

Fréquence et physicalité

La Fraternité de Lumière

Textes reçus par

Edna G. Frankel

Sara

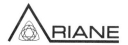

RIANE

Texte original anglais :
The Circle of Grace
© 2003 by Edna G. Frankel
The Brotherwood Press.
P.O. Box. 62, Blue Bell, PA 19422

© 2005 pour l'édition française
Ariane Éditions inc.
1209, av. Bernard O., bureau 110, Outremont, Qc,
Canada H2V 1V7
Téléphone : (514) 276-2949, télécopieur : (514) 276-4121
Courrier électronique : info@ariane.qc.ca
Site Internet : www.ariane.qc.ca

Tous droits réservés

Traduction : Michel St-Germain
Révision linguistique : Louis Royer, Michelle Bachand
Révision : Martine Vallée
Graphisme et mise en page : Carl Lemyre

Première impression : mars 2005

ISBN : 2-920987-92-5
Dépôt légal :1ᵉʳ trimestre
Bibliothèque nationale du Québec
Bibliothèque nationale du Canada
Bibliothèque nationale de Paris

Diffusion
Québec : ADA Diffusion – (450) 929-0296
www.ada-inc.com
France et Belgique : D.G. Diffusion – 05.61.000.999
www.dgdiffusion.com
Suisse : Transat – 23.42.77.40

Imprimé au Canada

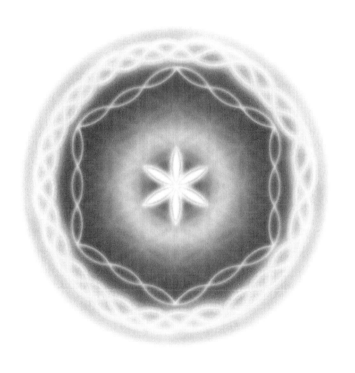

Table des matières

Première partie
Le processus d'apprentissage du Cercle de Grâce

Deuxième partie
Les clés de l'ascension

Troisième partie
Fréquence et physicalité

Dédicace

Je dédie ce livre à l'Esprit.
Car je ne suis que son scribe humain.
J'y consacre ma vie,
Afin de garder vivantes ses paroles.

Peu importe si le jour est sombre,
Je rends grâce pour tous les bienfaits reçus.
Pour ma famille heureuse et en santé,
Pour le logement, la nourriture et, bien sûr, les leçons.
Il n'est pas suffisant de survivre,
Chères âmes qui cherchez toutes la complétude.
Quand je vous regarde dans les yeux,
Je vois que vous êtes aussi en mission.

Joignez-vous à moi pour ce voyage à travers la Vie,
Faites de chaque journée une douce promenade !
Perdez votre peine et trouvez votre joie
Car toujours l'Esprit vous guidera et pourvoiera à vos besoins.

Sara
30 septembre 2003

Remerciements

J'aimerais remercier tous les gens qui m'ont secondée dans la création de cet ouvrage. À mes chers amis et étudiants en reiki, dont j'ai beaucoup appris. À ma chère famille, qui a fait preuve de beaucoup de patience !

À mon éditrice, Martine Vallée, dont l'inlassable soutien, le talent et la fervente vision m'ont permis de publier mon premier livre en français.

À mes chers lecteurs, dont les courriels, les lettres et les appels téléphoniques m'ont aidée à traverser les périodes difficiles. Et à la Fraternité de Lumière, qui m'a continuellement murmuré des paroles d'encouragement sans lesquelles je ne me serais jamais rendue jusqu'ici.

L'énergie et la sagesse de très nombreuses âmes se trouvent dans cet ouvrage.

À Tous, je dis merci.

Je suis, dans l'Amour total,

Edna G. Franckel
Sara
Janvier 2005

Décharge de responsabilité médicale

L'information présentée dans ce livre est destinée à soutenir et à compléter les pratiques médicales courantes. Si vous avez des symptômes physiques de maladie, veuillez consulter votre médecin.

La mission de la Fraternité de Lumière

La conscience humaine est présentement en plein éveil et, au cours des prochaines années, plusieurs d'entre vous se sentiront dépassés par les changements énergétiques de la planète Terre. En plus d'aider les gens à s'aider eux-mêmes, le Cercle de grâce vous permettra de pratiquer en synchronie les diverses approches holistiques. Pour guérir votre vie sur tous les plans, il faut d'abord apprendre à libérer la douleur et le stress des méridiens de votre système nerveux. Toutes les approches holistiques peuvent s'appliquer à ce processus de dégagement naturel de votre corps.

Artisans de la lumière, il est essentiel de mettre vos talents et différents outils en commun afin d'aider les populations à suivre le mouvement. Quelle que soit votre méthodologie, il faut évacuer la peur du corps physique pour faire place à l'amour. En dégageant les déséquilibres, vous élèverez votre vibration énergétique afin d'atteindre un état dans lequel vous pourrez réaliser des miracles.

Notre mission première est de faciliter l'ascension de l'humanité. Nous vous offrons notre connaissance de la guérison et des concepts supérieurs afin de faire avancer l'intégration de la science et de la spiritualité, de la physique et de la métaphysique, des médecines parallèles et de la médecine allopathique. Nous cherchons avant tout à enseigner la guérison de l'Être dans sa totalité. Cela permettra à tous d'atteindre la maîtrise de soi et de se reconnecter consciemment à l'Esprit. Alors, émergera véritablement une nouvelle Fraternité globale de l'humanité.

Introduction

Réflexions de la Fraternité sur le temps et la dimensionnalité

Chers lecteurs, la Fraternité de Lumière de l'ordre ancien de Melchisédech vous salue. Nous sommes les guides et les gardiens spirituels de l'humanité. Nous travaillons sur plusieurs plans et de multiples façons pour aider l'humanité à s'élever jusqu'à la prochaine octave de conscience, accéder à la dimension suivante de la réalité potentielle. Nous nous manifestons devant le Voile d'oubli, dans votre Présent, afin de vous apprendre une méthode nouvelle – et pourtant fort ancienne – pour garder en santé le corps humain. Nous vous attendons en grand nombre pour vous guider gracieusement jusqu'au « potentiel énergétique » de cette époque cruciale de l'histoire humaine. Nous vous disons, tout simplement :

Laissez-nous vous aider à évoluer
Jusqu'aux plans les plus élevés de l'Amour.
Laissez-nous vous enseigner comment guérir,
Et, en guérissant, devenir réels.

Chers amis, nous attendons que chacun d'entre vous, à son propre rythme, entre en soi et s'élève, en quête de guérison. C'est là que vous nous trouverez en attente et que vous obtiendrez une preuve de l'existence de Dieu. Lorsque vous saurez, en votre for intérieur, que nous sommes avec vous, vous vous élèverez dans l'énergie du *Je Suis*. Votre puissance sera alors illimitée, tout comme votre compassion et votre compréhension.

⬥⬥⬥

À notre avis, la planète Terre a entamé·son processus d'ascension intégral vers la quatrième dimension (4D) au mois de mai de votre année 2000. À ce moment-là, les planètes de votre système solaire se sont alignées en ce que nous pourrions appeler une « disposition céleste » particulière. Cette traction gravitationnelle a eu pour effet de vous « catapulter » de la troisième à la quatrième dimension (de la 3D à la 4D). Cet ouvrage se référant souvent aux différentes dimensions de la réalité terrestre, l'explication suivante vous en facilitera la compréhension.

La majeure partie de l'humanité vit dans la 3D et est encore inconsciente des paliers supérieurs. Mais à vous qui lisez ceci, nous disons que vous avez aussi commencé à faire l'expérience de la quatrième dimension sous divers aspects depuis mai 2000. Le processus de l'ascension vous permettra d'accéder à la cinquième dimension (5D) et même de la dépasser, pour arriver là où nous travaillons et évoluons. Parlant de votre monde en général et de votre histoire, nous appellerons donc votre existence la 3D. Parlant de la transition actuelle de la population, nous l'appellerons la 3-4D. Puisque la Terre a élevé son niveau vibratoire jusqu'à la 4D, c'est le nom que nous donnerons à votre Présent actuel. Veuillez comprendre que ces étapes graduelles ont pour but de vous permettre d'évoluer sans aucun risque.

Si vous êtes éveillé et conscient, travailler avec nous dans le Cercle de grâce augmentera encore votre vibration d'un cran, ce qui la portera plus haut entre le quatrième et le cinquième niveau de la transition. Comme la maîtrise de chaque changement de fréquence dimensionnelle permet de passer à la dimension suivante, votre transition de la 4D à la 5D finira éventuellement par vous amener à la 5-6D. Votre ultime passage, à la 6-7D, dépasse la portée de cet ouvrage, mais nous vous donnons ici un indice : *vous pourrez dépasser ce point selon que vous aurez choisi de garder ou non votre corps.*

Cet ouvrage a été structuré pour que vous puissiez l'utiliser dans son ensemble mais aussi par section. En effet, chaque partie peut être considérée complète par elle-même. Cela étant, vous pourrez, par exemple, retrouver certains éléments de la première portion à l'intérieur de la troisième, mais discutés plus en profondeur ou de façons différentes. Il n'y a pas d'erreur ici.

Dans ce livre, nous vous rappellerons aussi de temps à autre que toutes les dimensions se situent dans le même espace et qu'elles ne sont séparées que par des niveaux de fréquence vibratoire. Puisque votre porte d'entrée sensorielle, sur le plan physique, a toujours été branchée sur la 3D, c'est tout ce que vous avez connu jusqu'à présent. À mesure que vous chercherez à élever votre conscience, celle-ci s'élargira jusqu'à inclure une ouverture sensorielle à ces plans d'existence supérieurs. Votre nouvelle « zone de confort », lorsque vous aurez fini de muter avec la Terre, sera probablement la 5D. Nous l'exprimons ainsi pour nous conformer à votre « cadre de référence linéaire », mais sachez que, lorsque vous aurez atteint et dépassé la 5D, vous ne pourrez plus compter numériquement les dimensions supérieures, car les règles de la linéarité ne s'appliqueront plus !

Qu'est-ce qui définit chaque dimension ? Les variables qui affectent toute la gamme vibratoire de l'existence dans cet espace. La 3D compte trois variables : hauteur, largeur et profondeur. Depuis des milliers d'années, ces paramètres forment et limitent votre conscience de la réalité physique. Lorsque vous prendrez conscience des autres variables existantes, vous comprendrez plus facilement qu'il existe aussi d'autres dimensions et, par conséquent, d'autres réalités.

Quand on passe à la 4D, quelle variable s'ajoute ? Celle du *temps.*

« Quoi ? » direz-vous. « Le temps est constant ! Il ne change jamais ! Il définit notre passé, notre présent et notre futur ! Il échappe complètement à notre contrôle ! C'est lui qui nous maîtrise ! Il est ridicule de croire que nous puissions affecter le temps ou le changer d'une façon quelconque ! »

Chers lecteurs, vous savez tous que Christophe Colomb fut traité de fou, à son époque, pour avoir osé penser que la Terre n'était pas plate. S'il avait succombé aux pressions sociales, l'histoire humaine aurait été fort différente ! En effet, votre histoire a enregistré une foule d'événements qui ont fini par élargir la conscience humaine, mais qui ont coûté cher aux humains assez braves pour nier les limites de leur époque. Au stade actuel de votre évolution, nous pouvons dire : oui, le temps constitue l'une de vos limites !

Car, voyez-vous, si le temps existe sur un mode rigide dans la 3D, c'est pour donner une structure à votre dualité. À mesure que vous vous élèverez dans les diverses dimensions, vous laisserez derrière vous le temps linéaire. Le temps n'est constant que dans la 3-4D, une ligne sur laquelle vous vous trouvez et qui définit votre passé, votre présent et votre avenir. Dans la 4D, vous commencerez à remarquer que le temps n'est pas rigide, qu'il accélère et ralentit en fonction de la conscience que vous en avez. De notre point de vue, le temps est un cercle sans commencement ni fin. C'est l'une des variables de notre existence dans les sphères supérieures. Nous l'appelons le Présent, et nous disons souvent « vivre dans le Présent ». Pour nous, le Présent est la totalité du temps, tout se produit simultanément, et le temps nous est donc ouvert, de sorte que nous pouvons y entrer et en sortir à volonté.

Vous aurez peut-être de la difficulté à saisir immédiatement ce concept. Puisque nous traitons ici de concepts complexes, en voici un autre sur lequel nous aimerions élaborer : *toutes les dimensions résident dans le même espace, séparées uniquement par des niveaux de fréquence énergétique.* De la même façon que le Présent est la totalité du temps, toutes les dimensions ne font qu'une. Vous le comprendrez bien lorsque votre réalité actuelle s'épanouira pleinement dans la 4D et que vous aurez affaire à des gens qui seront encore dans la 3D. Chaque dimension s'élargit de façon inclusive ! En effet, elles existent toutes déjà dans l'espace éternel, attendant que vous éleviez votre fréquence pour l'ajuster au niveau suivant. Dans cet ouvrage, nous répéterons souvent que la 3D et la 4D sont incluses dans la 5D, et ainsi de suite.

Vous connaissez déjà les paramètres de la 3D. Maintenant que vous êtes dans la 4D, vous ressentez une expansion énergétique autour et à l'intérieur de vous. Vous devenez sensible aux niveaux raffinés de stimuli et, inévitablement, vous développerez des pouvoirs de médiumnité, de télépathie et d'empathie. La 4D est le couloir d'expansion psychique qui se trouve entre la 3D et la 5D. Dans la 4D, le Voile d'oubli commence à s'amincir, ce qui permet d'apercevoir les sphères supérieures.

Que se passera-t-il lorsque vous atteindrez la 5D ? La séparation engendrée par la dualité aura disparu, le temps linéaire aussi, ainsi que le Voile, et vous atteindrez la complétude. La complétude est l'Union avec l'Esprit. Vous connaîtrez intimement votre identité éternelle et il vous restera encore beaucoup de temps pour vous amuser sur cette magnifique planète Terre. Quel voyage merveilleux s'offre à vous ! Nous sommes prêts à vous donner les directives qui faciliteront votre transformation d'humains limités en Êtres éternels, votre véritable nature.

Cet ouvrage est une des cartes routières disponibles qui vous indiquera le chemin du Retour.

Nous sommes, dans l'Amour total, la Fraternité de Lumière.

Janvier 2003.

Première partie

Le processus d'apprentissage du Cercle de Grâce

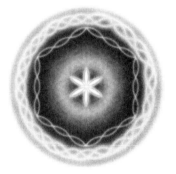

Chapitre 1

Le corps physique

Disons tout d'abord que *guérir votre corps guérira votre vie entière.* Harmonisez toutes les couches de votre Être et joignez-vous à nous dans la Véritable Réalité de l'Esprit. *Il est temps de vous rappeler qui Vous êtes.*

Le Cercle de Grâce est un simple exercice qui vous aidera sur tous les plans. Tout en soulageant la douleur et le stress, il remplira votre corps d'une énergie nouvelle. Cela se produit naturellement dans votre aura pendant votre sommeil, car c'est ainsi que le corps humain se purifie.

Abordez ce processus en suivant votre conscience et nos conseils, et vous retrouverez la santé !

La prière de guérison de la Fraternité

Si vous le désirez, allumez une chandelle ou de l'encens pour mieux focaliser vos sens. Ensuite, *exprimez à haute voix* votre désir d'obtenir une séance de guérison avec nous, au moyen de cette prière en quatre parties.

Demandez à Dieu le Père ou la Mère, Créateur de Tout ce qui est, a été et sera, de se joindre à vous pour cette séance de guérison.

Demandez aux Maîtres ascensionnés, guides, anges et personnages religieux qui vous sont chers, de se joindre à vous pour cette séance de guérison.

Demandez à la Fraternité de Lumière de se joindre à vous pour cette séance de guérison.

Demandez à votre âme, ou Moi supérieur, de se joindre à vous et de vous guider pendant cette séance de guérison.

Dites cette prière à haute voix. Prononcez-en les paroles, dites ensuite comment vous vous sentez, nommez ce que vous choisissez et ce que vous abandonnez (par exemple : je choisis la santé totale, j'abandonne ma maladie). La vibration de votre voix fera fructifier l'idée, le sentiment, le désir dans votre troisième et votre quatrième dimension, celles du matériel et de la matérialisation. À cause des paramètres de votre zone de libre arbitre, nous attendons que vous énonciez votre intention à haute voix avant de pouvoir commencer. Pourquoi ? Réciter la prière de guérison à haute voix crée un pont vibratoire entre les dimensions, qui nous donne la permission énergétique de nous joindre à vous, en fusionnant la 4D et la 5D afin de pouvoir interagir dans votre espace sur le plan physique.

Vous nous suivez ?

Le Cercle de Grâce libère les méridiens du corps par l'intermédiaire des méridiens de l'aura. Les uns comme les autres entrent en jeu lorsque vous purifiez votre système énergétique. Quand vous aurez pris l'habitude d'effectuer cet exercice de purification, vous acquerrez la maîtrise de votre propre guérison. Vous recourrez à ce processus chaque fois que vous aurez besoin d'énergie et vous saurez abandonner la douleur au moment où elle arrivera, de sorte qu'elle ne s'accumulera pas, ne bloquera pas vos méridiens et ne vous rendra pas malade.

Le Cercle de Grâce est votre droit le plus naturel ; il constitue *le lien physique avec votre puissance divine intérieure.* Nous travaillerons avec vous pour vous apporter la pleine maîtrise de soi. Qu'est-ce que cela signifie ? C'est d'avoir la maîtrise sur la santé de son Être total et l'usage de son énergie sur tous les plans. Lorsque vous l'aurez acquise, vous pourrez créer votre propre avenir et réaliser vraiment vos rêves.

Pour élargir votre cadre de référence

Pour que la guérison soit un succès, elle doit se produire sur trois plans : physique (médical), émotionnel-mental (psychologique) et spirituel (aurique). Lorsque la science et la spiritualité se rencontreront et fusionneront enfin, la guérison deviendra un processus simple.

Le plus grand obstacle auquel vous devez faire face, c'est la croyance que votre corps physique constitue tout votre être, alors qu'il n'en constitue que la moitié ! Il est le noyau physique dans lequel votre autre moitié – votre être aurique ou énergétique – est incorporée. La médecine moderne ne tient aucun compte de cette partie importante des patients, leur moitié invisible, justement parce qu'elle est invisible. Mais votre aura n'est invisible qu'à vos sens, qui sont ancrés dans la troisième dimension. Pensez au sifflet à chien, dont le son se situe à une octave au-dessus de l'échelle auditive humaine. Quand vous utilisez ce sifflet, vous n'entendez rien, mais votre chien arrive en courant, parce qu'il a entendu votre appel. Ainsi, votre être aurique ou énergétique s'est trouvé jusqu'ici au-dessus de l'échelle de vos sens tridimensionnels, mais cela ne veut pas dire que votre aura n'existe pas. Cela signifie tout simplement que vous n'avez pas pu voir, sentir, entendre votre être aurique ou interagir avec lui de la même façon qu'avec votre être physique.

Lorsque vous aurez commencé à vous épanouir dans la sphère sensorielle de la 4-5D, tout cela va changer !

Quand la médecine comprendra qu'elle ne se focalise actuellement que sur la moitié de l'être humain, on créera des instruments pouvant sonder les couches interdimensionelles des patients, pour mesurer leur aura et le degré de santé ou de maladie que portera leur champ électromagnétique. En fait, c'est déjà commencé : les électroencéphalogrammes, ou EEG, mesurent les ondes cérébrales ou l'activité énergétique du cerveau. Vos électrocardiogrammes, ou tests d'ECG, mesurent le pouls énergétique du cœur. Ce sont deux fonctions auriques maintenant essentielles à un diagnostic convenable.

Lorsque vous aurez commencé à explorer la forme et les fonctions de l'aura, vous comprendrez enfin le fonctionnement de l'être humain complet. Ce grand bond de vos connaissances médicales permettra d'éliminer de nombreuses maladies courantes, surtout les déséquilibres mentaux, hormonaux et immunitaires. Tous les déséquilibres proviennent d'un excès de tension du système nerveux, causé par des blocages éthériques et physiques qui empêchent l'énergie de circuler convenablement dans les nombreuses couches du corps. *Vous persistez à examiner le corps pour trouver des moyens physiques de régler ces systèmes ; nous vous disons ceci : regardez plutôt les déséquilibres de tension électromagnétique dans le champ aurique. Vous y trouverez les commandes du système, et ce qu'il faut régler !*

Vous disposez déjà de l'équipement de photographie Kirlian, qui montre le champ énergétique des êtres vivants. Lorsque vous aurez créé des caméras pouvant capter et suivre le mouvement de l'énergie éthérique, vous observerez alors véritablement les effets du reiki ou tout autre forme de médecine énergétique sur l'organisme humain. Ce nouvel équipement fournira éventuellement une très précieuse information diagnostique à la communauté médicale.

Vous apprendrez à trouver et à dégager des blocages auriques, ou « poches de tension », magnétiquement rattachés au champ électromagnétique du corps. Lorsque vous aurez éliminé la maladie spirituelle, elle ne se manifestera plus comme maladie physique. C'est ce que nous nous proposons de vous enseigner.

L'utilisation du Cercle de Grâce accélérera la maîtrise de la guérison et de la responsabilisation dans la conscience humaine ! Les médecins s'accordent maintenant sur le fait que toute maladie est le résultat d'un stress intérieur. Lorsqu'ils se trouvent devant une maladie, ils ne peuvent la repérer que là où elle est apparue dans le corps, puis la cataloguer selon la région, le système ou l'organe affecté. Si vous n'améliorez pas les circonstances de votre vie qui ont causé le stress au départ, votre guérison sera ratée ou incomplète, ou votre rémission ne sera que temporaire. Éliminez cette « poche de stress » et la situation qui l'a créée, et les symptômes physiques se retireront du corps.

On est en train de développer et de raffiner de nombreuses méthodes de guérison par les mains, destinées à dégager le stress de l'aura avant qu'il n'engendre une maladie physique. Le reiki est la méthode fondamentale la mieux connue qui utilise l'énergie universelle pour purifier et équilibrer l'aura. Vous êtes d'ailleurs en train de prendre conscience de plusieurs autres merveilleuses méthodes énergétiques. En outre, certaines méthodes plus anciennes, comme l'acupuncture, le shiatsu et la réflexologie, agissent directement sur les méridiens physiques afin de dégager les blocages. Ce sont là, chers lecteurs, des outils de guérison énergétique à appliquer au processus de dégagement du Cercle de Grâce.

Une fois qu'une maladie s'est manifestée dans le corps, il est plus difficile de la dégager. Si vous guérissez l'aura endommagée, vous ne tomberez pas malade.

Les gens tombent malades de deux façons : ou bien une maladie s'établit dans la région du chakra non fonctionnel, ou bien un excès de stress (c'est-à-dire de tension engendrée par un blocage) surcharge l'organisme, qui se détraque là où vous avez une prédisposition génétique à la maladie. Nous parlons ici des maladies héréditaires, comme le cancer, le diabète, etc. Très souvent, la meilleure façon de traiter une maladie aiguë, c'est d'avoir recours à la chirurgie (comme dans le cas des tumeurs cancéreuses), ou d'attaquer l'infection au moyen d'antibiotiques (comme pour la pneumonie ou les ulcères), ou de réparer par ostéopathie l'os fracturé et d'y mettre un plâtre. Nous sommes tous favorables à l'usage de la technologie moderne actuellement disponible ; les médecins rendent à l'humanité un service inappréciable.

Mais que se passerait-il si vous alliez voir le médecin en disant : « Docteur, j'ai dans telle région du corps une douleur que vous ne verrez pas. S'il vous plaît, aidez-moi ! » Voilà la situation qu'affrontent la plupart des thérapeutes modernes, que leur approche soit scientifique ou holistique. La mentalité scientifique ignore ce qui ne peut être vu ni mesuré.

La mentalité holistique s'efforce de localiser la douleur et de remonter à sa source véritable : des zones de blocages de faible densité, dus à la tension dans le champ aurique et que vous appelez douleur et stress. Vos guérisseurs qui œuvrent par imposition des mains travaillent largement à l'aveuglette, car leurs sens quadridimensionnels enregistrent à peine l'information provenant de l'aura, qui vibre dans les dimensions supérieures. Plusieurs praticiens holistiques reçoivent des « impressions diagnostiques » dans les mains et trouvent intuitivement comment réparer les dommages subis par l'aura. Il s'agit véritablement d'une lecture physique de l'aura. Certains d'entre vous sont maintenant en train de développer leur vision intérieure, ou le feront bientôt ; c'est là un autre don qui croîtra avec votre expansion dans votre nouveau registre sensoriel de la 4-5D !

Le Voile d'oubli

Votre corps est un incroyable assemblage d'organes et de systèmes formant une symphonie d'essence de vie appelée « humanité ». Lorsque vous comprendrez plus clairement comment l'aura interagit avec son noyau physique, vous réaliserez bientôt qu'elle est aussi complexe et aussi miraculeuse que le corps qui la soutient. Comment d'ailleurs pourrait-il en être autrement ?

La plus grande difficulté, dans la guérison, c'est que vous ne puissiez pas encore voir votre être énergétique ni interagir avec lui. Puisque votre aura ne fait pas partie de votre champ de conscience, vous ne pouvez la sentir, encore moins la guérir. Vous devez comprendre ici que votre cerveau gauche vous relie à votre corps physique et le dirige, tandis que votre cerveau droit vous relie aux couches éthériques qui forment votre aura et les dirige.

Pourquoi sentez-vous l'un et non l'autre ? À cause du Voile d'oubli. C'est dans le cerveau droit qu'est logée votre connexion dormante à l'Esprit. Nous disons « dormante », parce que le Voile est un mécanisme spirituel qui vous empêche de connaître d'autres dimensions, celles de la vie avant la naissance et après la mort. Son rôle est de masquer les plans supérieurs de votre conscience, afin que vous soyez focalisé sur une seule vie à la fois dans la troisième dimension, et d'assurer ainsi la réincarnation karmique.

Vous ne vous souvenez pas que vous êtes éternels !

Le Voile vous empêche de connaître consciemment autre chose que la troisième dimension. C'est pourquoi vous êtes en communication constante et concrète avec votre corps physique, mais ne pouvez échanger un seul mot ni une seule pensée avec votre aura. Même si vous parvenez à l'influencer ou à la toucher, vous ne pourrez entendre une réponse claire ; vous recevrez plutôt un flux d'émotions, bonnes, mauvaises ou indifférentes, selon la situation. C'est votre aura qui communique avec vous !

Apprenez à utiliser cette « intuition », comme vous l'appelez, pour évaluer chacune des émotions qui surgissent en réponse à votre situation actuelle. Rendez-vous compte que votre aura, parce qu'elle se trouve dans des couches dimensionnelles supérieures, en voit et en sait davantage que vos sens physiques, qui ne sont adaptés qu'à la troisième dimension. Lorsque vous vous épanouirez dans la gamme sensorielle plus large de la 4-5D, vous

vous apercevrez que le Voile s'amincit ! Lorsque vous passerez pleinement de la 4D à la 5D, vous n'aurez plus besoin d'être séparés de l'Esprit et vous ne serez plus limités par le Voile d'oubli. *À l'état de veille, le Voile est baissé. Pendant le sommeil, il se lève et vous êtes libres de vous relier à l'Esprit.* Vous savez déjà que, même si le corps a besoin quotidiennement d'une certaine quantité de sommeil, votre esprit ne se repose jamais. Il continue de fonctionner pendant les rêves. Si vous faites du travail astral, l'aspect spirituel de votre être poursuit son œuvre pendant les rêves, en laissant le corps se reposer. Pourquoi le corps a-t-il besoin de repos ? Pour se libérer du traumatisme physique et du bagage émotionnel, récents ou non. Il faut d'abord dégager le stress que vous accumulez quotidiennement, la plupart du temps à cause de votre vie trépidante dans une société complexe. Ensuite, vous pourrez atteindre et dégager les couches profondes de douleur chronique causée par de vieilles blessures, y compris celles qui remontent à vos vies antérieures.

Comment votre corps accomplit-il cette autoguérison ? En dégageant et en renouvelant l'énergie de votre système nerveux pendant votre sommeil. Pardonnez-nous cette longue introduction, mais le cadre de référence est beaucoup plus complexe que ne l'est le travail en lui-même. Lorsque vous comprendrez, à la fois dans votre esprit et dans votre corps, comment se produit ce dégagement, vous pourrez l'activer à volonté, afin de recouvrer et de conserver votre santé.

Vous avez le pouvoir de vous guérir. Votre corps possède son propre mécanisme de dégagement ! Si vous le voulez bien, nous vous enseignerons comment l'utiliser.

Côté dominant et côté non dominant, gauche et droite.
Nous devons maintenant vous expliquer ce que sont les côtés dominant et non dominant du corps. Le côté dominant est associé à la main avec laquelle vous écrivez. Si vous êtes ambidextre, essayez de vous rappeler quelle main vous utilisiez lorsqu'on vous

a montré à écrire. Si vous étiez gaucher, mais qu'on vous a obligé à écrire de la main droite, votre corps est encore marqué par un côté gauche dominant. Si vous ne vous rappelez pas, observez de quelle main vous prenez les objets, mangez, ou tenez votre brosse à dents, car tous ces gestes révèlent la dominance d'un côté sur un autre. Un guérisseur énergétique ou un praticien du reiki peuvent également déterminer la polarité naturelle du corps. C'est très important, puisque le Cercle de Grâce normal, sans blocage énergétique, entre par la main et le pied dominants, et sort par la main et le pied non dominants.

L'aspect dominance du corps définit également quelle main est positive dans la guérison par les mains et laquelle est négative. Guérisseurs holistiques, votre main dominante est celle du flux positif d'énergie et votre main non dominante est celle du flux négatif. Ensemble, elles forment un circuit fermé par lequel l'énergie est canalisée par le corps de celui qui la reçoit. Pour faire bref, nous désignerons le côté dominant comme étant le côté droit, ce qui est le plus fréquent chez vous.

Si votre côté gauche est dominant, comprenez que votre approche sera tout simplement l'inverse de ce qui suit. Dans le mode normal du Cercle de Grâce, votre pied d'entrée est le gauche, et vous sentirez l'énergie monter par le côté gauche. Votre pied de sortie est le droit, et vous sentirez davantage le dégagement par le côté droit. Si vous n'êtes pas certain, sachez que vous pourrez sentir, au cours du Cercle de Grâce, quel pied reçoit (vous aurez l'impression qu'on le pousse vers l'arrière et vers le haut) et lequel dégage (il vous semblera qu'on le tire vers l'avant et vers le bas). Vous pourrez également trouver votre côté dominant en repérant le trajet du dégagement, car il s'effectuera le long du côté non dominant, et ce sera le côté où vous sentirez davantage le mouvement énergétique.

Pourquoi le Cercle de Grâce fonctionne

Le Cercle de Grâce dégage l'excès de tension de votre système nerveux. Ce dernier fait partie intégrante de votre corps, bien sûr, mais il existe également dans votre aura, ou champ électromagnétique, sur un mode holographique (comme tous vos systèmes « physiques » !). Ce que vous appelez le système nerveux se trouve en vous, mais son double réfléchi dans l'aura, vous l'appelez « méridiens d'énergie ». Voyez-vous maintenant comment les deux ne font réellement qu'un ? Stimuler ce système à n'importe quel de ses deux niveaux, physique ou aurique, l'incitera au dégagement.

Le corps se libère automatiquement la nuit, pendant le sommeil. Si vous vous réveillez chaque matin avec une douleur aux mêmes endroits, ce sont les blocages chroniques de vos méridiens qui interfèrent avec le flux d'énergie. Au cours de nos séances de guérison, nous vous aiderons à dégager ces points, ces douleurs, tout comme le stress accumulé.

Pour mieux comprendre, sachez que les méridiens d'énergie tracés par les Chinois il y a plus de 3 000 ans pour l'acupuncture recoupent en fait votre système nerveux. Voilà pourquoi l'acupuncture est si efficace pour accélérer la guérison et réduire l'enflure : elle libère les méridiens d'énergie liés à la lésion, permettant au Cercle de Grâce de circuler, ce qui aide le corps à se libérer de l'excès de tension interne. Pour ceux qui ont peur des aiguilles, bien d'autres approches manuelles peuvent accélérer la libération des méridiens. Essayez le shiatsu, le jin shin jyutsu, la réflexologie des pieds, l'acupression et les nombreuses formes de massage thérapeutique qui favorisent l'élimination des blocages.

Ainsi, l'aura soutient la vie du corps entier en faisant circuler l'énergie universelle à travers son noyau physique et toutes ses couches éthériques. Le système nerveux est à l'aura ce que le système circulatoire (ou sanguin) est au corps. Alors que le sang ne circule que dans une seule direction, le système nerveux est beaucoup plus polyvalent, comme nous le verrons plus loin dans la section sur les divers modes du Cercle de Grâce. Le système nerveux aussi a un flux – une absorption et une production constantes d'énergie universelle – qui peut aller dans n'importe quelle direction pour se dégager. Ce flux a pour but de recueillir le stress et la douleur dans *tout votre être*, tant physique qu'éthérique, et de les libérer afin d'empêcher leur accumulation.

Ce processus fournit également de l'énergie au corps car il permet de le purifier. Comment ? L'énergie universelle nourrit toutes les couches du corps, physiques et auriques. Où que commence le Cercle de Grâce, il fournit à votre organisme une énergie neuve et propre tout en soulageant la douleur. Votre système nerveux est un système à tension fermée ; lorsqu'une extrémité se dégage, l'autre rééquilibre automatiquement la tension en absorbant une quantité équivalente d'énergie neuve et propre. *Chaque fois que vous faites cet exercice, quel que soit le mode de circulation énergétique qui émerge, vous dégagez et renouvelez en même temps l'énergie de votre système.*

La douleur et le stress sont les déchets des fonctions énergétiques de votre corps. Votre système nerveux est conçu pour « évacuer » les déchets de toutes les couches de votre être. L'énergie universelle qui parcourt votre système nerveux absorbe votre douleur magnétiquement. Celle-ci se dissout littéralement dans ce flux doré qui s'assombrit à mesure qu'il parcourt votre corps.

Vous pourriez comparer ce flux à l'huile de vos voitures : elle permet un fonctionnement adéquat, mais absorbe les sous-produits de l'énergie libérée. Vous savez combien de temps vos voitures peuvent rouler efficacement avant que l'huile soit si sale qu'il faille la changer. Nous vous disons ceci : *votre corps a besoin beaucoup plus fréquemment d'un « changement d'huile » que votre automobile !*

Pourquoi les gens tombent malades

Voici un concept important à assimiler : la douleur et le stress ont une masse et une densité physiques dans les dimensions supérieures de votre corps, c'est-à-dire dans votre aura. Parce que les méridiens énergétiques sont étroitement liés aux méridiens du système nerveux, la douleur et le stress existent également en vous en tant qu'objets physiques. Même si votre corps doit les subir lorsqu'ils causent une tension douloureuse, vos sens ne peuvent, dans la troisième dimension, percevoir ce qui vous arrive. Comme vous ne voyez pas encore ces « poches de douleur ou de stress » causant un blocage éthérique dense, pas plus que vous ne voyez votre propre aura, vous niez leur existence.

Même si vous ne voyez pas votre douleur, vous êtes-vous déjà demandé pourquoi vous la sentez si clairement ? C'est parce qu'elle est aussi réelle et concrète que votre corps, et que sa présence cause une tension pénible en vous. Lorsque vous comprendrez que, dans votre aura, la douleur et le stress sont des objets solides, tout aussi réels que la peau, les muscles et les os de votre corps, vous concevrez différemment la nécessité de vous purifier et de rester équilibrés. Pour expliquer le phénomène de la douleur, votre langage est plutôt limité : vous n'avez qu'un mot pour la désigner ! Il faut pourtant lui donner différents noms, pour exprimer quel type de douleur vous ressentez.

Par exemple, le stress est en fait une douleur de niveau inférieur qui provoque un excès de tension sur vos méridiens. L'accumulation d'un trop-plein de douleur dans votre système nerveux engendre un blocage du flux d'énergie purificatrice censé circuler pour garder tout votre Être en santé.

Dans cet ouvrage, nous utiliserons votre langage pour vous expliquer le Cercle de Grâce. Pensez à l'expression : « Je suis à bout de nerfs ! » Qu'est-ce que cela signifie, énergétiquement parlant ? Que votre mécanisme de dégagement, votre système nerveux, est si encombré de vieille énergie impure qu'il n'y reste aucune place pour absorber quelque stress que ce soit. Que se passe-t-il lorsque le système devient ainsi surchargé ? Nous vous avons dit que la douleur est un objet physique de votre corps ; elle doit donc aller quelque part. Où va-t-elle ? Où envoyez-vous votre douleur ? Quels sont les points faibles de votre corps qui font mal lorsque vous êtes « stressé » ? Ce sont les zones où vos méridiens énergétiques sont bloqués, ce qui amène le surplus de douleur à s'installer dans vos tissus, vos muscles et vos os. Puisqu'elle n'est pas censée être là, elle provoque une tension physique, que vous ressentez comme une douleur chronique.

C'est ainsi que se forment les blocages, lesquels interrompent complètement la circulation du Cercle de Grâce. Lorsque celle-ci est bloquée, le corps n'a aucun moyen de se purifier dans cette région. Il utilise des méridiens de remplacement pour libérer de la tension dans tout l'organisme. Plus la circulation devient faible, moins vous avez de « force vitale » pour vous soutenir tout au long de la journée. Si vous souffrez d'une douleur chronique qui échappe à tout diagnostic et que votre médecin ne décèle rien d'anormal, vous trouverez peut-être un soulagement en effectuant le Cercle de Grâce au cours de nos séances de guérison et en apprenant comment éliminer vos blocages auriques.

Vous savez déjà que la maladie peut frapper à deux endroits : soit dans la zone des blocages éthériques, soit aux points faibles de votre constitution génétique (c'est-à-dire les tendances héréditaires, comme le cancer ou la maladie cardiaque). Nous vous présentons cet exercice pour vous permettre de mieux prendre conscience du fonctionnement de votre corps et des moyens à utiliser pour rester en santé.

Vous n'avez pas à succomber à la maladie. Dégagez vos méridiens, dégagez votre système nerveux et vous demeurerez en santé, vivrez plus longtemps et aurez une meilleure qualité de vie.

Vous pouvez porter des lésions éthériques pendant très longtemps avant qu'elles n'envahissent le noyau physique de votre Être. Si vous libérez régulièrement votre être aurique de la douleur, la maladie ne se manifestera pas dans votre corps.

La base de cet exercice est *la méditation active*. En calmant l'esprit et en tournant votre attention vers l'intérieur, vous sentirez ce miracle d'autopurification se produire tout naturellement dans votre corps. Nous vous demandons de vous concentrer sur le mouvement de l'énergie en vous et de *nous indiquer son trajet à haute voix*. Si vous arguez ici que vous ne méditez pas et que vous n'avez aucunement l'intention de le faire, sachez que cette méditation vise la conscience du corps et non la simple relaxation avec cessation de la pensée. Si vous ne voulez pas méditer du tout, considérez cela comme une séance de « relaxation active » ! Vous pouvez également activer le Cercle de Grâce afin de vous purifier lorsque vous vous endormez, lorsque vous vous reposez, ou encore quand vous lisez.

Vous connaissez l'axiome suivant ? « En prière, on parle à Dieu, et en méditation, on l'écoute. » En disant à haute voix la prière de guérison pour vous relier à nous, vous exprimerez vos besoins à Dieu. En vous glissant dans le Cercle de Grâce, vous vous mettrez à écouter, et à sentir notre présence et nos doux soins. Ainsi, ce processus fonctionne en un équilibre parfait : donner et recevoir. Accordez-nous votre temps et votre confiance, et vous recevrez en retour la grâce de Dieu.

Notre but est d'enseigner à tous les humains à se guérir eux-mêmes en focalisant sur la purification et l'équilibration de toutes les couches de l'Être. Veuillez comprendre que cela est crucial pour votre évolution, et lorsque vous aurez pleinement conscience de ce processus de dégagement, vous pourrez l'amorcer quand vous voudrez. Ce travail en profondeur que nous effectuons avec chaque personne lors des séances de guérison est un aspect majeur de votre progrès métaphysique.

Comment fonctionne le Cercle de Grâce :
un résumé des divers modes du flux énergétique

Le Cercle de Grâce circule en divers modes à travers le corps, en fonction des besoins de la personne à ce moment particulier. **La plupart des gens commencent par les modes de blocage.** Ces différents types de flux énergétique sont tous appropriés à la guérison. Vous découvrirez que votre corps alterne souvent entre les modes, en fonction de ses besoins du moment. Voici ces divers modes.

Mode **de blocage intégral.** Ce mode s'exerce lorsque le système nerveux a besoin d'une purification totale. Lorsqu'une énergie neuve et propre pénètre par le chakra couronne, le corps se purifie de haut en bas, des deux côtés simultanément, à partir de la tête. Le Cercle se dirige de part et d'autre du cou, puis le long des deux bras et des deux jambes à la fois, pour se libérer par les articulations et les chakras des mains et des pieds.

Mode **de blocage alterné.** Le corps passe à ce mode lorsque la tension interne se dégage. À partir du haut, des deux côtés, l'énergie du Cercle de Grâce s'écoule pendant un temps le long des bras et par les mains, puis le long des jambes et par les pieds (c'est-à-dire que la moitié supérieure se libère, puis la moitié inférieure, puis de nouveau la moitié supérieure, etc.).

Mode **normal.** Ce mode s'exerce lorsque les méridiens sont débloqués et que la circulation est fluide. Entrant par le pied et la main dominants, l'énergie universelle neuve monte du côté dominant du corps et fait le tour de la tête, poussant devant elle la vieille énergie usée, puis redescend par le côté non dominant, avant de ressortir par la main et le pied.

Inversion du blocage. Vous pouvez formuler l'intention que le dégagement du Cercle de Grâce se fasse dans telle ou telle direction. Au lieu d'un dégagement à travers tout le corps, vous pouvez imaginer que le flux commence au siège de la douleur et se dirige directement vers la sortie la plus proche. À partir du site du blocage, le Cercle s'inversera vers la main ou le pied le plus proche, afin de libérer la douleur. Par exemple, un blocage au coude droit se dégagera le long de l'avant-bras, par la main droite. **Blocages multiples.** Les méridiens sont comme des routes à travée unique, où le dépassement est interdit. Il faut donc commencer par dégager le blocage le plus près de la sortie. Si vous avez des blessures au poignet et à l'épaule du même bras, il faut commencer par s'occuper du poignet avant de pouvoir dégager la tension nocive accumulée dans l'épaule.

Comment effectuer l'exercice du Cercle de Grâce

Puisqu'il est question ici de l'énergétique des flux de tension dans le corps, nous vous présentons d'abord quelques conseils à retenir. Il est important de porter des vêtements amples et confortables (de préférence en fibres naturelles), et d'enlever vos chaussures. Si ce n'est pas possible, desserrez tout ce que vous pouvez : cravate, ceinture, soutien-gorge, chaussures. Toute pression imposée au corps physique provoque une contraction de vos méridiens d'énergie, tout comme n'importe quelle blessure, maladie ou opération chirurgicale subie par le corps physique cause une lésion des structures énergétiques de votre corps éthérique. Toute blessure laisse une lésion éthérique qui ne guérit pas en même temps que la forme physique. Sachez qu'une vieille blessure d'enfance oubliée depuis longtemps peut encore bloquer vos voies énergétiques et faire obstacle à la pleine purification de votre corps.

Voici une remarque à l'intention de ceux qui ont des lésions physiques à la mâchoire ou autour : *les articulations de la mâchoire, ou articulations temporo-mandibulaires (ATM), sont les seules articulations du corps qui fonctionnent en tandem, en paire. Toutes les autres, fixes ou mobiles, sont des articulations uniques qui fonctionnent en solo.*

Votre mâchoire inférieure est suspendue comme une balançoire. Si une articulation de la mâchoire est atteinte, l'autre finit par s'endommager sous la force de la tension désalignée. Même si un seul côté est douloureux, libérez toujours les deux ! Les gens dont les ATM sont douloureuses doivent placer un oreiller épais sous leur tête afin que leur mâchoire pointe naturellement vers le bas, puis ouvrez cette dernière pour laisser s'écouler la douleur. Si vous êtes étendu trop à plat et que votre mâchoire inférieure se referme au lieu de s'ouvrir, cette position sera plus douloureuse que soulageante.

Pour effectuer le Cercle de Grâce, étendez-vous avec la colonne vertébrale droite et les bras sur les côtés. Vous pouvez vous asseoir progressivement, mais il est plus facile de commencer à pratiquer étendu sur le dos. Placez des coussins sous votre tête et vos genoux (afin de prévenir une douleur lombaire). Ne croisez pas vos bras ni vos jambes, puisque la tension physique court-circuite les méridiens et que le flux peut cesser momentanément. ***Vous devez ouvrir la mâchoire pour activer le Cercle de Grâce.*** Votre mâchoire est le commutateur qui amorce et interrompt le processus. Lorsqu'elle est tendue, tout votre corps l'est ! Lorsque vous la détendez, le corps suit. Lorsque votre mâchoire est serrée, les méridiens ne se détendent pas ! Lorsque les articulations de la mâchoire sont détendues, les méridiens s'ouvrent au flux. Après avoir détendu la mâchoire, penchez la tête à gauche, puis à droite (un petit mouvement suffit), pour activer la circulation dans les méridiens. Ramenez ensuite la tête au centre, de façon à ce qu'elle soit bien alignée sur votre colonne vertébrale. Si votre mental s'égare, ouvrez tout simplement la mâchoire et penchez à nouveau la tête de chaque côté pour réactiver la détente.

Se concentrer sur la respiration aide également à maintenir le processus en mouvement et fait aussi travailler le cerveau gauche ! Nous offrons ici une version élémentaire du souffle yogique, que vous pouvez modifier à votre gré pour l'adapter à votre capacité pulmonaire. Même si vous ne pouvez compter que jusqu'à deux avant d'expirer, l'essentiel est de respirer lentement et librement, afin de ne pas vous hyperventiler. Inspirez (en comptant jusqu'à un nombre compris entre 1 et 7, pour rester à l'aise), faites une pause (en comptant jusqu'à un nombre compris entre 1 et 3), expirez (de 1 à 7), puis faites une pause (de 1 à 3). *Chaque pause crée une tension sur vos méridiens et produit une onde de détente dans le corps.*

Chers amis, nous allons recréer la cadence de la respiration que vous avez durant le sommeil, et qui pousse les méridiens à libérer l'excès de tension sous forme d'ondes lentes et rythmiques. En contrôlant consciemment votre respiration, vous apprendrez à diriger le mécanisme de purification interne de votre corps.

Puisque cette respiration est concentrée, et que vous nous dites à haute voix ce que vous ressentez durant la séance, comprenez-vous mieux maintenant pourquoi nous qualifions le Cercle de Grâce de méditation « active » ? Votre cerveau gauche a beaucoup à faire pendant que nous travaillons avec vous. Ce processus vous permettra de développer la capacité de contrôler votre pensée, votre respiration, votre purification énergétique et votre guérison !

Quelques commentaires sont nécessaires ici à propos de la respiration. Si vous avez de la difficulté à compter ou que vous ne pouvez retenir longtemps votre respiration entre deux pauses, contentez-vous de vous focaliser sur l'égalité de l'inspiration et de l'expiration, en faisant une pause après cette dernière. Nous vous recommandons de respirer par le nez, si possible, en gardant les lèvres fermées et les dents desserrées, afin que votre mâchoire demeure détendue. Si vous vous surprenez à serrer les dents, maintenez la mâchoire ouverte et gardez un verre d'eau à portée de la main, au cas où votre bouche s'assécherait.

Quel effet aura cet exercice ? Cela peut varier selon les individus, mais les sensations suivent toujours les mêmes canaux énergétiques. Si vous avez la chance d'être relativement en santé et équilibré, vous n'obtiendrez pas des sensations aussi intenses que quelqu'un qui est malade. Vous sentirez tout de même circuler un

« flux », éprouvant parfois seulement une légère sensation de lourdeur au bras et à la jambe gauches, ou au pied et à la main gauches, alors que la tension s'évacue de votre organisme. Beaucoup de gens éprouvent la sensation d'un liquide frais circulant à l'intérieur de leur bras ou de leur jambe gauche. Vous pourrez aussi sentir une « étincelle » électrique à l'endroit du blocage, puis une autre à la main ou au pied, lorsque la poche de tension atteindra la sortie. Certaines personnes ne ressentent qu'un picotement dans les doigts et les orteils au cours de l'exercice. Certaines ne sentent rien du tout, mais trouvent qu'elles ont beaucoup plus d'énergie pour la journée.

La plupart des gens qui commencent ce travail, redisons-le, se trouveront en mode de blocage intégral. Rappelez-vous que le corps passe d'un mode à un autre en fonction de ses besoins du moment et qu'aucun mode en particulier n'est « meilleur » qu'un autre. Pour poursuivre la comparaison avec les voitures, nous vous ferons remarquer qu'un moteur passe par plusieurs changements de vitesse pour vous amener à destination, en fonction des flux de la circulation et des routes que vous prenez. De même, votre système nerveux est conçu pour passer d'un mode à un autre, en fonction des besoins *momentanés* du corps et du niveau de tension accumulée dans votre environnement interne. Si vous êtes complètement bloqué et qu'il n'y a aucun mouvement énergétique dans tous vos méridiens, vous aurez peut-être besoin de l'intervention de mains humaines, soit celles d'un praticien du reiki, d'un acupuncteur, d'un massothérapeute ou d'un artisan de la lumière énergétique, qui pourra « tirer » ces blocages vers le haut et vers la sortie, et inciter le système nerveux à commencer le dégagement.

Lorsque vous travaillez seul avec l'Esprit, sachez que nous commençons en ouvrant l'organisme de bas en haut, d'abord les pieds, puis les mains, puis la couronne. Lorsque ces chakras sont ouverts, le dégagement peut commencer véritablement. Certains d'entre vous ne sentiront peut-être que des zones de chaleur et de froid, alors que d'autres sentiront chaque «bosse» descendre vers la sortie, en parcourant les méridiens sous forme de traits acérés. Sachez que ces sensations sont transitoires, et ne craignez pas la douleur au cours de ce processus. Ce que vous sentez, c'est le passage de la douleur, un écho de son mouvement qui vous indique son parcours. Rappelez-vous seulement de continuer à respirer profondément, car cela vous aidera à pousser ces poches de tension vers l'extérieur !

Sachez que, quel que soit le mode, le Cercle de Grâce a pour effet de vous nettoyer et de vous recharger. Rappelez-vous que nous vous avons mentionné que votre corps se purifie naturellement tout seul ainsi, chaque nuit, quelle que soit votre position de sommeil. Si vous vous éveillez avec une douleur au côté gauche, massez-la vers le bas et l'extérieur de votre bras ou de votre jambe. Si vous êtes sensible à l'énergie, placez-vos mains au-dessus du blocage, puis faites descendre l'énergie et finalement sortir. Souvent, le seul fait d'être conscient de ce processus suffit à l'amorcer. Si vous n'éprouvez aucune sensation, concentrez-vous sur l'aspect recharge de l'exercice. Une demi-heure le matin, vous fournira beaucoup d'énergie pour la journée, et vous vous sentirez plus jeune et plus vigoureux. Encore une fois, il s'agit d'un système autocorrecteur, qui fonctionne avec ou sans le concours de votre esprit conscient. Lorsque vous en aurez bien pris conscience, vous pourrez participer activement à votre propre autoguérison, du dégagement des blocages de méridiens à l'élimination des maux de tête, des douleurs au dos ou de toute autre douleur.

Finalement, nous allons maintenant vous expliquer pourquoi nous ne vous demandons pas de « clore » une séance de guérison. À notre avis, lorsque nous travaillons ensemble, nous vous emmenons dans la 4-5D, et c'est là que la Terre vibre actuellement. Clore une séance, selon la vieille mentalité fondée sur la peur, vous « reverrouille » à votre point de départ. Quitter la séance en laissant votre corps ouvert à son extrémité lui permet de se réajuster doucement à la vibration qui vous entoure. En ce qui concerne cette forme particulière de guérison, puisque nous vous « ajustons » constamment, la vieille méthode ne fonctionne plus. Chers lecteurs, ne craignez pas que votre énergie « s'épuise » si vous quittez une séance en état d'ouverture. N'avons-nous pas démontré que vous êtes une forme de vie électromagnétique autonome et autonettoyante…

Travailler avec les blocages énergétiques

Rappelez-vous que le Cercle de Grâce peut circuler dans toute direction, selon les besoins de votre corps à un moment précis. Aucun mode particulier n'est meilleur ou plus sain qu'un autre ; votre corps a besoin de chacun de ces modes, à des moments différents.

Mode de blocage intégral. Si vous êtes complètement bloqué, le dégagement s'effectuera de haut en bas, en utilisant les deux côtés du corps pour évacuer la douleur et le stress. Si vous avez besoin d'une visualisation pour vous aider, imaginez un nuage doré ou une douche d'énergie universelle au-dessus de votre tête. Voyez-la tomber doucement vers vous, pénétrer par le sommet de votre tête, descendre de part et d'autre de votre cou, puis couler le long des deux bras et des deux jambes en même temps. (Ce déblocage complet du corps, vous le maîtriserez lorsque vous serez davantage familiarisé avec ce processus de dégagement.)

Votre corps distribue naturellement le flux libérateur à d'autres méridiens pour abaisser la tension dans chacun d'eux. L'embranchement se situe dans le haut de chaque épaule. Les blocages situés en haut des aisselles s'éliminent habituellement en descendant le long des bras, et ceux qui se trouvent en bas des aisselles se dégagent habituellement en descendant par le torse et les jambes. Voici un survol des principaux flux de méridiens que votre corps utilise pour libérer votre système nerveux. À l'épaule, l'énergie se divise en différents méridiens, afin de soulager la tension interne. Deux méridiens circulent le long de chaque bras, l'un descendant à l'arrière, passant par-dessus le coude, et l'autre descendant à l'avant. Si le flux est intense, l'énergie se divisera aussi à l'épaule et descendra le long du torse, des deux côtés si le corps choisit de la libérer à la fois par le côté dominant et par le côté non dominant. Chaque jambe a quatre méridiens, deux qui sont parallèles, à l'intérieur et à l'extérieur de la cuisse, et deux qui sont centrés au-dessus du genou et dessous. Celui qui se trouve dessous est une extension du nerf sciatique, une voie principale de dégagement qui descend à l'arrière de la jambe, du bas du dos jusqu'au talon.

Il y a des milliers de méridiens et de chakras dans le corps, tous interreliés et destinés à divers usages. Même les douze méridiens que nous décrivons ici ont d'autres flux et fonctions. Nous préférons toutefois nous en tenir ici à des explications simples, afin de mieux vous permettre d'apprendre à utiliser le mécanisme de dégagement déjà présent en vous.

Votre système nerveux dégage de la tension en ondes rythmiques, que vous apprendrez à maîtriser par la concentration du souffle. Ce processus peut être fascinant pour ceux qui recherchent la connaissance intérieure en visant des niveaux de méditation plus élevés et plus profonds. Lorsque vous saurez comment accomplir adéquatement le Cercle de Grâce et que vous aurez dégagé vos blocages majeurs, vous finirez par effectuer le dégagement par l'avant ou l'arrière de votre corps, en ondes de tension qui sortiront par les mains et par les pieds. Vous apprendrez comment faire descendre la douleur lombaire le long des deux jambes, par le nerf sciatique, et la faire sortir par les pieds. Vous serez capable d'évacuer un mal de tête par les deux bras, en le faisant sortir par vos mains.

Ne vous laissez pas rebuter par tous ces détails ; commencez tout simplement par réciter à haute voix la prière de guérison, exprimez-nous votre intention et dites-nous de combien de temps vous disposez pour la séance. Laissez-nous travailler avec votre corps physique pendant que vous vous reposez. Différents modes de dégagement s'exerceront tour à tour, à mesure que nous vous montrerons comment vous libérer de la douleur et du stress. *Il n'y a aucun modèle établi qui indique la santé totale.* Les besoins de votre corps changent constamment, et la flexibilité des modes de dégagement vous permet de contrôler votre niveau d'énergie et votre santé générale, quels que soient vos besoins du moment.

Mode de blocage en alternance. Lorsque votre organisme aura été partiellement libéré, le haut et le bas de vos méridiens commenceront à se relayer. Vous sentirez les bras se libérer, puis cela cessera et vos jambes se libéreront pendant quelque temps. Ce mode alterné se poursuivra jusqu'à ce que le système nerveux ait été soulagé d'une quantité suffisante de tension pour que votre corps adopte le mode normal du Cercle de Grâce.

Voici un exemple du mode de blocage alterné. Pour dégager les maux de tête, vous pouvez effectuer le Cercle de Grâce en faisant circuler l'énergie de haut en bas des deux bras en même temps. *Ouvrez la mâchoire* pour ouvrir les méridiens de la tête et du cou, et penchez la tête vers la gauche (un léger mouvement suffira). Cela activera la circulation du méridien gauche. Penchez ensuite la tête vers la droite pour activer ce côté, et revenez au centre. En gardant ouvertes les articulations de vos mâchoires, vous sentirez vraiment le mal de tête courir le long de votre cou, des deux côtés, et descendre le long de vos bras en ondes de tension. Si c'est un mal de tête très intense, vous sentirez peut-être des ondes circuler le long de tout votre corps, le mal de tête sortant par les bras, et la nausée par les jambes, en se relayant dans le dégagement.

Si le flux ralentit, une autre bonne façon d'activer les méridiens consiste à replier la main (ou le pied) vers l'articulation du poignet (ou de la cheville), comme pour un mouvement d'arrêt. Cela tirera doucement les méridiens à partir des points de sortie (articulations et chakras des mains et des pieds) pour stimuler le dégagement. Plusieurs d'entre vous croient que la fuite d'énergie se produit aux articulations, et que c'est mauvais. Pour nous, les articulations ont plusieurs fonctions, et notre but ici est de les utiliser comme des petites portes par lesquelles évacuer votre douleur et votre stress.

Rappelez-vous de rester focalisé sur votre respiration pour entretenir la circulation dans les méridiens !

Mode normal. Pour quelqu'un dont les méridiens sont débloqués et en qui l'énergie circule librement, le Cercle de Grâce commence et finit dans les pieds, sous la forme d'un « U » inversé. Votre aura attire l'énergie universelle par les chakras du pied et de la main du côté droit (ou gauche, s'il est dominant), puis l'attire vers le haut du côté droit (ou gauche) du corps, la fait circuler dans la tête et la libère par le bas du côté non dominant.

Sachez que, lorsqu'une énergie fraîche entre dans votre organisme, elle pousse naturellement devant elle la vieille énergie usée de la veille, maintenant chargée de douleur. Voilà pourquoi, au moment où elle fera le tour de votre tête et redescendra dans le corps, vous la sentirez peut-être comme une tension ou une douleur, parfois même un trait acéré, à mesure qu'elle glissera vers le bas et l'extérieur.

Si vous êtes sensible aux flux d'énergie, vous aurez l'impression, lorsque le Cercle sera pleinement activé, que l'on pousse sur votre pied droit vers le haut et vers l'arrière, tandis que votre pied gauche vous semblera tiré vers l'avant et vers le bas. Vous aurez cette sensation même si les deux pieds se trouvent exactement dans la même position. Ce que vous ressentirez, c'est la légère poussée et la direction de l'énergie circulant dans votre corps.

Vous sentirez peut-être aussi une chaleur expansive pénétrer votre côté droit lorsqu'une nouvelle énergie entrera dans votre organisme, et une fraîcheur morne descendre le long de votre côté non dominant lorsqu'une vieille énergie usée sera libérée.

Beaucoup de gens, en recevant du reiki, qui fournit une « poussée » d'énergie universelle pour amorcer le Cercle de Grâce, ont décrit cette sensation comme des « bulles de champagne » montant le long de leur jambe droite, tandis que certains ressentent une « lourdeur » du côté droit lorsque l'énergie universelle entre dans leur organisme. Cette énergie remonte le méridien droit du cou par l'articulation de la mâchoire détendue, arrive à la couronne (qui commence sa propre pulsation circulaire) et redescend par le côté gauche du cou.

Lorsqu'elle atteint le haut de l'épaule gauche, elle se sépare en deux méridiens principaux, l'un descendant le long du bras gauche et l'autre le long du côté gauche vers la jambe. Cette nouvelle énergie propre pousse devant elle des ondes de « douleur » qui vont s'évacuer par les chakras de la main et du pied gauches. Vous sentirez peut-être des ondes de tension douloureuses descendre le long de votre bras, de votre côté et de votre jambe gauches. Vous sentirez peut-être dans vos muscles un trait fin et chaud lorsqu'un méridien bloqué sera libéré. Si la douleur se coince en un point particulier, dites-le-nous à haute voix et nous la ferons descendre et sortir. Vous pouvez également frotter le point, vers le bas. Si vous travaillez avec un praticien, l'application de chaleur reiki au-dessus d'un blocage, en plus d'un petit massage de la zone en descendant vers la main ou le pied, permettra également de relâcher et de déplacer le blocage. La seule focalisation mentale de votre intention peut suffire à libérer vos méridiens, sans aucune aide extérieure, si vous comprenez comment cela peut se faire. *Nous vous enseignerons comment au cours de nos séances de guérison communes !*

Si vous préférez méditer avec la visualisation, vous pourrez le faire lorsque vous serez à l'aise avec le mode normal du Cercle de Grâce : respirez vers le haut le long du côté droit, faites une pause lorsque l'énergie circule dans votre tête, puis expirez en dirigeant votre souffle vers le bas le long du côté gauche et faites une nouvelle pause. Voyez chaque inspiration comme une vague d'énergie propre et dorée pénétrant par votre côté droit et circulant vers le haut, et chaque expiration comme une onde grise et opaque circulant vers le bas et sortant par votre côté gauche. Vous pourrez intégrer cet exercice efficace à votre routine quotidienne d'entretien de votre corps.

Blocages inversés. Si vous êtes malade ou blessé, sachez que vous pouvez changer la direction de ce flux pour dégager la douleur à partir de la « sortie » la plus proche, c'est-à-dire les mains et les pieds. Si la douleur existe dans votre côté dominant, par exemple au coude droit, vous pouvez inverser le flux afin de dégager cette poche de tension vers le bas le long de votre avant-bras droit, pour la faire sortir par votre main droite. C'est beaucoup plus rapide que de faire circuler l'énergie jusqu'à la tête et de la faire redescendre et sortir par le côté non dominant. Au cours de la séance, vous n'avez qu'à nous demander de dégager la douleur par la sortie la plus proche, et nous le ferons.

Praticiens de l'énergétique, sachez que vous pouvez harmoniser le « chakra de sortie » avec le site du blocage afin de les ouvrir énergétiquement. Ajoutez ensuite de l'énergie au-dessus du blocage et faites-le descendre et sortir en un doux mouvement caressant. Si vous ne savez pas comment effectuer des harmonisations énergétiques, faites tout simplement six à neuf cercles dans le sens inverse des aiguilles d'une montre, avec votre main dominante, au-dessus du chakra de sortie, puis répétez l'opération au-dessus de la zone de blocage. Votre intention d'ouvrir et de dégager cette poche de tension sera tout aussi efficace !

Blocages multiples. Lorsque vous dégagez des blocages multiples, sachez qu'il faut d'abord dégager celui qui est le plus près de la sortie. Comme la nature même d'un blocage empêche toute énergie de circuler par ce méridien, rien ne peut le contourner. C'est tout à fait comme une route à travée unique sans possibilité de doubler ! Par exemple, si vous avez une foulure au poignet et une infection à l'oreille du même côté, la douleur au poignet doit être dégagée en premier, sinon la douleur à l'oreille restera logée derrière elle, incapable de descendre le long du bras et de sortir par la main. Les praticiens de la guérison par les mains savent qu'ils peuvent « tirer » directement une partie du contenu d'une poche de tension afin d'en réduire la taille, et ce qui en restera s'écoulera beaucoup plus facilement le long du méridien.

Travailler en séance avec la Fraternité

Dites-nous ce que vous désirez, ce dont vous êtes fatigué, ce que vous souhaitez guérir. *Dites-nous à voix haute* si vous sentez un blocage, et nous travaillerons à le dégager. Certains d'entre vous nous sentirez à l'œuvre, d'autres non. Ne vous en faites pas si vous vous endormez ; nous accomplissons parfois un meilleur travail lorsque le corps est endormi. Vous ne manquerez pas la séance de guérison ! Certains d'entre nous travaillent sur le plan physique, certains sur le plan éthérique, tandis que d'autres Frères travaillent avec votre moi supérieur sur le plan conceptuel. Rappelez-vous que la guérison doit se produire sur tous les plans, et non seulement sur le plan physique. Dites-nous tout simplement, au début, de combien de temps vous disposez pour la séance. Vous vous réveillerez beaucoup plus frais et dispos, au bout d'une heure, de quarante-cinq minutes ou d'une demi-heure.

Il peut arriver que vous pleuriez (en dégageant du stress émotionnel), ou que vous vous sentiez envahi par des vagues de picotements énergétiques (en rechargeant le corps), ou que vous sentiez vos bras ou vos jambes se remplir d'une tension cherchant à s'évacuer. Si le processus devient pénible, *dites-le-nous à voix haute* et nous adoucirons le travail. Parfois, la circulation se coince derrière une grande articulation (hanche, genou ou coude) et forme une poche ou un blocage qu'il faut faire descendre et sortir. Aussi, *dites-le-nous à voix haute* si le flux ralentit ou se bloque, en précisant où. Nous rétablirons alors la circulation, guidés par votre rétroaction verbale et alimentés par votre nouvelle conscience de ce processus miraculeux qui est intégré à votre corps. Ne voyez-vous pas encore mieux pourquoi nous appelons cela une « méditation active » ?

Même si nous avons dit que le flux du Cercle de Grâce sort par les chakras de la main et du pied, plusieurs méridiens secondaires sont aussi impliqués dans le dégagement d'une tension indésirable par vos articulations. Parfois, plus la poche de douleur est grosse, plus grande est l'articulation que nous choisissons pour la dégager. Vous pouvez sentir la douleur sortir par votre articulation du poignet ou de la cheville. Parfois, elle continuera à descendre jusqu'aux extrémités des méridiens et sortira par vos doigts ou vos orteils. Elle pourra également sortir entre les deux, par les jointures de la main ou du métatarse du pied. Si vous connaissez bien l'approche orientale des points de dégagement, vous trouverez que nous en utilisons beaucoup !

Encore une fois, vous n'avez pas à contrôler ce processus ; contentez-vous de dire à haute voix la sensation qu'il vous procure et où il a tendance à se bloquer. Lorsque vous connaîtrez mieux le Cercle de Grâce, vous pourrez guider la douleur de la tension pour la libérer directement par les chakras de la main et du pied. Lorsque vous aurez pleinement appris à l'utiliser, vous pourrez dégager la douleur directement par le devant ou l'arrière de votre corps, et la faire sortir par vos mains et vos pieds.

Si vous vous éveillez avec une douleur dans votre jambe non dominante, vous saurez que vos méridiens n'étaient pas à même de la dégager pleinement par le bas et de l'évacuer par le pied gauche durant la nuit. Si vous êtes au stade postopératoire et ressentez une douleur au côté gauche, que ce soit à la hanche ou au genou, une douleur qui n'est pas à proximité du site de l'opération que vous avez subie, c'est qu'un traumatisme excessif a produit dans votre corps trop de tension interne pour que les méridiens la dégagent efficacement par le côté non dominant.

Les médecins vous diront, avec un air dubitatif : « Désolés, nous vous avons opéré à l'épaule (ou à la tête, ou au torse) et nous ne savons pas pourquoi votre jambe (hanche, genou, cheville) gauche vous fait mal. Reposez-vous, prenez ces analgésiques et cela disparaîtra. » Oui, c'est un bon conseil, car le corps au repos accomplit naturellement le Cercle de Grâce pour se purifier. Lorsqu'un traumatisme physique se produit, la poche de douleur est souvent trop grande pour glisser d'un seul coup vers le bas et sortir par les méridiens. Le massage fait également des merveilles pour les blocages remplis de douleur. Rappelez-vous qu'un muscle noué contient une masse physique de tension éthérique dense qui déborde du méridien bloqué, et va jusque dans le corps même.

Parfois, le corps a guéri un traumatisme autant qu'il le pouvait, mais, des années plus tard, vous avez encore une douleur piégée dans cette zone, par exemple un torticolis vieux de dix ans. Cette douleur persistera jusqu'à ce qu'elle soit « ouverte » et vidée. Pourquoi ? Ces poches éthériques ont un poids et une densité physique dans votre corps, mais elles ne sont tout simplement pas encore visibles pour vous dans votre réalité physique.

Imaginez que vous essayez de faire passer une banane à travers une paille. Est-ce qu'elle passera ? Non. Est-ce qu'elle sortira à l'autre extrémité ? Avec de la patience et une force répétée, vous obtiendrez peut-être un filet de banane à l'autre bout, mais sa plus grande partie restera écrasée dans votre main et coincée dans la paille. Identifier un blocage énergétique est une étape importante du retour à la santé véritable, et prendre conscience de la voie de dégagement naturelle de ce blocage en est une autre. Lorsque vous aurez commencé à pratiquer cet exercice, vous serez enfin responsable de votre propre guérison.

Ce qui rend magnifique le Cercle de Grâce, c'est qu'il libère non seulement le corps physique, mais tout votre Être énergétique, y compris les quatre couches du corps dense (PÉMS) : physique, émotionnelle, mentale et spirituelle. Votre système de chakras est la « colonne vertébrale » de vos couches éthériques, et c'est pourquoi une libération et une équilibration adéquates des chakras engendrent un état de santé sur tous les plans. Sachez que chaque chakra contrôle une région du corps, plus les organes et les systèmes qui y sont associés.

En plus de purifier votre corps, cet exercice accomplit une autre fonction essentielle : *il le recharge constamment sans que vous en ayez conscience.* Lorsque vous l'aurez découvert et aurez commencé à l'activer, vous deviendrez un autoguérisseur sur tous les plans. Votre évolution fera un bond immense ! Rappelez-vous que le cerveau gauche est relié au corps physique et le dirige, tandis que le cerveau droit dirige les couches éthériques qui forment votre aura. L'imagination, la créativité, le courage, la foi et de nombreux autres merveilleux attributs humains, et par conséquent les fonctions auriques, appartiennent au cerveau droit. Comprenez-vous maintenant pourquoi il est difficile d'accéder à ces attributs ? C'est parce que votre conscience appartient au cerveau gauche et que vous devez vous reconnecter consciemment à votre cerveau droit. Ces attributs existent dans toutes les couches de votre corps multidimensionnel, puisque les humains sont des êtres essentiellement holographiques. Cette nature holographique se reflète d'ailleurs dans tout le Plan divin. À mesure que vous vous élèverez dans la conscience quadridimensionnelle et que vous la dépasserez, vous découvrirez les interrelations entre toutes choses, le flux et le reflux de la vie, et vous saurez que vous faites partie de Tout ce qui Est.

Par ce processus de guérison, vous deviendrez véritablement et consciemment un Être multidimensionnel. Pourquoi la majuscule ? Pour rendre hommage à votre divinité, tout comme nous rendons hommage à Dieu et à Ses œuvres. Le mot « Être » exprime ainsi l'amalgame de tous vos aspects, vos couches physiques et non physiques, et peut éveiller votre conscience supérieure. L'ensemble du travail que nous présentons ici reflète notre engagement envers le Plan divin. La Fraternité de Lumière s'est donné pour tâche d'enseigner aux humains à unifier les divers aspects de leur Être total pendant même qu'ils sont incarnés dans un corps, afin de pouvoir s'élever avec grâce dans les sphères supérieures. Pour que toutes les couches de votre Être puissent fusionner dans l'Unité, elles doivent d'abord être purifiées et équilibrées ! C'est pourquoi nous sommes venus ici.

Nous sommes sûrs que vous comprenez maintenant pourquoi la méditation requiert de « faire taire » le volubile cerveau gauche, car c'est ce qui permet d'être ouvert et réceptif à une reconnexion consciente avec le cerveau droit. Alors, n'essayez pas d'interrompre le flot des pensées, car vous bloqueriez ainsi toute pensée. Essayez plutôt de suspendre les pensées insignifiantes, tout comme si vous étiez un écran de télévision en attente d'une transmission, et suivez les sensations du Cercle de Grâce. Rappelez-vous que c'est une méditation active, un exercice au cours duquel, nous l'espérons, vous nous exprimerez vos besoins à haute voix.

Certains d'entre vous protestent peut-être, ici, en disant : « Je ne médite pas, je n'en ai pas envie. » Si vous êtes opposé à l'idée même de méditation, alors n'en faites pas. Appelez cela de la visualisation, si vous préférez. Nous vous demandons de vous étendre, de toute façon, et d'imaginer un nuage d'énergie dorée entrant par le sommet de votre tête et s'écoulant dans tout votre corps comme une pluie. *Au début, n'essayez pas de choisir le mode ; laissez agir votre corps selon ses besoins.* Laissez-nous choisir ce qu'il vous faut à chaque séance. Si vous sentez s'amorcer le mode de blocage, visualisez votre pluie dorée descendant tout droit dans vos deux côtés. Si vous sentez l'énergie entrer par votre côté dominant, monter et faire le tour de votre tête, puis redescendre par le côté non dominant, visualisez votre pluie dorée suivant ce parcours. Voyez ensuite cette énergie dorée vous entourer comme un cocon, imprégnant chaque niveau de votre Être total.

Si vous n'avez pas le temps de méditer, vous pouvez activer le Cercle de Grâce au moment de vous endormir. Cet acte simple augmentera et intensifiera le travail que le corps effectue naturellement durant le sommeil pour se purifier. Ce peut être un processus très actif ou non, selon vos intentions et vos besoins. Vous finirez par découvrir que, chaque fois que vous vous étendez pour regarder la télévision, lire ou vous reposer, votre corps commencera automatiquement à se purifier ! Vous verrez, vous progresserez rapidement vers la maîtrise totale.

Si vous protestez encore, nous vous demandons poliment ceci : « Aimez-vous faire obstacle à votre propre évolution ? » Si vous lisez ce livre, c'est que vous êtes en quête de spiritualité, de foi, pour atteindre l'Unité. Nous vous offrons cette information pour vous aider à « gravir les échelons » menant au palier suivant de l'évolution humaine. Nous espérons que vous intégrerez cet exercice dans votre vie, pour votre propre guérison et pour celle des autres. Ce processus de purification existe en chacun de vous ! Cherchez-le, trouvez-le et utilisez-le. Bientôt vous brillerez, de plus en plus, à mesure que vous découvrirez et explorerez votre monde intérieur, votre nature divine, votre portion du Je Suis Tout ce qui Est.

Les étapes de l'exercice du Cercle de Grâce

1. Dites la prière de guérison *à haute voix,* puis formulez votre liste de demandes pour la séance.
2. Étendez-vous sur le dos, les jambes droites et les mains le long du corps, la colonne vertébrale et la tête alignées. Placez des coussins sous votre tête et sous vos genoux. (Ou étendez-vous sur le côté, avec un coussin derrière la tête, un autre que vous serrerez dans vos bras, et un autre entre les genoux.)
3. Ouvrez la mâchoire, penchez la tête d'un côté et de l'autre, puis ramenez-la au centre. *Gardez la mâchoire ouverte !*
4. Relaxez votre corps et focalisez-vous sur une respiration égale, avec des pauses.
5. Dites à haute voix ce que vous ressentez, si vous êtes éveillé.
6. Lorsque vous avez fini, remerciez l'Esprit !

Liste des facteurs qui peuvent nuire au bon déroulement de la séance :

1. Ne pas dire la prière de guérison *à haute voix.*
2. Ne pas garder la mâchoire ouverte ou détendue.
3. Ne pas vous concentrer sur la respiration ou le mouvement intérieur.
4. Ne pas dire à haute voix ce que vous ressentez.
5. Ne pas vous sentir suffisamment bien pour commencer une séance.
6. La pièce est trop chaude, ou froide, ou bruyante, ou vous êtes dérangé par des animaux de compagnie. Mieux vaut être seul !
7. Vos vêtements sont peut-être trop serrés.
8. Vous êtes trop nerveux ou distrait pour vous détendre ; vous ne pouvez faire taire le cerveau gauche ; vous avez peut-être besoin d'exercice ou d'un bain chaud pour vous relaxer.

Chapitre 2

Le corps émotionnel

Dans ce deuxième chapitre, nous traiterons du corps émotionnel. Vous avez tous des émotions, à des degrés divers, mais vous ne savez pas les utiliser intelligemment. Nous entendons par là que vous avez perdu de vue leur véritable raison d'être et que, par conséquent, vous ne pouvez pas vous servir d'elles avec une sagesse consciente. En vous expliquant d'un point de vue « énergétique » comment fonctionne votre corps émotionnel et comment les lois universelles affectent votre réalité en expansion, nous espérons vous montrer que cette « sagesse » se trouve déjà en vous… mais encore à votre insu !

En tant qu'être énergétique, votre corps est composé de diverses couches disposées en structures holographiques beaucoup plus complexes que votre science actuelle ne l'a déterminé. Aux fins de notre travail, nous nous attarderons ici sur le corps éthérique dense, qui comporte des aspects physiques, émotionnels, mentaux et spirituels (PÉMS). Ces couches sont distinctes et chacune peut fonctionner indépendamment des autres, mais l' « essence » de chaque être humain est l'expression d'une combinaison unique où tous les éléments collaborent à la formation d'un ensemble cohérent. Mieux vous comprendrez le fonctionnement de chaque couche, mieux vous pourrez synthétiser la totalité de votre nature, afin de réaliser le projet adamique divin qui est votre droit le plus naturel.

Votre corps émotionnel alimente en énergie d'amour vos pensées, vos désirs, vos espoirs et vos rêves. Si vous vous focalisez sur des aspects négatifs de votre vie, comme le manque de santé, de bonheur et d'abondance, votre corps émotionnel les alimentera aussi, avec la peine, la colère, la peur et la maladie.

Le corps émotionnel fonctionne de deux façons : il absorbe l'information de votre environnement et alimente vos convictions. La fonction fondamentale d'« absorption » de votre corps émotionnel est celle d'un système avertisseur, d'un radar toujours prêt à suivre une légère poussée dans la bonne direction. Rappelez-vous que votre corps énergétique et toutes ses couches se trouvent dans des dimensions plus élevées que vos sens physiques, qui sont habitués au seul apport sensoriel de la 3D.

Cette position supérieure s'accompagne nécessairement d'une vision supérieure, d'un point de vue que vos yeux, vos sens et votre cerveau gauche ne pouvaient pas atteindre auparavant. Vous devez vous sensibiliser à ce que disent vos émotions, car elles vous fourniront des réponses si vous les reconnaissez et les écoutez attentivement. Surtout maintenant, en cette époque de développement spirituel intense, il importe d'apprendre à contrôler vos émotions, plutôt que de les laisser vous contrôler.

Préserver la pureté de votre corps émotionnel

Votre corps émotionnel est en fait la couche aurique la plus proche de votre être physique. Votre langage reflète cette « couche de l'être » dans de nombreuses expressions toutes faites : « il était hors de lui-même » ; « il s'est laissé emporter par ses émotions » ; « il s'est laissé dominer par sa colère » ; « il était aveuglé par la rage ». Nous vous disons ceci : vos émotions ne sont pas censées vous dominer. Votre ego n'est pas censé vous dominer. Ce ne sont que des aspects de l'être qui constituent un système de protection et d'avertissement. Avez-vous remarqué que, lorsque vous agissez « à l'encontre de votre intuition », vous n'êtes jamais heureux des résultats ?

Ce que vous appelez l'intuition est, en fait, de l'information en provenance de vos couches énergétiques. Ce processus prendra de la force à mesure que vous avancerez vers la 4-5D et retrouverez votre véritable communication avec l'Esprit dans les sphères supérieures. Vous atteindrez une plus grande maîtrise mentale et émotionnelle lorsque vous découvrirez quelle est votre puissance véritable. Rappelez-vous que le détachement et la compassion doivent dominer votre comportement, tout comme la volonté de Dieu. Autrement, vous allez créer le chaos autour de vous, ainsi qu'un karma négatif supplémentaire.

Que se passe-t-il lorsque vous perdez le contrôle de vos émotions ? Céder à vos émotions vous donne quoi ? Une excuse pour ne pas maîtriser la situation. La plupart des sociétés humaines n'enseignent pas aux enfants comment maîtriser les différents aspects de leur être. Puisque vous ne vous considérez pas comme des « êtres énergétiques », vous ne savez pas encore comment donner à vos enfants un enseignement adéquat. Il ne suffit pas de leur apprendre à lire, à écrire et à calculer pour les préparer à la vie. Enseignez à vos enfants que toute vie est précieuse et sacrée. Enseignez-leur la compassion, la méditation, l'humilité, enseignez-leur qu'ils sont beaucoup plus beaux qu'ils ne le croient. Enseignez-leur à dominer leurs émotions, et à ne pas se laisser dominer par elles. Comment ? Les enfants apprennent en observant leurs parents en interaction avec d'autres adultes.

La meilleure façon d'enseigner à vos enfants, c'est par l'exemple.

En effet, les plus grandes tragédies de votre histoire sont dues à une prédominance des émotions sur la logique, ou à un manque de compassion doublé d'un excès de logique. Comme l'a souvent dit le Bouddha : « Choisissez la voie médiane. » Voyez-vous ? C'est la voie de l'illumination. Aucun extrême, dans l'une ou l'autre direction, ne doit dominer votre vie. *Vous ne devez être dominé par rien d'autre que la volonté de Dieu.* Chacun d'entre vous est une expression de Dieu, complète et entière en soi. C'est une partie intégrante de la loi du libre arbitre qui gouverne votre coin de la création.

Vous avez été conçus originellement pour que Dieu fasse l'expérience directe de sa création physique à partir du domaine terrestre. Votre couche émotionnelle traduit les merveilles de votre plan d'existence, pour vous permettre d'apprécier et de trouver le bonheur dans la lumière du soleil, les fleurs, le rire d'un petit enfant. Et lorsque vous vous sentez triste ou que vous – ou l'un de vos proches – subissez un traumatisme physique, c'est par la voie des émotions que vous souffrez et guérissez.

Même alors, dans votre langage, on dit : « Il s'est vautré dans sa peine. » Qu'est-ce que cela signifie ? Qu'il est resté « coincé » à ce stade du processus émotionnel. Vous stagnez émotionnelle-ment lorsque vous consacrez toute votre énergie consciente à un passé auquel vous ne pouvez plus retourner pour le changer. Vous devez dépasser ce stade et trouver la compassion par le pardon, afin de tourner la page. C'est alors seulement que vous pourrez rassembler toute votre énergie dans le Présent.

La compassion, le pardon, une attitude positive, ce sont là des facettes du corps émotionnel. Il en est ainsi des émotions plus primaires, comme la colère, l'avidité, la convoitise, l'envie et la vengeance. Nous utilisons le mot « primaires » au sens littéral, car les émotions s'expriment dans une gamme ascendante de fré-quences, allant de la plus basse à la plus haute. La colère vous rend malade ? Absolument. Le rire guérit ? Oui, en effet ! La colère scie l'aura aussi sûrement qu'un couteau tranche la chair. Toutes les émotions de basse fréquence, fondées sur la peur, abî-ment l'aura, causant des blocages qui mènent à la maladie et au vieillissement. Les émotions plus hautes, fondées sur l'amour, rechargent vraiment votre corps et l'aident à guérir rapidement.

Lorsque vous comprendrez comment fonctionne ce processus, il deviendra un simple choix que vous ferez chaque fois que vous répondrez au lieu de réagir, que vous pardonnerez et tournerez la page, que vous embrasserez au lieu de vous battre. L'ascension exige une refonte totale, un changement d'attitude et de comportement. Lorsque vous apprendrez à aimer tous les humains, tout ce qui vit, vous passerez au Moi supérieur, et le Moi supérieur vivra en vous !

Chaque couche du corps énergétique humain est essentielle au changement total. Le corps émotionnel porte une grande part de la charge, car c'est l'émotion qui nourrit la méditation, la prière et la foi. Vous pourriez dire que tout cela relève plutôt du corps spirituel et vous auriez raison, mais on ne peut séparer les couches en fonctions distinctes. Chacune contribue à l'être énergétique total que vous êtes. Veuillez examiner la phrase suivante pendant un moment et déterminer ce qu'elle signifie pour vous :

Une prière dite avec la joie au cœur monte tout droit vers l'Esprit.

Maintenant, relisez-la avec notre point de vue plus élevé. *Une prière* (couche spirituelle) *dite avec* (couches mentale et physique) *la joie au cœur* (couche émotionnelle) *monte tout droit vers l'Esprit.* Ce sont là les étapes physiques, émotionnelles, mentales et spirituelles par lesquelles vous apprendrez à matérialiser ce que vous désirez. C'est le pouvoir de la Divine Création que vous portez en vous !

Vos pensées, portées par votre intention et alimentées par la gratitude de la foi totale, susciteront dans la réalité tout ce sur quoi vous aurez concentré votre attention. Chaque création commence sur un plan vibratoire élevé, où les pensées évoluent et forment des idées. À mesure que vous « solidifiez » votre but, vous le faites descendre vers une fréquence plus basse. *Vous créez votre propre réalité par des changements de fréquence vibratoire tout autour de vous.* Tel est le pouvoir de l'Être humain !

Alors, gardez votre corps émotionnel pur et lumineux. Comment ? Focalisez-vous sur le bonheur. Ne le cherchez pas à l'extérieur, mais en vous. Agrémentez de joie votre journée, ayez des occupations utiles et fructueuses, et vous serez heureux. Il est beaucoup plus facile de cultiver une attitude positive qu'une attitude négative. Il faut beaucoup moins d'énergie et c'est beaucoup plus enrichissant.

L'attitude négative est un obstacle considérable sur la voie métaphysique. Si vous avez une telle attitude, vous devez d'abord le reconnaître, ce qui est difficile. Pourquoi ? Parce que vous passez alors au territoire de l'ego, qui n'est pas prêt à admettre qu'il fait (ou que vous faites) quelque chose de mal. Encore une fois, le bien, le mal, le bon ou le mauvais, tout cela fait partie d'un ensemble qui n'a pas besoin de ces catégories. Ne vous jugez pas et ne jugez pas les autres ; ce mode de pensée porte une vibration négative. Il vaut bien mieux imaginer que chaque personne est en voie d'atteindre son potentiel le plus élevé, car c'est la plus belle vision que vous puissiez avoir d'elle. Ce qu'elle fait présentement n'est peut-être pas en harmonie avec son plus grand bien, mais ce n'est plus votre problème.

Le détachement est essentiel à l'abondance de la compassion.

Ces courts rappels, vous les avez sans doute déjà entendus. Et voici une autre pensée : *le détachement est un relâchement de l'ego*, qui fait en sorte que vous n'attachez plus d'importance au résultat d'une situation. Lorsque vous lâchez tout attachement personnel à ce que vous avez à gagner, cette situation n'a plus aucune emprise sur vous. N'ayez que de la de gratitude dans votre cœur et laissez tomber tout le reste.

Oui, la route vers l'ascension peut être aussi simple que cela !

Le stress, votre corps émotionnel et votre santé

Quel que soit votre niveau d'évolution métaphysique, rappelez-vous que votre santé générale dépend de la restructuration et de l'entretien de votre système de chakras physiques. Alors que vous évoluez dans votre « corps de lumière », assurez-vous de garder ces sept premiers centres énergétiques dégagés et en bon état, de la racine à la couronne. Les trois premiers chakras (sous la ceinture) doivent être intégrés aux trois chakras supérieurs : gorge, troisième œil et couronne. Le quatrième chakra, ou chakra du cœur, servira de pivot aux trois chakras supérieurs et aux trois chakras inférieurs.

Un conseil essentiel : apprenez à diriger avec votre cœur

Si vous êtes actuellement en mutation, vous subissez peut-être une intensification des douleurs et des phobies qui doivent être dégagées. Sachez que ces vieux problèmes enfouis remontent à la syntonisation galactique que vous êtes tous en train de traiter en cette époque de grand changement. Laissez cela se produire naturellement, et sachez que tout se résoudra à mesure que vous vous réveillerez et réabsorberez toutes les facettes du Soi supérieur. Ne vous souciez pas des plans supérieurs avant de les sentir et d'interagir avec eux. Soyez assurés que les changements se produiront au Moment choisi par le Divin, et avec grâce, pour chaque individu.

Pour le corps émotionnel, le Cercle de Grâce élimine le stress par les méridiens énergétiques du corps. C'est un dégagement à la fois physique et aurique. Comment pourrait-il en être autrement, puisque le corps et l'aura sont énergétiquement entrelacés ? L'aura se nourrit et se purifie elle-même, ainsi que son noyau physique, par des courants d'énergie qui pénètrent directement la peau pour atteindre le système nerveux. Ce dernier aide également à ancrer l'aura dans le corps et, puisque le stress est traité dans le corps émotionnel, l'interrelation entre les deux est essentielle.

Chers lecteurs, *le stress est une douleur bas de gamme*. La douleur n'est pas une chose « imaginaire » ou « invisible ». Elle a une masse, une densité. Le stress aussi, mais ces deux formes de douleur sont invisibles à vos yeux et à vos sens physiques. La douleur existe dans la même dimension que votre corps aurique. Même si vous ne pouvez la voir, cela ne veut pas dire qu'elle n'existe pas !

Votre corps doit traiter la douleur et le stress comme des intrus qui se logent en vous, causant une tension qui peut finir par modifier votre structure intérieure.

Si la douleur et le stress n'étaient pas de véritables objets physiques, vous ne les sentiriez pas. Vous demandez-vous parfois, lorsqu'il vous arrive quelque chose d'émotionnellement pénible, où va votre douleur si vous la refoulez (si vous refusez de l'exprimer) ? Elle ne va pas loin. Elle reste attachée à votre champ électromagnétique, sous la forme d'une poche de matière dense dans votre aura. Plus vous y logez de stress, plus la poche s'agrandit. Plus elle s'agrandit, plus elle se rapproche du corps. L'aura présente souvent des lésions bien des années avant qu'une personne ne tombe malade. Si vous portez une grande quantité de lésions auriques, le but de votre vie est de vaincre la maladie.

Il existe une autre raison d'apprendre à contrôler et à purifier votre corps émotionnel : c'est là que le stress est (au départ) intimement emmagasiné, afin d'empêcher une surcharge de votre système nerveux physique. La douleur est absorbée magnétiquement par l'énergie de vos méridiens ; comme vous le savez bien, votre système nerveux porte des signaux de douleur. En réalité, il porte aussi la douleur, qui doit être dégagée régulièrement, afin qu'il retrouve sa tension et son équilibre en absorbant une énergie neuve et claire pour alimenter tous les niveaux de l'être. C'est pourquoi le soin et l'entretien réguliers de l'aura sont si essentiels à la santé générale. C'est également la raison pour laquelle nous commençons maintenant à vous enseigner le Cercle de Grâce, qui est le processus de purification naturel de votre corps.

Veuillez garder à l'esprit qu'il n'y a jamais de « brèche » dans ce système circulatoire énergétique. Nous avons mentionné l'aspect libératoire : faire descendre et sortir l'énergie de douleur par le côté non dominant du corps. Dans le mode normal, le côté dominant du corps laisse automatiquement entrer de l'énergie neuve et pure dans votre système de méridiens. Ce nouvel influx pousse devant lui la vieille énergie impure, qui est libérée par les chakras de la main et du pied du côté non dominant. Dans les modes de blocage, l'énergie universelle entre directement par le chakra couronne, réapprovisionnant votre système de bas en haut à mesure que se déroule le dégagement.

Rappelez-vous : toute évacuation d'énergie est compensée par un gain énergétique. Il y a une magnifique perfection dans chaque détail du Plan divin, chers lecteurs, et vous avez été superbement conçus !

Définir la voie métaphysique dans l'énergie du nouveau millénaire

En cette époque d'accélération fréquentielle et d'ascension planétaire, de nombreux enseignements nouveaux s'infiltrent dans la conscience humaine. Même si ce n'est que chez un petit nombre, il suffit d'un infime pourcentage de croyants, ou de chercheurs spirituels, pour affecter toute la conscience humaine. Chacun d'entre vous peut accomplir beaucoup plus qu'il ne le croit.

Le problème, c'est que, pour croire que vous êtes plus qu'un corps physique, vous devez faire l'expérience de quelques épisodes de décorporation, afin de percevoir la vérité absolue : *Vous Êtes éternels !* Vous êtes le point culminant de toutes vos vies. Dans la troisième dimension, votre voyage fut long et difficile, enfermés que vous étiez dans la pensée et le temps linéaires. Mais ne désespérez pas et ne craignez pas la mort. Dans les sphères supérieures, la mort est une renaissance. Lorsque vous en franchirez le portail, vous saurez qu'elle n'est qu'une porte de sortie vers votre existence véritable, vers une réalité supérieure. Chaque fois, vous vous réunifiez avec l'Esprit. Nous, vos anges gardiens, sommes toujours là à vous attendre pour vous accueillir à nouveau et vous ramener au foyer. Vous êtes tous de braves guerriers, des anges aussi, cachés dans des corps minuscules et lourds, sans aucun souvenir de votre grandeur véritable.

Sachez que vous vous êtes portés volontaires pour ce devoir « pénible ». Sachez que vous avez tous fait la queue pour entrer dans cette « dernière » vie sur la roue karmique de la 3D. Au cours de cette vie-ci, certains d'entre vous quitteront cette école de la planète Terre. Plusieurs continueront, sans même s'apercevoir qu'ils avaient la possibilité de se transporter dans une nouvelle réalité s'ils le désiraient. Si cela vous semble absurde, réfléchissez à ceci : *toutes les dimensions coexistent dans le même espace et sont séparées par leurs différentes octaves de fréquences.*

Chers artisans de la lumière, vous savez maintenant qui vous êtes, à l'aube de ce nouveau millénaire. Vous êtes les précurseurs du changement, ceux qui ont choisi la foi et une plus haute fréquence de réalité. Pour vous, ce « retour au foyer » sera toute une fête car nous allons vous accueillir à nouveau avec beaucoup d'amour, en raison de vos belles réalisations. Certains d'entre vous ont déjà ouvert la voie et se sont transportés, laissant leur corps derrière eux. Cela aussi, c'est votre choix, que l'Esprit ne juge pas ; le Vous éternel est toujours sur la voie du retour, pour être accueilli par la même célébration !

Imaginez que vous pouvez emporter votre corps avec vous ! Apprendre à se transporter dans une dimension supérieure, cela se produit à tous les niveaux que votre corps habite : dans plusieurs dimensions, mais surtout la troisième, la quatrième et la cinquième. Le véritable défi, c'est d'apprendre au corps physique à se transporter également. Rassembler tous les aspects de l'être, ce que vous appelez la réalisation de soi, est le moyen d'accéder au Soi supérieur. Le processus de l'ascension est un plan à couches multiples, tout comme vos corps, tout comme vos hiérarchies spirituelles, tout comme les galaxies, les univers et tous les aspects multidimensionnels du corps de Dieu.

Tout ce qui est, voyez-vous, est vraiment Tout ce qui Est !

Pour que vous puissiez atteindre la complétude, intégrer toutes vos couches, celles-ci doivent être purifiées et équilibrées. Vous devez être en santé sur tous les plans ! Artisans de la lumière, guérissez-vous et purifiez-vous les uns les autres ! Échangez vos énergies et partagez votre connaissance. Préparez-vous ensemble, afin de pouvoir travailler en équipe lorsque les guérisons de masse deviendront nécessaires. Faites votre méditation quotidienne, travaillez en groupe, et continuez d'apprendre. Et pourtant… chacun d'entre vous doit trouver sa voie dans la vie et apprendre à la suivre. Vous ne pouvez aider les autres en les poussant à avancer sur leur voie ou la vôtre sans leur consentement. Chacun d'entre vous sera seul lors de l'épreuve finale, quand sa conscience s'élèvera à la rencontre du Soi supérieur pour l'essayage de son corps de lumière. Par la méditation du Cercle de Grâce, vous pouvez faire appel à nous pour les retouches à apporter à votre nouveau « vêtement de lumière ». Ce travail s'effectue tranquillement. Votre progrès est intérieur, et non extérieur. Ce n'est pas un voyage dans le monde physique, mais un retour à votre âme, à la Conscience véritable, loin de l'école qu'est la Terre Mère.

Vous ne pouvez atteindre le but de l'ascension qu'en accueillant les énergies supérieures qui se trouvent autour de vous, de même qu'au-dessus et en dessous, et en les intégrant dans votre corps énergétique. Comment ? En croyant que tout est possible ! Cette attitude est en contradiction directe avec tout ce que vous avez connu jusqu'à présent, c'est-à-dire la séparation de l'Esprit qu'exige la dualité. Avez-vous remarqué que plus vous vous éloignez de la vérité de Dieu et des besoins de la Mère, plus dure est votre vie ? S'il vous plaît, reprenez contact avec la Terre, entendez sa douce voix, sentez son corps puissant et palpitant sous vos pieds, car c'est votre mère véritable. Nourrissez-la comme elle vous nourrit tous.

Comment nourrir la Terre ? Des études effectuées par votre communauté scientifique ont révélé que, lorsqu'un guérisseur énergétique est à l'œuvre, ses ondes cérébrales et son champ électromagnétique (son aura) s'harmonisent avec la résonance terrestre. Vous vous harmonisez avec sa fréquence et puisez ainsi de la force dans ses champs électromagnétiques. Comprenez-vous maintenant que vous pouvez vous harmoniser avec la Terre Mère simplement en prenant contact avec elle par la volonté, en méditant ou même en marchant ? Tout comme vous puisez dans sa force, vous la nourrissez aussi. Vous l'alimentez de votre énergie spirituelle, de vos désirs, de vos espoirs et de vos rêves. Votre énergie négative, votre colère, votre peur et vos doutes, ainsi que la douleur que vos guérisseurs extirpent de vous, tout cela est également dirigé vers le bas pour nourrir l'énergie de la Terre.

Descends, nourris le sol et recycle-toi en énergie positive. C'est un bon mantra de guérison à utiliser pour diriger l'évacuation de l'énergie négative lorsque vous imposez les mains sur quelqu'un ou que vous travaillez sur vous-même. Même le Cercle de Grâce inconscient, que les humains accomplissent en dormant, nourrit aussi la Terre. Celle-ci ne fait pas de distinction entre l'énergie positive et l'énergie négative ; rappelez-vous : l'énergie ne se perd jamais, elle ne fait que se transformer. La Terre assimile l'énergie négative, s'en nourrit et la rejette dans votre monde de la 3-4D… sous la forme du temps qu'il fait. Observez le temps, chers enfants, notez ses crises de rage ; vous y trouverez votre propre rage, transformée en cycles saisonniers qui font croître votre nourriture.

Comprenez-vous maintenant pourquoi la conscience ascendante de chaque être humain est si essentielle à la planète ? À ceux d'entre vous qui se sentent impuissants devant la situation mondiale actuelle, nous disons ceci : réfléchissez encore ; votre énergie est essentielle à toute la planète ! Vous *pouvez y* changer quelque chose ! Absolument ! Nous sommes émerveillés de voir ceux d'entre vous qui sont guérisseurs s'harmoniser avec les champs électromagnétiques de la Terre quand ils imposent les mains. Ils revêtent son manteau d'énergie enracinée, qu'ils transmettent ensuite à la personne qui reçoit le traitement. Sachez que vous êtes bénis de la Grâce divine chaque fois que vous faites cela, chaque fois que vous contournez la logique, suivez la voie de votre cœur et exercez la force du cosmos.

Soyez l'énergie de guérison

Ce qui est en bas est comme ce qui est en haut : vous canalisez l'énergie divine, qui est en haut, et l'énergie de la Terre, qui est en bas. Sachez que c'est là un pouvoir immense, qui est exercé par des outils minuscules, ce qui nous rend toujours fiers d'observer votre travail. Devant les défis et les moqueries, continuez, chers guerriers, car l'Esprit est de votre côté. Maintenez la nouvelle fréquence, élevez votre lumière, et laissez-la imprégner le lieu où vous vous trouvez. Soyez l'énergie de guérison, sentez-la comme un doux châle que vous tirez sur vos épaules pour écarter la froidure. Sachez que c'est une cape d'honneur que vous revêtez chaque fois que vous tendez la main au nom de Dieu pour aider un autre humain sur la voie de la guérison.

Votre but, quel qu'il soit, est établi afin de définir le parcours qui y mène. La véritable richesse de la vie se trouve dans le parcours. Non pas dans ce que vous amassez autour de vous, mais dans ce que vous édifiez en vous. C'est le véritable trésor de l'âme, la sagesse que l'âme cherche de vie en vie. Les qualités que vous acquérez et l'amour que vous créez, vous les emportez avec vous. Rien d'autre. Tout le reste, vous devez l'abandonner.

Cependant, votre but ici est assuré. Peu importe ce que vous faites ou comment vous le faites, Dieu rayonne toujours sur vous. *Tout est comme il se doit.* Vous ne pouvez pas échouer, et vous n'aurez jamais terminé. N'est-ce pas là ce qui doit se passer dans une école, quand le professeur a un grand cœur ? C'est là le véritable secret : mettez-y votre cœur, et tout le reste suivra. Engagez votre cœur à chaque respiration, à chaque pensée, à chaque mouvement. Cela vous protégera de ce qui est perçu comme le mal dans votre monde. Encore une fois, le bien et le mal sont des points de vue différents sur le même tout. Si vous avez soif, un demi-verre d'eau ne suffira-t-il pas à vous désaltérer ? Si vous vous plaignez que le verre n'est qu'à demi rempli, vous passez complètement à côté du cadeau. Sachez que le verre sera toujours assez plein pour étancher votre soif ; c'est tout simplement cela, la foi.

L'une des choses de votre monde qui nous attristent est sa vision déformée de la foi. Bien des gens sont encore enfermés dans des religions précises et ne jettent même pas un coup d'œil à l'extérieur de la boîte dans laquelle ils ont grandi. Si seulement vous vouliez lever les yeux du dogme qui vous tire vers le bas et vous sépare de Dieu, et regarder vers le haut afin de trouver Dieu. La foi s'élève au-dessus de toutes les religions et enseigne la même chose à tous : l'amour, l'amour, l'amour. Ne vous sentez pas séparés de Dieu ; pour l'atteindre, vous n'avez qu'à fermer les yeux. Chacun d'entre vous porte en lui la source divine.

Ne laissez pas la ferveur religieuse vous aveugler à la présence de Dieu, car rien n'est plus triste que les atrocités commises en Son nom. Si vous regardez attentivement les enseignements véritables, ils disent tous la même chose : honore Dieu, honore-toi, honore ta famille et tes amis ; ne tue pas ; ne mens pas ; n'envie pas les autres pour ce qu'ils possèdent ; reste fidèle au seul Dieu et Il satisfera tous tes besoins. Ne l'a-t-il pas déjà fait, sur votre magnifique planète appelée la Terre ? Regardez autour de vous et vous verrez Sa main dans la perfection de chaque détail de la vie.

Alors, levez-vous et soyez fiers d'être « une parcelle de Dieu ». Avez-vous remarqué qu'une prière envoyée avec dévotion et une émotion intense vaut bien mieux que les supplications et l'imploration silencieuses auxquelles vous étiez habitués dans la vieille énergie ? Venez nous trouver, métaphysiquement parlant, et travaillons ensemble avec l'Esprit afin de mener l'humanité à son prochain niveau d'évolution. Chers artisans de la lumière, vous êtes maintenant munis d'un « corps de lumière ».

Ce fut un processus long et difficile, car vous êtes les premiers humains à modifier leur propre fonctionnement physico-chimique au moyen de l'intention, par un changement de point de vue. Nous louons et saluons cette réalisation. Nous voudrions vous aider à la terminer avec grâce, au Moment choisi par Dieu, en vous transportant aux paliers suivants de la réalité dimensionnelle. Nous serons alors fiers de vous rencontrer directement et de vous serrer la main.

Pour muter gracieusement avec l'énergie du millénaire

Bienvenue dans l'ère du Verseau, l'ère de l'Humain. Ceux d'entre vous qui choisissent de rester derrière afin de répandre leur lumière sur les autres sont doublement bénis, à la fois pour leurs réalisations et leur sacrifice. Mais ce dernier mot n'est pas le terme approprié, car il a une connotation négative. Quand on abandonne, on avance plus rapidement.

Vos leçons sont exigeantes, à présent. Soyez indulgents envers vous-mêmes au cours de cette période de fluctuation de l'énergie. Reposez-vous souvent pour contrer le lourd poids de l'ascension. Car, malgré sa lourdeur, c'est un processus d'élévation. Plus la fréquence est haute, plus les ondes d'énergie qui traversent vos corps sont courtes et rapides. Le temps est en expansion et en contraction, sa fluidité changeant à mesure qu'il change de structure. Même l'air paraît lourd, certains jours, mais, d'autres jours, tout resplendit d'une énergie nouvelle.

Ce moment d'« essayage cosmique » est une partie précieuse du voyage. L'éveil est toujours agréable. Encore une fois, soyez indulgents envers vous-mêmes, buvez beaucoup d'eau, reposez-vous souvent et armez-vous de courage, malgré les changements d'énergie lourds et déprimants que vous subissez. Alors que ce processus s'accélérera, il y aura des moments où vous devrez vous y abandonner et nous laisser vous aider. Faites-le par la méditation, par des séances avec nous, et en vous reposant, en somnolant ou en faisant circuler le processus de purification dans votre corps lorsque vous êtes fatigués.

Soyez à l'écoute de votre corps. Fatigué ? Reposez-vous. Affamé ? Mangez. Besoin de vous étirer ? Allez vous promener. Laissez derrière vous la musique et les écouteurs. Soyez attentif à ce qui vous entoure. Voyez si vous pouvez sentir battre le cœur de la Terre Mère ; son pouls est plus près du vôtre que vous n'en avez conscience.

Vous avez tellement de livres à votre disposition pour vous aider sur la voie métaphysique. Il est temps maintenant d'aller au-delà de la lecture, chers enfants, et de commencer à travailler ! Nous n'entendons pas par là que vous devez cesser d'étudier, d'apprendre et d'élargir votre conscience. C'est le but de l'âme au cours de votre existence humaine. Ce que nous voulons dire, c'est que maintenant, alors que vous vous ancrez dans la 4D, l'énergie de la Terre commence à soutenir ces dons mêmes que vous avez demandés par la prière : l'expansion des sens jusqu'à la pleine perception sensorielle, jointe à la vision de la lumière intérieure.

Tout cela se produira encore graduellement, pour vous éviter tout inconvénient au cours du processus.

Plusieurs personnes sont en train de s'éveiller, mais sont encore métaphysiquement inconscientes. Parce qu'elles ne comprennent pas la montée d'énergie et les dons sensoriels qu'elle apporte, elless se croient devenus folles. Cherchez-les, relevez-les et donnez-leur votre énergie de guérison. Elles finiront par devenir des zélatrices qui feront avancer la cause. Lorsque vos scientifiques auront adopté votre spiritualité, ils seront beaucoup plus affirmatifs que vous ! Nous le répétons : soyez humbles, humbles, humbles. Laissez-les répandre la nouvelle comme s'ils l'avaient découverte eux-mêmes. En effet, ils se l'attribueront.

Cela importe peu, pourvu que vous avanciez tous sur la voie du retour à Dieu. Lorsque la conscience humaine sera pleinement éveillée, les vannes s'ouvriront et les changements seront assez intenses. Tenez-vous prêts, chers lecteurs, et levez votre lumière pour leur montrer la voie. Enracinez-vous bien, afin de ne pas vous faire déstabiliser par la ruée des chercheurs qui tenteront de rejoindre le mouvement. Trouvez votre extase et votre perfection en cours de route, car c'est vraiment le voyage qui importe. Le but de tout votre voyage humain est simplement d'apprendre, de grandir et d'élargir votre conscience jusqu'à ce que vous puissiez à nouveau fusionner avec le *Je Suis Tout ce qui Est*.

Nous savons que nous vous y rencontrerons.

Chapitre 3

Le corps mental

Dans ce chapitre, il sera question de l'usage et de la forme du corps mental. C'est la troisième couche du corps éthérique dense, après les couches physique et émotionnelle. Le corps mental sépare le corps émotionnel du corps spirituel. Pour vous, il représente à la fois une difficulté et un cadeau. La faculté de choisir, l'état de libre arbitre qui vous distingue nettement des autres planètes et dimensions utilisées pour l'enseignement et l'apprentissage des leçons, est inhérent à votre conscience.

Nous n'entrerons pas ici dans l'histoire de la Chute de l'Homme. Bien que nous soyons des historiens spirituels, nous assumons pour cet ouvrage les rôles de mécaniciens matériels et de chirurgiens spirituels. Comment la Chute de l'Homme a changé les humains et comment nous pouvons vous aider à retourner à la complétude, voilà ce qui nous intéresse ici. Vous vous demandez sans doute en quoi cela vous affecte.

Contentons-nous de dire que, lors de la Chute de l'Homme, vous avez perdu votre lien conscient avec Dieu. Vous ne ressentez plus la présence de Dieu comme vibration physique en vous (pendant vos heures de veille, à cause du Voile d'oubli). Vous ressentez plutôt une dualité et vous vous croyez être séparés de Dieu, ce qui vous amène à douter de son existence. La plupart des autres espèces vivantes sentent en elles-mêmes la fréquence de Dieu et ont la certitude de son existence. Par conséquent, le doute et la dualité ne font pas partie de leur plan d'apprentissage. Pour elles, enfreindre la Loi de Dieu est une expérience horrible car elles sont constamment en contact direct avec l'énergie consciente de Tout ce qui Est.

Pour vous aider à survivre à cette rupture lorsque vous êtes devenus des êtres plus denses, vos aspects ont été disposés en diverses couches afin de ne pas s'interpénétrer. Si le corps émotionnel était en contact direct avec le corps spirituel, il éveillerait votre conscience trop tôt et reformerait le lien douloureusement, sans que vous soyez prêts. Grâce à la position du corps mental entre les couches émotionnelle et spirituelle, ce n'est pas le cas. Cet arrangement vous a servis au cours de maintes vies.

Le temps est venu de vous éveiller, de prendre conscience de votre Être total et de commencer à fonctionner dans la réalité supérieure qui est le lieu véritable de votre corps interdimensionnel.

Que le corps mental serve d'intermédiaire entre ses couches adjacentes, voilà l'équilibre parfait que vous devez atteindre. Le corps mental est destiné à servir d'intermédiaire et non à diriger. Comprenez que vous avez été conçus pour répondre aux stimuli de l'information sur plusieurs niveaux. Pour chaque situation, la dynamique est absorbée au moyen de vos sens physiques, puis traitée par vos couches émotionnelle, mentale et spirituelle. Chaque couche ajoute un niveau de compréhension. Le corps émotionnel traite les leçons et présente une réponse émotionnelle, sur le plan du senti. Le corps mental vise une réponse logique, et l'aspect spirituel inspire le progrès de l'âme à travers chaque expérience.

Autrement dit, vous trouverez la synchronicité, la réalisation de soi, la santé véritable et la paix lorsque tous vos aspects collaboreront d'une façon équilibrée. Nous appelons cela la « complétude », un état qu'il vous a été quasi impossible d'atteindre jusqu'ici puisque vous n'avez vécu qu'avec la partie physique de votre corps. Vous devez élargir votre cadre de référence afin d'atteindre le point de vue d'un être énergétique total, doté d'un noyau physique. Voyez-vous la « mentalité supérieure » que vous devez assumer ? *Chers amis, la complétude est l'Union avec toutes choses, y compris Dieu.*

Avant que vous ne perdiez votre lien conscient avec l'Esprit, votre corps mental fonctionnait ainsi : le cerveau gauche portait et dirigeait la conscience du corps physique, tandis que le cerveau droit portait et dirigeait la conscience du corps aurique. Votre corps mental était composé des deux moitiés de votre cerveau travaillant ensemble. Autrement dit, vous étiez consciemment liés à votre corps et à votre aura. Dans la rupture, seul votre *lien conscient* avec le cerveau droit a été perdu. Même si vous ne sentez que votre moitié physique, votre moitié aurique est toujours là, remplissant consciencieusement ses fonctions. C'est le siège de votre imagination, de votre créativité, de votre foi, de même que votre réserve d'émotions, de douleur et de stress.

Il ne reste dans votre conscience que votre cerveau gauche, celui qui contrôle ou dirige votre corps physique. Afin de vous reconnecter consciemment à votre cerveau droit, vous devez commencer par reprogrammer votre cerveau gauche et lui enseigner à se taire parfois afin que vous puissiez atteindre le silencieux cerveau droit. Pour la plupart d'entre vous, cela exige un véritable effort de volonté, parce que vous avez vécu uniquement avec votre cerveau gauche pendant tellement de vies.

Voyez-vous maintenant la raison pour laquelle vous avez développé des sociétés technologiques « du cerveau gauche » ? C'était tout ce avec quoi vous pouviez travailler. Plus vos sociétés sont devenues technologiques, plus vous vous êtes reliés à des machines. Cela a surexploité le côté gauche du corps mental, l'obligeant à prédominer dans vos vies récentes.

Comprenez-vous pourquoi l'imagination, la créativité et la foi sont des choses nébuleuses que vous avez de la difficulté à exploiter ? C'est parce que vous n'avez pas accès clairement et consciemment à vos aspects interdimensionnels. S'il vous plaît, choyez vos artistes et vos rêveurs. Ils ne fonctionnent peut-être pas selon les règles de votre cerveau gauche, mais ils ne sont pas aussi incompétents que vous le croyez ! Ils peuvent paraître « légers » et « déracinés », mais, en réalité, ils fonctionnent sur un plan plus élevé, recevant des stimuli d'autres dimensions que la troisième. Choyez vos enfants qui ont des amis imaginaires et qui voient des fées dans la forêt. Ils voient vraiment l'Esprit, jusqu'à ce que quelqu'un les convainque aveuglément que c'est impossible.

À ces chers sceptiques, nous demandons gentiment s'ils voient la direction de ce mouvement. Il revient maintenant vers vous ! À mesure que la fréquence de la Terre s'élève, celle de toute la vie qu'elle porte s'élève également. Puisque vos sens commencent maintenant à s'épanouir dans la perception sensorielle complète de la 4D, vous pourrez bientôt voir, vous aussi, vos proches disparus au-dessus de vous et entendre des voix d'autres dimensions. Que ferez-vous alors ? Le nierez-vous ou vous en réjouirez-vous ? *Le ciel est un état de conscience que vous pouvez atteindre tout en restant dans votre corps.* Retrouver la conscience du cerveau droit, c'est, en fait, reformer ce lien perdu avec l'Esprit.

Et comment y parviendrez-vous ? Il vous faut faire ici un grand acte de foi ; il faut vous réveiller et vous relier à nouveau à votre Soi véritable. Votre Bible dit : « Pour entrer dans le Royaume des Cieux, il faut être semblable à un enfant. » Ne craignez rien, soyez ouvert d'esprit, soyez conscient de chaque instant, trouvez la joie et l'émerveillement dans tout ce qui vous entoure. Pour les enfants, le temps est toujours *présent*. Apprenez à vivre dans le Présent comme nous et nous nous rejoindrons.

L'exercice du Cercle de Grâce et le corps mental

Au premier chapitre, nous avons dit que, dans le mode normal du Cercle de Grâce, le flux énergétique monte dans le côté dominant du corps, fait le tour de la tête et redescend de l'autre côté. Lorsque l'énergie atteint le sommet de la tête, un cercle indépendant commence à palpiter autour de la couronne. Ce Cercle de Grâce circonscrit à la couronne peut maintenant être expliqué. Cette stimulation du chakra couronne réveille le lien avec le cerveau droit et équilibre ce dernier avec le cerveau gauche. Rappelez-vous que cet exercice aide chaque couche à traiter la douleur, puis à la dégager et à équilibrer tout le système. Lorsque vous entrez dans le Cercle, soyez conscient de la pulsation circulaire circonscrite au sommet de votre tête. Pour le corps mental, c'est là une partie essentielle du nouvel éveil humain. Si vous vous endormez le soir en faisant ce processus de purification, c'est encore mieux. Il continuera tout au long de la nuit, magnifié par votre conscience et maintenant par vos nouvelles instructions.

Le Cercle de Grâce circonscrit à la couronne a un autre but fort pratique. Il sert de « disjoncteur » au reste de l'organisme, afin que les blocages ne puissent refluer et se loger dans le chakra couronne. Il forme une ligne horizontale au-dessus des oreilles, au-delà de laquelle les blocages ne peuvent monter. C'est là que se produit la plus grande tension interne du système de méridiens. Par conséquent, la plupart des gens qui commencent le Cercle de Grâce suivent d'abord le mode de blocage complet, en faisant circuler l'énergie à partir de la tête jusqu'en bas, des deux côtés. Toutefois, c'est aussi la raison pour laquelle il vous arrive de subir des accidents vasculaires cérébraux à la hauteur des oreilles, autour de la tête.

Nous insistons sur le fait qu'une grande quantité de lésions causées par la tension interne doivent s'accumuler avant que le corps ne soit ainsi atteint. Le but est d'empêcher ces lésions de s'accumuler, même si c'est un mécanisme héréditaire. *Rappelez-vous que les mécanismes héréditaires ne s'activent que lorsque la maladie aurique atteint votre noyau physique.*

Quel est votre plus grand défi sur le plan mental ? Calmer votre corps mental dominé par le cerveau gauche, afin d'éveiller votre lien latent avec le cerveau droit. Le grand bavardage du corps mental monopolise votre conscience quotidienne. Les nombreuses distractions mentales vous empêchent de vous relier à la Terre, de sentir l'harmonie avec toute vie et de vous rappeler qui vous êtes. La télévision fait de vous un public captif, qui vous dit quoi porter, quoi manger, quoi acheter, quoi être, quoi aimer et quoi vouloir.

Comprenez-vous tout le pouvoir de ces ondes ? Mais l'humour cosmique veut que ce soit vous qui ayez le pouvoir ultime. Éteignez le téléviseur et allez marcher. Lisez un livre dans une pièce silencieuse, où vous pourrez pleinement vous concentrer. Méditer quotidiennement dans le flux du Cercle de Grâce, ne serait-ce que trente minutes, vous calmera, vous libérant du stress tout en vous fournissant de l'énergie. Et c'est un traitement sans effets secondaires indésirables !

Voici maintenant une autre suggestion pour notre travail ensemble afin de calmer le cerveau gauche ; chargez-le de rapporter à haute voix ce que vous ressentez. Donnez-lui cette tâche, et aucune autre. Vous vous sentirez alors flotter dans la chaleur de votre nouveau corps élargi. Vous aurez l'impression que votre peau prend de l'expansion. Votre concentration mentale sur ce qui se produit à l'intérieur de votre corps finira par vous relier à tout votre être, aux moitiés physique et aurique, en un équilibre adéquat. Puis vous grandirez véritablement dans l'expression nouvelle de la capacité de l'homme à devenir un « humain énergétique ».

Ce processus énergétique fonctionne d'une manière spécifique pour chaque couche du corps. Pour le corps mental, le cerveau gauche obtient un répit dans ses tâches triviales. C'est là un abandon temporaire de votre dualité et de ses nombreux effets. C'est pourquoi cet exercice soulage également le stress du corps mental. Tant que le cerveau gauche se repose dans sa focalisation intérieure, il ne peut vous déranger, et vous pouvez rétablir un lien avec votre cerveau droit. C'est aussi à ce moment-là que vous connaissez la meilleure croissance intérieure, lorsque les corps émotionnel et spirituel s'entrelacent pour se nourrir mutuellement d'une énergie d'amour. C'est pourquoi les séances de Cercle de Grâce avec nous sont essentielles à votre processus d'ascension. Alors, n'hésitez pas aussi à nous soumettre les concepts que vous souhaitez assimiler, les questions que vous vous posez concernant votre vie, votre objectif, vos progrès. N'oubliez jamais que la guérison doit se produire sur tous les plans. Lorsque vous serez étendu à l'horizontale, repérez les flux d'énergie dans votre corps et exprimez-nous à haute voix ce que vous ressentez, comme vous le ressentez. Dans certains cas, nous vous mettons nous-mêmes en sommeil afin de travailler à des blocages physiques ou autres profondément ancrés, ce qui pourrait provoquer chez vous de l'inconfort si vous étiez éveillé.

Nous utilisons les fréquences supérieures d'amour de votre couche spirituelle pour revitaliser vos autres couches. Nous apprenons à votre corps mental à renoncer au contrôle total, et nous l'aidons à reprendre son véritable rôle d'observateur et de conseiller de vos autres aspects. Nous alimentons ensuite en énergie le corps émotionnel, qui renvoie l'amour soutenu par l'émotion. À la fin de chaque séance, nous « harmonisons » doucement vos aspects dans une nouvelle configuration de conscience énergétique afin qu'ils travaillent mieux ensemble. Si cela ressemble à une farandole répétitive, eh bien, c'en est une ! Toute la vie est fondée sur le cercle. C'est la forme fondamentale de toute vie, quelle qu'elle soit.

Pour communiquer avec votre aura

Comprendre que vos émotions sont en fait des « choses » qui ont un poids et une densité dans votre aura, tout comme la douleur dans votre corps, vous permettra de demeurer plus facilement dans les octaves supérieures de l'amour, plutôt que dans les aspects inférieurs de la peur et de tous ses effets négatifs. Les unes vous font vous sentir bien, et les autres, mal. Nous ne voulons pas porter ici de jugement, mais c'est le fait de vous sentir bien ou mal qui doit déterminer la qualité de ce qui se passe autour de vous à chaque instant. C'est ce qui devrait guider les actions de votre corps mental logique.

Vous appelez « intuition » cet aspect de votre conscience. Ce n'est pas un guide tangible, car elle ne « surgit » pas, comme vous dites, de votre corps mental. Son information provient du corps émotionnel de votre champ aurique, qui vous est actuellement invisible et inaudible. *Votre couche émotionnelle communique avec vous par vos sentiments.* C'est pourquoi il est si important d'apprendre à écouter votre « intuition ». Apprenez à vous fier aux signaux de votre corps émotionnel pour faire le lien entre votre corps mental et votre corps physique. Si vous vous contentez de suivre les conseils de votre corps mental, sans ajouter une dose d'amour provenant du corps émotionnel, votre action physique sera froide et précise, mais dépourvue de sentiment.

Comprenez-vous maintenant à quel point toutes les couches sont essentielles au bon fonctionnement de votre Être total ?

Nous vous disons ceci : s'il vous plaît, apprenez à tout diriger avec votre cœur. Faites passer chaque pensée mentale par le chakra du cœur (ou visualisez le haut de votre poitrine, avec à la fois le chakra du cœur physique et celui du cœur spirituel émergent collaborant côte à côte). Ce nouveau centre du cœur élargi est le pivot à partir duquel les chakras inférieurs et supérieurs atteindront un meilleur équilibre. Dans cette nouvelle « signature énergétique » que vous êtes en train de développer et qui est fondée sur le cœur, dirigez tout avec votre cœur, afin de mieux équilibrer l'épanouissement de vos dons.

Au début de ce chapitre, nous avons dit que le corps mental sert d'intermédiaire entre le corps émotionnel et le corps spirituel. Là, nous venons de dire que le corps émotionnel doit servir d'intermédiaire entre le corps mental et le corps physique, afin que toutes vos actions, pensées et gestes soient d'une nature positive et aimante. Voyez-vous pourquoi il est difficile de séparer ou de différencier les différentes couches ? Même si chacune a une fonction précise, la santé du corps dépend de la synchronisation de toutes ces couches.

Tout cela, nous l'appelons « méditation de l'éveil ». *La vie est une méditation.* Lorsque vous aurez appris à équilibrer tous les aspects, ils s'imprégneront de la Grâce divine, chacun amortissant ceux qui lui sont adjacents, et tous fonctionnant ensemble, en harmonie. Si cela vous paraît compliqué, ne vous en faites surtout pas, car jusqu'ici tous vos aspects ont fonctionné sans que vous en ayez conscience, et, même lorsque vous en serez conscients, ils continueront de fonctionner. Ils ne vont pas s'arrêter soudainement et attendre que vous leur donniez des ordres directs. Ils sont en fonctionnement continu, comme toutes les parties de vous qui forment votre tout individuel.

Ce concept s'applique aussi au Cercle de Grâce. C'est le processus naturel de purification du corps, qui se déroule pendant votre sommeil. En prendre conscience signifie que vous joignez votre corps physique au processus selon une nouvelle perspective, celle de la « conscience ». Observez vos sensations et vous vous familiariserez avec votre propre système énergétique. Vous apprendrez à vous étendre et à vous purifier au besoin, en vous débarrassant des « mauvaises choses » qui surviennent, au lieu de les enfouir en vous et d'accumuler une charge de stress. Cette charge se rassemble dans votre aura en un grand nombre de zones de stress, reliées à des chakras ou à des régions propres à la leçon.

Rappelez-vous que les pensées et les émotions ont un poids et une densité physiques dans votre aura, tout comme la douleur se loge en une masse solide dans votre corps. Maintenant que vous êtes devenus plus sensibles au changement de fréquence de la planète, vous découvrirez bien assez tôt, par vous-même, la vérité de tout cela !

Vivre dans la conscience

Vous comprenez maintenant beaucoup mieux l'association entre ces différents aspects de votre Être entier, n'est-ce pas ? Vous êtes maintenant parvenus à un niveau d'apprentissage plus intense, car vous avez parcouru la voie matérielle, puis la voie spirituelle, puis vous nous avez trouvés, vos guides dévoués, empressés de vous accueillir dans les sphères supérieures. Ces nouvelles leçons seront intérieures, alors que vous prendrez conscience de tous vos aspects multidimensionnels.

Lorsque vous aurez atteint la pleine conscience, vous commencerez à reconfigurer vos aspects en fonction de votre sentiment de bien-être. Certains d'entre vous vivent davantage dans leur corps mental, et d'autres, dans leur corps émotionnel. Certains, les athlètes, s'identifient à des réalisations et à des atouts du corps physique. La variété infinie de l'expression humaine est l'un de vos plus merveilleux attributs ! Vos expériences au cours de l'ascension de la spirale humaine de l'évolution ont mis des milliers d'années à se dérouler. En ce début de millénaire, vous êtes à la veille de connaître un niveau d'expérience de vie complètement nouveau.

Au cours de l'évolution de l'humanité, vous avez dû d'abord apprendre à survivre, puis à réussir dans la vie, jusqu'à ce que vous développiez la quête d'un objectif supérieur. Il vous fallait grandir en chacune de vos différentes couches, d'abord la couche physique (la survie), puis les couches émotionnelle et mentale (la vie), puis la couche spirituelle (la quête). Finalement, maintenant que vous êtes prêts, arrive le potentiel d'une pleine intégration de toutes les facettes du Soi. Vous êtes en train de devenir un être énergétique véritable, votre *Être éternel complet*, tout en restant dans un corps humain.

Et comment, vous demandez-vous, tout cela se produit-il ? Chers enfants, nous vous redisons ceci : apprenez à tout diriger avec le cœur. Chacune de vos pensées, faites-la passer par votre

corps avant qu'elle ne traverse vos lèvres. Si elle contracte de douleur votre cœur, ne prononcez pas ces mots. Choisissez de
meilleures paroles, plus appropriées au Soi supérieur, des paroles
qui illumineront votre cœur.

*Le cœur lumineux, l'esprit lumineux, le corps lumineux, dans la
Lumière de Dieu.* Voilà la progression, et vous avez bien
progressé ! C'est maintenant le moment de vous préparer. Voici la
magnifique naissance d'un Nouvel Âge de l'Homme. À mesure
que vous progressiez au cours des siècles, vous avez appris diverses
leçons, divers aspects de l'être, diverses qualités que l'âme est en
train d'assimiler. Vous avez subi de nombreuses guerres et appris
beaucoup de vos erreurs. Il n'est plus nécessaire de les répéter,
pour ceux d'entre vous qui êtes éveillés et conscients.
Malheureusement, vous n'êtes pas suffisamment nombreux à
entretenir cet état d'esprit. Même à la veille de ce Nouvel Âge de
l'humanité, il y a encore la guerre, la pauvreté, la famine et la
maladie à l'état endémique sur votre planète. Puisqu'elles sévissent
surtout dans les pays du tiers-monde, vous ne les voyez pas tous
les jours, et il est donc facile de les oublier ou de les ignorer. Vous
n'avez pas à en assumer le fardeau, mais vous devez *être conscients
de tout cela*.

Sachez qu'une simple prière quotidienne, seulement
quelques moments à visualiser les opprimés comme des êtres en
santé et joyeux, aidera à susciter cette réalité potentielle. Imaginez
la terre propre, brillante et en santé, tournant dans l'espace
comme un joyau bleu et brillant. Imaginez un peu : si tous les
gens faisaient cela pendant un moment chaque jour, votre monde
changerait rapidement ! Sachez que tous les humains ont besoin
d'encouragement. Pour chaque être humain qui devient
conscient, au moins une douzaine d'autres se rapprochent de
cette même réalité. Avec le temps, elle atteindra sa propre courbe
exponentielle, et les changements planétaires surviendront alors
beaucoup plus rapidement.

Il est maintenant temps de travailler ensemble. Vous devez rester en mouvement, maintenant que l'énergie atteint son apogée. Plus elle augmente, plus vous devenez médiums. Restez souples, ouverts et conscients tandis que vous vous épanouissez dans une perception sensorielle complète.

Cela, chers enfants, c'est la nouvelle union avec Dieu, et vous n'êtes pas seuls pour l'effectuer. Plus vous montez vers notre dimension, plus nous pourrons interagir avec vous et vous « attirer » vers nous. Certains jours, l'énergie vous survoltera, et d'autres jours, vous serez tranquilles ou complètement épuisés. Le pire, c'est l'incohérence ; vous aspirez maintenant à la stabilité, à un affranchissement de la tension « lourde ».

Artisans de la lumière, vous devez commencer par vous purifier vous-mêmes avant de pouvoir aider les autres. Le Cercle de Grâce vous aidera à éveiller vos sens et à aligner les énergies de votre corps dans une exquise harmonie spirituelle, si vous participez consciemment au processus.

Fusionner dans la 4D

Lorsque nous disons que vous êtes dans la 4D, sachez que la 3D s'est élargie dans la 3-4D en mai 2000. Nous vous rappelons que la Terre est en train de changer, et vous aussi. Votre système solaire est en train de changer, ainsi que votre galaxie et tous les autres niveaux supérieurs. Les humains qui ne sont ni illuminés ni conscients continueront de fonctionner dans la 3D.

Artisans de la lumière et chercheurs spirituels, vous êtes en train de vous développer pour atteindre la 4D, consciemment, en même temps que la planète. Nous vous attendons dans la 5D, qui, à cause du grand changement, est aussi en pleine ascension. Si vous ne pouvez encore saisir ce concept, nous vous rappelons deux choses : *Tout est Un*, et *Tout change en même temps*. Aussi, à mesure que vous vous élevez dans les dimensions, vous vous apercevrez que la 4D comprend la 3D. La 5D comprend la 3D et la

4D. C'est pourquoi les gens coincés dans la 4D ne percevront pas les plans de conscience suivants, tandis que vous les verrez encore clairement et interagirez avec eux à partir de votre vision élargie.

De même, chaque séance de guérison avec nous est un « état modifié », où nous vous guidons doucement vers les énergies supérieures et vous accordons lentement à la nouvelle fréquence.

À ceux d'entre vous qui se demandent encore comment tout cela peut s'effectuer si la plupart des gens n'en ont même pas conscience, nous répondons par l'image suivante :

Imaginez une rue de votre quartier, où chaque foyer possède au moins un téléviseur. Lorsque la câblodistribution devient disponible, certaines personnes s'abonnent, d'autres, non. Certaines achètent une antenne parabolique et reçoivent plusieurs nouvelles chaînes de télé d'une autre source. Chaque personne définit elle-même combien de chaînes et lesquelles son téléviseur recevra. Si vous choisissez de ne rien faire installer, votre téléviseur ne captera que quelques chaînes publiques.

Voyez-vous les différences de niveau ? *Vous avez le pouvoir de choisir.* Mais vous devez d'abord prendre conscience qu'il y a un choix à faire ! C'est là la toute première étape que vous avez franchie, en cherchant de l'information, en vous rendant à des séminaires et à des conférences, et en lisant de nombreux textes, de fiction ou non, de channeling ou non. Des choix, comprenez-vous ? Tellement de choix, sur tellement de plans ! Mais si vous n'avez pas conscience de l'existence même de ces choix, vous ne pourrez franchir la première étape sur la voie métaphysique.

Rappelez-vous que cette première étape ainsi que toutes les autres doivent être franchies sur tous les plans : physique, émotionnel, mental et spirituel. Considérez-vous comme un Être composite « PÉMS », qui peut syntoniser plusieurs fréquences d'existence à la fois. *Voyez-vous, vous êtes votre propre téléviseur !* Ce qui entre dans votre esprit et guide votre vie ne peut s'étendre plus loin et plus vite que ne le permet votre cadre de référence mental.

Pour ceux qui sont sur la voie depuis des années, cet ouvrage sera une révision et une explication concise de la métaphysique. Pour les lecteurs néophytes, il exigera peut-être de nombreuses lectures pour être pleinement assimilé. Tous les niveaux sont intégrés ici, du simple niveau physique aux niveaux conceptuels supérieurs de la métaphysique. Veuillez remarquer que le ton narratif de cet ouvrage change à mesure que le contenu se complexifie. Puis, comme dans tous les domaines de la vie, il redeviendra le même qu'au début, lorsque vous aurez commencé non seulement à vous guérir, mais à guérir votre vie entière et toutes les précédentes.

Alors, bienvenue dans la nouvelle énergie. Rendez-vous au travail tous les jours comme d'habitude, mais élevez votre perspective. Voyez les fleurs le long du chemin, admirez les arbres en cours de route, respirez profondément en attendant au feu rouge. Élargissez votre conscience à chaque instant. Le pouvez-vous ? Oui, bien sûr, car vous êtes créés à l'image de Dieu, qui est l'ultime Créateur. Vous aussi, vous avez ses pouvoirs de créateur. Vous êtes tellement plus puissants que vous n'en avez conscience !

C'est ce que vous devez pratiquer : *être conscients*. Tout simplement être conscients. Soyez conscients de votre façon de parler aux gens, du goût de vos aliments, de l'éclat du soleil dans les cheveux de votre amour. Goûtez chaque instant, savourez l'air que vous inspirez, voyez le Divin tout autour de vous.

Le soir, lorsque vous vous endormez, joignez-vous à nous dans une danse du Cercle. Laissez-nous vous aider à avancer. Soyez conscients du sang qui coule dans vos veines, des battements de votre cœur, concentrez-vous sur votre respiration. Laissez vos pensées s'échapper et flotter comme une conscience sur votre mer intérieure. L'ascension est intérieure. Il faut surtout apprendre à ne pas se faire obstacle à soi-même ! Recherchez l'équilibre, adoptez un ton plus doux, soyez comme le pouls de la Terre.

Nous parlons ici de fusion. Plus vous fusionnez votre conscience avec ce qui vous entoure, plus elle vous élèvera.

Exercez-vous d'abord, puis décollez et envolez-vous. Lorsque nous parlons de Tout ce qui Est, nous parlons de Dieu. Comprenez-vous ce point de vue, maintenant ? Être conscient à chaque seconde, c'est vivre dans le Présent. Lorsque vous aurez maîtrisé cela, vous pourrez influer sur tout ce qui vous entoure, particulièrement le temps, c'est-à-dire le passé, le présent et le futur. Retournez au cercle, les enfants ! Il n'y a pas de hasard à ce niveau. Vous verrez émerger la synchronie. Soyez-y attentifs car elle se manifestera de plus en plus dans votre vie. Quand vous commencerez à vous y fier, vous serez arrivés !

Arrivés où ? À la foi véritable.

Placez une mangeoire à oiseaux près d'une fenêtre où vous pourrez les observer, car les oiseaux ont une leçon essentielle à donner. Ce sont de minuscules messagers de l'Esprit, qui révèlent le cycle d'abondance qui les nourrit au fil des saisons de leur petite vie. Lorsque leur mangeoire est pleine, ils viennent et chantent à leurs amis que le petit déjeuner est servi. Si vous oubliez de remplir la mangeoire, ils s'envolent et chantent une douce complainte pour que leurs amis continuent leur chemin. Ils sont petits et fragiles, mais entourés de nourriture. Mère Nature les alimente constamment. Ils survivent à chaque jour, dans la joie, chantant leur message d'abondance et d'amour dans les arbres au-dessus de vos têtes. Avez-vous remarqué ?

Soyez comme les petits oiseaux. Éveillez-vous chaque matin en sachant que vous trouverez tout ce dont vous avez besoin. Lorsque vous ferez cela en le croyant vraiment, vos désirs se réaliseront. C'est cela, vivre dans la foi véritable. Votre énergie intérieure en sera décuplée et les autres le sentiront.

Alors, avancez. Commencez simplement à marcher, et faites-le avec force et vitalité, avec la conscience de votre corps, de vos émotions, de vos pensées et de votre foi, tout enroulée autour de vous en une douce énergie invisible. Plus vous chercherez et sentirez la complétude, plus elle viendra rapidement. Lorsque votre corps mental aura pleinement accepté cette perspective et commencera à fonctionner à partir d'elle, votre Être entier changera en conséquence, passant de l'humain physique dans la 3-4D à l'humain énergétique dans la 5D.

Tout le changement du millénaire et l'ascension de l'humain vers son corps de lumière se produiront ensemble lorsque vous aurez fusionné tous vos aspects, serez reliés à nouveau à tout votre être énergétique et aurez commencé à fonctionner en tant que Soi supérieur. Autrement dit, vous devez rattraper votre retard physiquement avec toute la connaissance spirituelle que vous avez acquise jusqu'ici. *Rien de cela ne fonctionnera tant que vous n'aurez pas commencé à le vivre sur tous les plans.* C'est ainsi que vous changerez physiologiquement, par la perspective nouvelle et supérieure que vous conférera votre lien à l'Être et, par conséquent, à Dieu.

Revenons donc maintenant au commencement, comme dans un cercle. Nous vous avons dit que vous aviez perdu votre conscience de l'Esprit et que vous deviez la retrouver. Nous vous avons expliqué la nature du processus, en précisant comment vous pouviez découvrir et raffiner votre spiritualité.

Effectuer ce processus est comme de vivre chaque instant avec le cœur rempli d'amour. Lorsque vous aurez commencé, vous trouverez cela de plus en plus facile et vous vous sentirez mieux que jamais ! Utilisez le Cercle de Grâce dans votre travail de guérison pour trouver et libérer les blocages, et pour aider les autres à retrouver leur santé et leur équilibre.

Enseignez-leur comment se guérir, comment contrôler leur santé, leur niveau d'énergie et leur vie.

Vous atteindrez un meilleur équilibre. Vous retrouverez votre lien avec l'Esprit. Vous avez déjà contribué à l'avènement du Nouvel Âge, avec aisance et grâce. Nous sommes très fiers de vos réalisations. Votre ascension affectera toutes les dimensions supérieures à la vôtre, car tout changement affecte toujours l'ensemble. Comprenez-vous pourquoi nous sommes si fiers de vous ? Malgré toute l'aide que nous vous offrons, c'est vous qui effectuez la partie la plus difficile du travail.

Nous sommes très reconnaissants et honorés de vous servir de guides.

Chapitre 4

Le corps spirituel

Nous tenterons maintenant de vous expliquer le fonctionnement du corps spirituel. Il s'agit de la quatrième couche du corps éthérique dense de l'humain. Cette dernière est la plus éloignée du noyau physique. Entre les deux se trouvent le corps émotionnel et le corps mental. Nous avons déjà expliqué que si le corps spirituel était accolé au corps émotionnel, il vous serait impossible de maintenir le Voile d'oubli. Celui-ci se déchirerait bien avant que vous ne soyez prêts, ce qui rendrait douloureux et difficile votre retour à l'Esprit.

Au premier chapitre, nous avons dit que la guérison véritable surviendrait lorsque la science et la spiritualité se rencontreraient et fusionneraient. Nous avons dit également que vous pouviez atteindre la guérison véritable à l'aide de trois types de pratique : médicale, psychologique et énergétique.

Et maintenant nous ajouterons que tout cela, guérison et non-guérison, est dirigé par le corps spirituel. *La fonction principale du corps spirituel est d'apprendre des leçons de vie, et ce sont ces leçons qui constituent sa programmation.* Ces leçons sont ce que vous, sous votre forme éternelle d'Esprit, choisissez de faire arriver au cours de chacune de vos vies. Vous voyez bien que la vie est une farandole ? Toujours des couches posées les unes sur les autres… Des couches de compréhension… Des leçons successives…

Comme vous le savez: *l'Esprit conceptualise, le corps actualise, puis l'âme synthétise.* Vous vous incarnez pour créer des situations nécessaires à l'évolution de votre âme vers sa réunion avec l'Esprit.

Voici un exemple simple : si vous êtes aux prises avec une dépendance au tabac, vous devez cesser de fumer pendant que vous êtes incarné. Sinon, cette dépendance physique vous suivra jusqu'à l'Esprit, sans résolution. Vous ne pouvez pas fumer de cigarette si vous n'avez pas de corps ! Il faut éliminer la dépendance physique lorsqu'on est incarné, ou alors on l'apporte avec soi, en tant que leçon, dans la prochaine vie, pour l'affronter à nouveau et y mettre fin.

Pour les besoins du travail du Cercle de Grâce, nous, les Frères, nous nous considérons comme des « mécaniciens matériels » enseignant le fonctionnement des choses dans la Véritable Réalité de l'Esprit. Nous n'élaborerons pas sur les raisons, les conséquences et les détails spécifiques de la philosophie ou de l'histoire. C'est pourquoi nous mentionnons, par exemple, la Chute de l'Homme, sans offrir de longue explication, car vous pouvez facilement en trouver ailleurs et tirer vos propres conclusions (cela fait partie de l'exercice de votre libre arbitre !). Nous tentons ici de vous expliquer comment les choses fonctionnent sur le plan énergétique, et de vous amener avec grâce et aisance vers une fréquence supérieure d'existence.

Tout diriger avec votre corps spirituel

Comme vous le savez, votre esprit conscient fonctionne fort différemment de votre inconscient. De même, votre corps émotionnel produit une réaction émotionnelle aux stimuli qu'il reçoit, tandis que votre corps mental produit une réaction logique à ces mêmes stimuli. Voyez-vous pourquoi deux personnes peuvent réagir de façon très différente à une même chose ? Chez l'une, c'est le corps mental qui dirige, alors que chez l'autre c'est le corps émotionnel. D'ailleurs, c'est justement là la principale différence entre les hommes et les femmes. (Sourire) La personne dont c'est le corps spirituel qui dirige, cependant, reste calme et observe. Elle examine la situation et absorbe les réactions des couches inférieures, c'est-à-dire la couche physique, la couche émotionnelle et la couche mentale. Puis l'aspect spirituel se met à parler, car il a équilibré toutes les couches et il dit la vérité, dégagé de l'ego ou du drame. La réaction finale est donc spirituelle et forcément correcte car elle est dirigée par le cœur.

Alors, apprenez à réagir spirituellement plutôt qu'émotivement. Il suffit de quelques secondes à peine pour traiter le stimuli sur tous les plans, puis parler clairement. Vous rendez-vous compte que, lors que vous réagissez émotivement, vous êtes accordé à cette vibration ? Si une colère est dirigée directement contre vous et que vous réagissez par la colère, rien de bon ne peut en résulter. Si vous vous donnez la peine de la rationaliser, puis de l'émotionnaliser, puis de la faire passer par votre cœur (énergétiquement parlant), celui-ci vous guidera et votre réaction sera toujours remplie d'amour.

En avançant dans les niveaux des leçons de vie, vous acquerrez une nouvelle compréhension des autres et une nouvelle compassion, car vous verrez où ils sont « coincés » dans leurs leçons et pourquoi. Que ceux d'entre vous qui ont le talent de voir les leçons de la vie, sachent qu'il n'y a pas de plus grand cadeau que vous puissiez donner à quelqu'un. *Chacun d'entre vous est incarné pour que l'âme croisse davantage, purement et simplement, afin de retourner à l'Esprit et de s'unir de nouveau à lui.*

Plus votre vibration personnelle s'élèvera, plus vous serez sensible à la discordance d'énergie des autres. Vous la sentirez instantanément, non pas avec vos sens usuels, mais avec toute votre aura. (Ici, nous faisons référence au corps éthérique dense, aux quatre couches inférieures de votre corps énergétique.) Dans des conditions normales, votre aura s'étend de un à deux mètres autour de vous, selon qu'elle est en expansion ou en contraction. Elle s'étend également au-dessus et en dessous de vous, créant une sphère ovale d'énergie électromagnétique qui constitue véritablement votre « peau extérieure ». Quand vous étirez les bras, vous traversez le diamètre de votre corps éthérique dense. Lorsque quelqu'un s'approche de vous, vos deux auras se rencontrent à deux mètres de vos noyaux physiques. C'est à ce moment que vous commencez à « lire l'autre » et à déceler dans quelle mesure votre fréquence s'accorde à la sienne.

Vous rendez-vous compte que les « premières impressions » proviennent de votre aura ? De votre couche spirituelle ! Lorsque vous avez « la chair de poule », comme vous dites, que se passe-t-il ? Pour certaines personnes, cela se traduit par un malaise qui se glisse sur la peau (une fréquence incompatible), soulevant les poils (réaction physique extérieure), puis les entrailles se serrent (réaction physique intérieure). Voyez-vous la direction de ce sentiment avertisseur ? Il circule de l'extérieur vers l'intérieur. Il part de la couche spirituelle, traverse le mental et l'émotivité, puis aboutit dans le corps, sous forme d'avertissement physique signifiant qu'une certaine chose qui se rapproche n'est pas compatible ou n'est pas en harmonie avec votre plus grand bien. D'autre part, vous le sentez également lorsqu'une personne ayant une fréquence très compatible avec la vôtre s'approche de vous ! Les premières impressions se produisent en réalité avant que vous ne soyez assez proches pour vous serrer la main.

À l'époque où vous vous efforciez de survivre et vous cachiez des plus grosses bêtes, votre « radar aurique » était un élément vital de votre conscience ; il vous a souvent sauvé la vie. Maintenant, alors que vous devenez plus civilisé et que votre niveau d'évolution est plus avancé, vous vous sensibilisez à de nouveaux plans de réalité, d'information et de sensation. Vous commencez à sentir votre aura et à communiquer avec elle, et donc avec l'Esprit !

Fusionner la spiritualité et la religion

Rappelez-vous que l'énergie ne se perd jamais. Tout est enregistré par le corps spirituel, à la fois l'information qui arrive et les réactions physique, émotionnelle et mentale au stimulus ou à la situation. C'est ainsi que l'âme apprend et grandit. C'est ainsi que se constituent vos archives akashiques. Plusieurs d'entre vous s'efforcent d'ailleurs de concilier toute cette nouvelle information en provenance de l'Esprit avec leurs croyances antérieures à propos de Dieu et de la foi.

Une partie de votre problème actuel quant aux religions établies est la « foi aveugle » qui subsiste des anciens modèles fondés sur la peur. On vous a obligés à croire aux dogmes de la religion dans laquelle vous êtes nés, et, habituellement, une punition grave attendait ceux qui y dérogeaient. Vous êtes maintenant en train de découvrir des vérités supérieures et vous vous apercevez que vous êtes englués dans des coutumes anciennes. Gardez le meilleur de ce que vous aimez et débarrassez-vous donc du reste ! La foi est une quête intérieure, qui n'est jamais soumise à quelqu'un d'autre. Ces vieilles traditions contredisent également la « zone de libre arbitre » qui vous sépare de toutes les autres espèces vivantes en apprentissage.

Vous êtes censés décider vous-mêmes si vous croyez en Dieu et choisir vous-mêmes comment exprimer cette croyance.

Comment chaque vie, et la leçon que vous y avez apprise (ou non), culmine-t-elle en l'être que vous êtes aujourd'hui ? Toutes les expériences de vos vies sont enregistrées par votre couche spirituelle. Lorsque vous vous « débattez » avec vos leçons, vous essayez en réalité d'équilibrer vos aspects émotionnel et mental, un équilibre dicté par votre couche spirituelle. Comment cela se passe-t-il ? Au moyen de votre intention ! Nous trouvons fort drôle que vos scientifiques aient déchiffré environ 10 % de vos structures d'ADN et aient traité le reste d'« ADN poubelle » (« *junk DNA* »). Ce ne sont pas des déchets, chers lecteurs, mais vos archives akashiques personnelles, pleines à craquer d'une sagesse essentielle et de talents emmagasinés au niveau cellulaire, qui vous font tels que vous êtes aujourd'hui. Vous portez votre propre plan spirituel en chaque cellule de votre corps. Un jour, vous accéderez à cette information et comprendrez votre vraie nature ainsi que le véritable fonctionnement des choses.

Une perspective plus élevée

Plusieurs autres sources fournissent déjà d'excellentes directives et de judicieux conseils en matière d'évolution spirituelle, en vous indiquant comment identifier et assimiler les leçons favorisant le progrès vers l'équilibre et la réalisation de soi. Nous cherchons uniquement à expliquer le processus spirituel en termes énergétiques. Maintenant que vous connaissez le rôle que joue dans votre vie votre couche spirituelle, vous commencez à comprendre pourquoi vous n'avez eu jusqu'ici aucun contact conscient avec votre aspect spirituel ni avec les autres aspects supérieurs de votre être. Ici, nous nous efforcerons de vous montrer la différence entre la perspective humaine et la perspective spirituelle.

Pour vous, la Terre est un espace vaste et immense, presque trop grand pour votre compréhension. Pour nous, vous avez été jusqu'ici dans un étroit couloir de densité lourde et de temps linéaire. Vous êtes « en apprentissage », dans la matrice de la dualité. Cet apprentissage se poursuit à différents niveaux successifs et porte sur diverses questions au cours de chaque vie.

Pour vous, une vie est plutôt longue. De plus, la science moderne a augmenté votre espérance de vie. Pas jusqu'à votre plein potentiel, loin de là, mais c'est tout de même une grande amélioration par rapport au premier millénaire. Pour nous, le passage d'une vie humaine est très rapide ; c'est une simple miette de votre véritable existence. Nous sommes attristés de vous voir vous inquiéter à ce point au sujet de la mort, mais cela fait partie du jeu, n'est-ce pas ?

Vous considérez la mort comme un drame pénible, avec deuil et pleurs. Nous vous disons : pleurez tout votre saoul car vous devez verser ces larmes pour les dépasser, puis tournez la page, puisque vous êtes encore parmi les vivants. Rassurez-vous : vous reverrez bientôt vos chers disparus.

Sachez que, de notre côté, a lieu une réunion glorieuse pour la personne aimée qui vous a quitté, une fête pour l'âme qui rentre chez elle. Elle ne fait l'objet d'aucun jugement ; elle revoit défiler sa vie, pour elle seule. Chaque personne décide de la valeur de ses gestes et choisit quelles leçons inachevées elle devra emporter dans sa prochaine vie.

Entre-temps, elle aura beaucoup à faire. Dans l'Esprit, nous (et vous) menons une vie remplie d'activités pertinentes. Nous avons des familles ici aussi, souvent composées d'âmes qui ont fait de leur mieux pour vous « pousser à bout » sur la Terre. Cela, chers amours, c'est votre apprentissage. Lorsque vous vous réunirez dans la Vraie Réalité de l'Esprit, vous vous remercierez mutuellement pour le travail bien accompli et les leçons apprises ensemble. Souvent, les pires ennemis sous la forme humaine sont les frères les plus unis sous la forme éternelle !

Nous vous présentons cette information dans l'espoir d'étendre votre compréhension des sphères supérieures. Maintenant que vous commencez à réaliser que votre monde intérieur mène aux mondes supérieurs, cela devrait vous inciter à méditer davantage, surtout maintenant que l'énergie change de plus en plus autour de vous. La fréquence planétaire est en train de s'élever et davantage de Lumière divine atteint la Terre. Dans les sphères supérieures, nous nous préparons à vous accueillir ! Vous nous sentirez de plus en plus, à mesure que s'accompliront les changements.

L'exercice du Cercle de Grâce et le corps spirituel

L'énergie change partout autour de vous, à l'intérieur de vous, au-dessus et en dessous de vous. Chers enfants, prêtez attention à la Terre Mère alors qu'elle procède à sa propre ascension. Votre aspect spirituel reçoit maintenant une nouvelle énergie, et l'utilisation du Cercle de Grâce facilitera beaucoup son éveil.

Revenons donc à notre processus de purification et à ses effets sur le corps spirituel.

Tout en équilibrant chacun de vos autres aspects – physique, mental et émotionnel –, le Cercle de Grâce active vos dons spirituels latents et éveille votre lien dormant avec l'Esprit. Nous avouons notre impatience de vous voir atteindre ce résultat, car vous en êtes proches ! En ce moment, l'énergie est frénétique, en dents de scie, trop rapide ou trop lente, et il n'y a pas de temps, pas de repos ni de cohérence. Prenez quelques instants chaque jour ; accordez-vous une demi-heure, au début. Étendez-vous et glissez dans le cercle d'énergie qui anime votre corps ! Pour ceux qui ont la chance de disposer de plus de temps, une séance d'une heure sera amplement suffisante. Si vous n'avez pas le temps, commencez le Cercle de Grâce en vous mettant au lit et sachez qu'il intensifiera votre purification tout au long de la nuit.

Vous ressentirez un soulagement du stress, un éveil des sens, une augmentation de la synchronie dans votre vie. Maintenant que vous comprenez le fonctionnement du processus, efforcez-vous de découvrir la leçon contenue dans chaque événement qui vous arrive. Demandez-vous pourquoi il s'est produit. Pourquoi l'univers a-t-il jugé bon de vous enlever telle chose que vous chérissiez ou de vous infliger telle situation ? Pourquoi ? Tout cela fait partie de votre apprentissage.

Très bientôt, vous serez tous réunis dans la Vraie Réalité de l'Esprit. Aucune énergie n'est jamais perdue ni détruite ; la vie ne fait que se transformer. Dans le cas du plan terrestre, vous êtes transportés dans un corps physique à la naissance, vous habitez ce corps, puis vous êtes transportés hors de lui à la mort. Avant votre naissance, nous vous avons fait de tendres adieux, en vous souhaitant bonne chance dans votre apprentissage. (Petit rire.) Nous attendons avec impatience votre retour, qui est un processus beaucoup plus joyeux que vous ne le croyez. C'est la naissance qui est difficile, la descente du Voile, notre séparation de vous ; c'est ce que nous trouvons pénible, nous, dans l'Esprit.

La mort, par contre, est votre triomphal retour chez vous ! Ce n'est que cela : une sortie. Une libération. Un répit. Un soulagement. Une transmutation de votre force vitale. Vous ne perdez jamais conscience. Vous passez à votre être aurique intégral en retirant votre corps énergétique de sa coquille physique. *Chers amis, que vous reveniez chez vous avec ou sans ce corps, votre retour est tout aussi triomphal !*

Le Voile d'oubli et votre corps spirituel

Au niveau de l'âme, vous avez consenti à certains mécanismes protecteurs intégrés au Voile d'oubli, qui vous ont gardés enfermés dans la matrice de dualité de la 3D. D'abord, il y a un lien solide entre l'Esprit et le corps qu'il habite. Comme vous êtes conçus de manière à ce que l'idée de perdre votre corps, de l'abandonner ou de le quitter vous terrife, il peut être difficile pour vous au départ d'assimiler ces nouveaux concepts supérieurs que nous offrons. Réellement entrer et sortir de votre corps peut vous paraître ridicule, mais vous l'avez fait bien des fois, à la naissance et à la mort, et entre les deux.

Ensuite, la règle primordiale est la suivante : aucun lien conscient avec l'Esprit. C'est ainsi que fonctionne le Voile dans la 3D. Derrière, il y a nous, dans la Vraie Réalité. Vous êtes de l'autre côté, aveugles à notre présence dans les dimensions supérieures, même si nous vous voyons clairement. Pour que se déploie cette tapisserie complexe de réincarnation karmique, vous avez été tenus jusqu'à récemment dans l'ignorance des sphères supérieures et de votre potentiel d'« être en ce monde sans lui appartenir ».

Jusqu'à présent, le Voile d'oubli a servi de mécanisme de séparation soutenant les paramètres de votre zone de libre arbitre. En tant qu'humain dans la 3D, vous ne savez pas ou vous n'avez pas besoin de savoir qui est votre véritable Soi spirituel, qui est votre véritable famille spirituelle. Vous ne savez pas ce qui se passe de l'autre côté de la mort, et vous ne pouvez connaître non plus le travail qu'accomplit votre Soi supérieur lorsque votre corps et votre esprit conscient sont endormis. Un bon nombre d'entre vous ne savent pas encore avec certitude si Dieu existe, car c'est le but que vous devez atteindre vous-mêmes, en choisissant librement. Voyez-vous comment le Voile affecte et dirige votre vie ? Il a gardé en place la troisième dimension, séparant ce que vous connaissez de ce que nous (et vous) sommes réellement dans la Vraie Réalité de l'Esprit.

Plusieurs d'entre vous ne savent pas qu'ils effectuent le travail de l'Esprit pendant la nuit. Ils déplacent pleinement leur conscience dans leur aura, ou moi astral. Ils sortent de leur corps et circulent librement dans les sphères supérieures tandis que le corps et l'esprit conscient sont endormis. À cause du Voile, vous n'avez aucun souvenir, à l'état de veille, de vous être trouvés hors du corps. Mais ceux qui font des rêves de vol ou de chute étaient soit sortis de leur corps ou en train d'y retourner !

Pourquoi, d'après vous, personne ne sait-il vraiment ce qui vous arrive après la mort ? Le Voile d'oubli remplit sa fonction. Les limites de la 3D exigent que vous ne vous rappeliez *aucune* partie de la vie de l'Esprit. Encore une fois, cela ne ferait que vous troubler et détourner votre attention de l'ici-maintenant. Même si la plupart des vieux « paramètres de réalité » sont en train de changer avec votre expansion dans la 4D, la focalisation sur le Présent est un aspect qui vous est familier. À mesure que vous prendrez conscience de la 4-5D, le Voile s'amincira, permettant à vos sens de recevoir de l'information qui vous était auparavant inaccessible. Afin d'éviter la confusion causée par la « surcharge sensorielle », nous vous demandons de vous focaliser consciemment sur le moment présent et d'être présents à chaque instant !

Car telle est la meilleure façon de vivre votre vie : vous concentrer sur l'ici-maintenant. Se focaliser sur le passé est une perte d'énergie, purement et simplement. Qu'est-ce qui permet de rompre les liens du passé ? La compassion et le pardon, pour tous ceux qui sont concernés (y compris vous-même !) et pour tout ce qui vous est arrivé. Les deux ont fait de vous la conscience particulière que vous êtes aujourd'hui.

Rappelez-vous qu'aucune énergie ne se perd. Toutes vos vies passées sont encodées dans votre ADN. Tout ce que vous avez été, tout ce que vous avez fait, tout ce que vous avez appris, toutes les façons différentes dont vous êtes morts. La mémoire cellulaire est une partie intrinsèque du processus de l'ascension. La connaissance de votre passé fera surface lorsque vous commencerez à communiquer avec vos aspects supérieurs.

Pour l'étudiant débutant, tout cela peut sembler un peu compliqué. Pour le chercheur éclairé, c'est un rappel de ce que vous savez déjà. Même si vous ne retenez de nous qu'une seule idée nouvelle, un seul mot, une seule pensée, la lecture de cet ouvrage vous sera bénéfique. Et, à chaque relecture, vous trouverez les nouvelles informations dont vous aurez besoin à ce moment-là.

Peut-être êtes-vous en train de vous dire : « Eh bien, si tout cela n'est qu'un grand jeu et que je ne meurs pas vraiment, je peux donc me suicider et quand même rentrer au bercail, non ? » Désolé, mais cela ne se passe pas ainsi. Le contrat humain ne comporte aucune clause d'évasion. Sauf exception. Par exemple, s'il fait partie du plan d'apprentissage d'une famille d'étudier le gaspillage d'une vie humaine, de générer de l'amour dans l'adversité, d'apprendre à respecter le caractère sacré de toute vie, ce suicide a alors un but et il se produira. Mais pour ceux qui choisissent de mettre fin à leur vie plutôt que d'apprendre leurs leçons, ce geste est triste car ils devront revenir et affronter la même situation.

S'ajuster aux nouvelles fréquences d'énergie

Pour vous présentement, sur la Terre, le temps se comprime, à cause de l'afflux de nouvelles fréquences. À mesure que s'élève l'énergie et qu'elle devient palpable, votre aura fait de même ! Lorsque vous commencerez à sentir la présence de vos couches éthériques, vous aurez besoin d'une nouvelle « zone de confort », d'un nouvel équilibre supérieur, centré sur le cœur. Tout ce qui ira à l'encontre de votre cœur deviendra pénible. Vous commencerez à sentir, sur le plan physique, les lésions de votre aura qui ont besoin d'être dégagées. Puisque toute lésion est causée par le stress, vous devrez éliminer de votre vie tous les facteurs de stress.

Vous ne pourrez jamais résoudre les problèmes que vous refusez d'affronter. Sachez que ces problèmes vous reviendront tant que vous ne les aurez pas résolus. Surtout maintenant, alors que le temps rétrécit, les leçons sont de plus en plus radicales. Soyez vigilants, reconnaissez les leçons que vous devez apprendre, assimilez-les et tournez la page ! La nouvelle énergie ne vous permettra rien de moins. Elle est parfois si intense que vous ne pouvez même pas vous focaliser sur la méditation. Ne désespérez pas, et n'abandonnez pas. Allongez-vous et faites le Cercle de Grâce. Encore une fois, la voie d'en haut est intérieure. Quelle meilleure façon de s'élever ? Laissez-vous porter par votre rythme cardiaque, harmonisez votre respiration avec le pouls de la Terre et suscitez votre cercle d'énergie universelle curative, afin de purifier votre corps sur tous les plans et de l'alimenter en énergie.

Sachez que le temps finira par se stabiliser en une nouvelle configuration circulaire. Vous pourrez travailler avec lui, autour de lui et à travers lui. Le temps n'est qu'un autre aspect de l'énergie. C'est l'aspect qui en mesure le changement continuel. Comme, pour nous, la Vraie Réalité est en changement constant, nous voyons le temps comme une variable. C'est pourquoi nous avons la liberté de vivre dans le Présent. Avec le temps (sourire), vous en viendrez à comprendre ce point de vue.

Plusieurs d'entre vous sont impatients d'avancer dans la nouvelle énergie. En tant que guides attentifs, nous vous demandons de trouver votre équilibre et d'apprendre à vous tenir debout et à marcher avant de commencer à courir ! Certaines personnes se réveillent un matin en déclarant : « J'ai décidé de consacrer ma vie à des pratiques holistiques. » Puis elles paniquent car elles n'avaient jamais pensé à cela auparavant ! Ce sont les nouveaux éveillés, la vague qui suit le tournant du millénaire. Vous, de la vague précédente, qui vous êtes bravement engagés à rester, vous les trouverez disséminés sur votre route comme des brebis perdues. La plupart d'entre eux seront de jeunes adultes dans la vingtaine, nouvellement désillusionnés par la vie. Prenez-les sous votre aile et montrez-leur à quel point la vie sur la planète Terre peut être intéressante. Puis il y a les nouveaux enfants. Surveillez les Bleus, maintenant appelés indigo. Vous leur avez donné des étiquettes : TDA/H (trouble de déficit de l'attention / hyperactivité) ; des enfants dysfonctionnels, qui ont besoin de médicaments et de traitements. En vérité, ces enfants sont des prodiges ! Ils arrivent avec tous les outils spirituels auxquels vous aspirez : la capacité de vivre dans le Présent, la confiance en soi, la polyvalence, la pensée expérimentale et la visualisation, dans une mesure dépassant de loin tout ce que vous pouvez accomplir aujourd'hui. Ils peuvent faire naître une chose en la conceptualisant, en la créant mentalement, puis en réalisant tout simplement le produit final. Ces enfants atteints du « trouble de déficit de l'attention » constituent la première génération d'humains spirituellement avancés à naître sur cette planète dans toute votre histoire !

Expliquez cette classe supérieure d'enfants à tous les enseignants réceptifs que vous pourrez trouver. Donnez-leur des outils adéquats pour travailler avec ces nouveaux enfants et ils connaîtront une expérience d'enseignement hors du commun. Éduquez ces enfants, soyez gentils envers eux, mais ne les traitez pas avec condescendance. Traitez-les avec respect et ils vous respecteront à leur tour. Ce sont de petits adultes, qui ont un point de vue beaucoup plus élevé que celui avec lequel vous êtes né. *Pour eux, le Voile est plus mince.* Enseignez-leur que tout ce qu'ils font a une valeur. Apprenez-leur à méditer, à rester tranquilles et silencieux pendant un moment. Enseignez-leur le Cercle de Grâce !

Le pont entre les dimensions

Peut-être vous demandez-vous maintenant ce qui vient après la couche spirituelle. Les aspects deviennent beaucoup plus minces, on pourrait dire diaphanes, à cause des fréquences plus élevées qui placent vos couches extérieures dans la 5D et au-dessus. La forme et la fonction de tout votre Être énergétique dépassent la portée de cet ouvrage, mais nous dirons que vous êtes beaucoup plus grands que vous ne le réalisez ! Vous avez des aspects intérieurs qui sont profondément liés à la planète, et des aspects extérieurs qui atteignent l'espace au-delà de votre globe.

Il existe un très lointain aspect de vous, *de vous tous,* celui d'une conscience humaine totale entourant votre planète. Elle rejoint l'univers en une « signature énergétique » qui parle de l'humanité aux autres races de la multitude de mondes composant le corps collectif de Dieu. Cette signature est en train de devenir apparente dans les sphères supérieures alors que la Lumière divine qui arrive renforce votre empreinte énergétique distinctive. On pourrait dire que vous avez fait le premier pas vers l'établissement d'une présence globale auprès d'autres présences globales autour de vous.

Il y a encore beaucoup de travail à faire. Nous sommes contents de dire que le mouvement s'accélère, tout comme les nombreuses expériences nouvelles qui vous échoient dans la quatrième dimension. C'est là que vous vous trouvez présentement, dans le couloir psychique entre la troisième et la cinquième dimension. Chez plusieurs d'entre vous débute une floraison des sens, qui s'ouvrent à de nouveaux stimuli dont la fréquence est toutefois embrouillée, parce que le canal n'est pas pleinement harmonisé. Avec la courbe exponentielle du temps, cet éveil deviendra plus répandu, et les « miracles » seront plus fréquents dans vos bulletins de nouvelles.

Pourquoi certains atteignent-ils la conscience, et d'autres, non ? Rappelez-vous que toutes les dimensions occupent le même espace, mais sous forme de bandes de fréquence séparées. La 3D est incluse dans la 4D. La 3D et la 4D sont toutes deux incluses dans la 5D. D'où nous sommes placés, nous voyons tous ces niveaux et bien davantage. D'où vous êtes placés, vous ne voyez que les niveaux dans lesquels vous êtes « inscrits ». Lorsque vous serez pleinement ancrés dans la 4D, vous continuerez évidemment de voir ceux qui se trouvent dans la 3D et d'interagir avec eux. Ceux qui sont dans la 3D, toutefois, ne peuvent voir au-delà de leur propre gamme de fréquences, et ils demeureront inconscients de la 4D jusqu'à ce que leurs sens élargissent leur registre.

Plus vous accorderez votre énergie avec les plans supérieurs, plus vous vous en rapprocherez physiquement. Lorsque vous travaillerez avec nous en séance de guérison, apportez-nous ce concept ainsi que tous ceux que vous avez de la difficulté à saisir. Une parfaite compréhension est essentielle à la guérison et à la fusion de toutes les couches de votre corps énergétique. *Veuillez vous considérer comme un Être énergétique éternel avec un noyau physique temporaire !* Votre compréhension de la métaphysique progressera alors rapidement.

Lorsque vous connaîtrez la fonction et l'équilibre de chacun de vos aspects, vous passerez facilement à une nouvelle réalité supérieure. Lorsque votre corps mental comprendra sa place et son rôle, de nouveaux talents seront à votre portée. Lorsque vous saurez combiner le corps émotionnel, avec les sentiments qui l'alimentent, au corps spirituel, avec sa foi pure, vous serez assez puissants pour guérir, pour vous manifester instantanément et pour devenir consciemment inter-dimensionnels.

Alors, quel est le rôle véritable du corps mental ? Il crée une forme-pensée pour la prière (couche spirituelle) qui est alimentée par des sentiments (couche émotionnelle). La couche mentale doit ensuite s'écarter ! Vous êtes tellement habitués à tout diriger par la logique que vous ignorez le pouvoir de la foi combinée au sentiment. Vous n'avez aucune idée de votre véritable puissance ! Nous demandons à ceux d'entre vous qui doutent et qui insistent pour avoir une preuve physique de tout : comment expliquez-vous alors votre foi ? Si vous dites : « Oh ! c'est différent », nous serons gentiment en désaccord. C'est la même chose. C'est l'autre face de la même médaille. C'est la science et la spiritualité, la physique et la métaphysique. La réponse se trouve dans l'apprentissage des deux, puis dans celui de leur fusion. Il faudra l'acceptation mutuelle et l'intégration de la science et de la spiritualité pour trouver la vérité vraie et la preuve réelle de l'existence de Dieu. Cette preuve se trouve dans vos cellules mêmes, dans votre structure d'hologrammes énergétiques vivants, encore à découvrir et à déchiffrer. Lorsque vous commencerez à fusionner physiquement tout ce que vous aurez appris avec Tout ce qui Est, vous nous trouverez prêts à vous aider à compléter votre assimilation des nouvelles énergies qui mènent à un plan supérieur d'existence sur la Terre. Gardez à l'esprit que le Ciel n'est pas un lieu physique, mais plutôt un état de conscience. Votre progrès spirituel vous conduira à une nouvelle vie dans la 5D, où vous créerez, en fait, le Ciel sur la Terre.

Nous sommes vos guides affectueux et nous attendons impatiemment nos retrouvailles avec vous dans la Véritable Réalité de l'Esprit !

Poème pour la fraternité de lumière

Je demande aux Frères de travailler avec moi.
Je demande la santé et la clarté.
Je veux que ma lumière brille intensément
Toute la journée et toute la nuit.
Je demande à l'Esprit de marcher avec moi,
À partir de Maintenant et pour l'Éternité.

Sara
16/11/01

Chapitre 5

Quoi nous demander au cours des séances de guérison

D ans ce chapitre, nous expliquerons plus en détails en quoi consiste une séance de guérison avec la Fraternité et préciserons ce qu'il faut demander. Sachez que, même si vous aviez grandement besoin d'une purification énergétique, nous ne pourrions vous aider sans que vous nous en fassiez la demande. Nous entrons ici dans le domaine de la permission, défini par la zone du libre arbitre.

La règle prédominante de votre vie, que l'Esprit a toujours soutenue, est la non-interférence. Vous êtes entièrement responsables de votre vie, et c'est ce que nous avons tenté de vous expliquer. Que vous le sachiez ou non, vous créez constamment votre réalité en avançant dans le temps (une autre chose qui changera bientôt !). Votre réalité présente reflète ce que vous avez créé dans le passé. Ce que vous créez actuellement deviendra votre réalité future.

Ne vaut-il pas mieux être responsable consciemment ? Savoir que vous l'êtes ? Savoir que vous êtes déjà un maître navigateur ? Nous ne faisons que vous expliquer les règles du cheminement qui existent dans les fréquences de réalité où vous avez l'intention d'entrer. *Alors, nous ne pouvons que faire ce que vous nous demandez.* Il y a également une limite à cela, que nous devons respecter : *nous avons l'obligation de ne jamais faire de tort, uniquement de guérir.* Si, au cours d'une séance de guérison, vous nous demandez quelque chose qui, croyons-nous, vous nuira, à quelque niveau que ce soit, nous ne le ferons pas. Nous attendrons avec vous, travaillerons à autre chose, et vous garderons dans l'énergie de la 5D jusqu'à la fin de la séance.

Nous vous demandons de suivre la liste de nos questions dans l'ordre où elles sont présentées, car elles correspondent à des étapes de guérison comparables à des marches d'escalier ; la façon la plus gracieuse de monter ces marches, c'est d'en gravir une seule à la fois. Nous vous recommandons également de ne demander qu'une ou deux choses au début. Il faut parfois beaucoup du temps pour traverser tous les blocages accumulés que la plupart des gens portent en eux, provenant de cette vie et aussi des vies antérieures.

Tout mal s'offre à la guérison. C'est que celle-ci doit être vraiment totale. Obtenir la purification et l'équilibration de toutes les couches énergétiques de l'être, c'est cela, « atteindre la complétude ». Quelles que soient la purification et l'équilibration que vous demandez, assurez-vous d'inclure l'expression « sur tous les plans ».

Demandez également que les changements se produisent doucement, au moment où Dieu le jugera opportun. Rappelez-vous de porter des vêtements amples, ou, du moins, de desserrer cravate, ceinture, soutien-gorge et chaussures, si possible. *Parlez-nous à voix haute* au cours de la séance, en commençant par la prière de guérison (voir la fin de ce chapitre et le chapitre 1), qui nous donne la permission de relier la 4D à la 5D. Dites-nous de combien de temps vous disposez et ce sur quoi vous aimeriez vous focaliser. Lorsque vous serez étendu sur le dos, les mains le long du corps et les pieds séparés, *la mâchoire desserrée*, avec des coussins sous la tête et les genoux, veuillez continuer à verbaliser ce que vous ressentez à mesure que la séance se déroule. (Si vous ne pouvez vous étendre sur le dos, recroquevillez-vous sur votre côté dominant, avec trois coussins, un sous la tête, un autre dans vos bras et le troisième entre vos genoux.)

Dites : « Dégagement par le bras gauche. » Quelques instants plus tard, vous sentirez les méridiens s'ouvrir et vous direz : « Dégagement par la jambe gauche. » Tout ce qui vous passe par l'esprit ou toute sensation de mouvement dans votre corps, exprimez-le à haute voix. Si jamais il arrivait que le processus vous soit désagréable, dites-nous simplement : « S'il vous plaît, plus doucement, c'est douloureux ici. » Ou si vous ressentez un blocage, dites : « Coincé au-dessus du genou gauche ; s'il vous plaît, faites descendre et sortir. »

Demeurez détendu, respirez profondément et laissez les sensations du Cercle de Grâce vous révéler ce qu'accomplit votre corps. C'est un éveil merveilleux à une réalité intérieure dont vous n'aviez tout simplement pas conscience. Lorsque vous deviendrez habile à effectuer cet exercice, votre corps commencera automatiquement à se libérer chaque fois que vous vous assoirez ou vous étendrez pour vous reposer, faire une sieste, lire ou regarder la télévision. Lorsque vous sentirez commencer le Cercle de Grâce, remerciez votre corps pour cette purification et continuez à faire ce que vous faisiez, tout en demeurant conscient du processus d'autoguérison qui se déroule en vous.

Ce que veulent dire « purifier et équilibrer » en guérison

Remarquez que chaque demande, dans la liste des questions, est formulée de façon à exiger précisément que chaque région soit libérée, puis équilibrée. Libérée de quoi ? Équilibrée par rapport à quoi ? La première réponse est simple : libérée de la douleur, du stress et des blocages qui causent un excès de tension interne. Quant à la seconde, cependant, nous pourrions écrire tout un livre, chers lecteurs, pour y répondre. Pour être brefs, nous vous résumerons l'une des grandes lois universelles, celle de l'Équilibre.

Toutes les formes de vie vibrent en équilibre, pour s'insérer dans leur niche environnementale. Lorsqu'une forme de vie n'est plus équilibrée avec son environnement, elle se trouve en état de vulnérabilité. Pourquoi insistons-nous sur l'équilibre au sein de l'environnement ? Parce que ce sont les exigences de l'environnement qui dictent la fréquence vibratoire qui convient à l'existence de telle ou telle forme de vie. Nous entendons par là que vous êtes composés d'éléments terrestres. Comme la Terre est en train de passer à une nouvelle configuration énergétique, vous devez changer aussi, puisque vous êtes incarnés. Votre environnement dicte un changement de forme vibratoire et votre corps est en train de s'ajuster du mieux qu'il peut. Votre conscience de ce processus énergétique peut grandement l'accélérer et même élever votre objectif métaphysique.

La repolarisation de votre champ énergétique

Vous devez bien comprendre ceci : pour que la vie existe, la Loi universelle de l'Équilibre exige que l'énergie s'éloigne d'un point central et y revienne. L'« étincelle de vie » requiert mouvement et repos, passage à l'équilibre, écart de l'équilibre, puis retour. Pour vous qui êtes dans un corps, chaque action est double, comme le mouvement et le repos, l'inspiration et l'expiration. La naissance et la mort. Le jour et la nuit. L'éveil, le sommeil. La conscience, l'inconscience. La dépolarisation, la repolarisation. Voyez-vous le flux et le reflux de toutes choses ? On peut dire qu'il y a un mouvement de flux et de reflux intégré à toute la création de Dieu.

Dans votre état de Créateur éveillé, vous consacrez la journée à diverses activités. Chacun de vos actes provoque une dépolarisation de votre énergie : vous dépensez de l'énergie pour créer. Puis vous devez vous reposer et refaire votre énergie pour le lendemain. Dans le sommeil, votre corps se repolarise naturellement.

Chaque système, chaque organe, chaque cellule est repolarisée, par simple magnétisme.

Alors, en commençant une séance de guérison, demandez-nous de repolariser votre corps sur tous les plans. Faites-en une demande habituelle, et tout le travail se déroulera mieux. Vous aurez également plus d'énergie à votre disposition après la séance si vous vous adonnez d'abord à la repolarisation. Rappelez-vous que nous ne pouvons que répondre à votre demande, rien de plus. Dans ce chapitre, nous vous offrons pour la première fois un résumé de la préparation nécessaire pour atteindre votre but, pour devenir qui vous voulez être. Un plan pour votre Retour, en quelque sorte. Le bonheur vient de l'intérieur de votre être et non de l'extérieur. En guérissant, vous retirez les lésions de basse fréquence pour faire place aux émotions de fréquence supérieure.

C'est pourquoi nous disons : *trouvez Dieu en vous.*

Trouvez votre joie dans le voyage lui-même, chers lecteurs, et laissez-nous vous conduire doucement à destination.

La purification et l'équilibration des méridiens et des chakras

Nous vous conseillons de commencer par demander, pour ce travail : « S'il vous plaît, purifiez et équilibrez mes méridiens énergétiques, puis purifiez et équilibrez mes centres énergétiques (chakras). » C'est une première étape cruciale, en deux parties : d'abord les méridiens, puis les chakras. Pourquoi ? Parce que ces voies et carrefours sont tous reliés. Il faut commencer par libérer vos voies d'énergie universelle, pour ensuite atteindre les organes internes de votre système aurique, les chakras, afin de les libérer également.

Comme les deux opérations s'enchaînent, vos chakras commenceront activement à se libérer dès que les méridiens pourront supporter la charge supplémentaire. Nous disons donc qu'il s'agit d'une première étape en deux parties, dans le processus de purification et d'équilibration de tout votre système énergétique. C'est également pourquoi, comme vous le verrez bientôt, ces lésions auriques et physiques sont inextricablement liées, tout comme leur guérison.

La guérison doit donc se produire sur tous les plans. Avant même d'atteindre le niveau de la maladie physique, la lésion aurique peut affecter votre vie entière. Vous avez peut-être un grand besoin d'enracinement, par exemple, mais vous vous trouvez incapable de le réaliser. Malgré tous vos efforts, rien ne semble fonctionner. Pourquoi ?

Vous ne pouvez pas vous enraciner si vos trois premiers chakras sont énergétiquement encrassés et bloqués. Ils doivent d'abord être libérés et en bon état de fonctionnement pour que vous puissiez vous ancrer avec des « câbles d'enracinement » à partir des trois premiers chakras et des chakras de la plante des deux pieds. Oui, cinq câbles vous enracineront bien et serviront à vous faire avancer, car le nombre cinq est celui du changement, du mouvement vers l'avant (1) sur une double assise (4). Voyez-vous glisser doucement vers l'avant et vous acquerrez un véritable élan.

Lorsque nous commencerons à libérer les chakras, vous nous sentirez peut-être travailler avec la chaleur physique au chakra racine, en remontant ensuite le corps pour libérer chaque centre d'énergie, par ordre ascendant. Mais rappelez-vous qu'il faudra peut-être des semaines ou des mois pour effectuer une purification totale. Tout dépend de la quantité de « bagage » que vous avez refoulé au cours des années au lieu de le traiter, et de la quantité de lésions physiques que vous avez subies. Cela dépend également de la fréquence à laquelle vous utilisez le Cercle de Grâce et de votre niveau de concentration pendant l'exercice. Vos meilleurs outils : votre intention de vous guérir, votre volonté de tout pardonner, et votre désir d'abandonner le bagage inutile. Plus vous vous adonnerez à ce travail, plus rapide sera votre progrès.

Rappelez-vous que nous existons dans le Présent et que nous sommes à votre disposition pour travailler avec vous aussi souvent que vous le désirez. Méditer passivement après nous avoir appelés au moyen de la prière de guérison ne sera pas aussi fructueux que de vous engager activement dans le Cercle de Grâce, que ce soit au moyen d'une simple intention, par la concentration mentale ou par la visualisation d'un nuage doré (expliquée au chapitre 1). Votre concentration sur le travail et sur votre respiration augmente largement l'efficacité de ce que nous accomplissons ensemble. Ce niveau de concentration de la conscience est également votre validation de l'Esprit intérieur, car vous ne pouvez douter de ce que vous ressentez clairement !

Voici une importante pensée à assimiler : sur le plan physique, le processus d'ascension commence par la purification et l'équilibration des trois premiers chakras, par lesquels l'humanité a vécu pendant des milliers d'années. Vous abandonnez votre existence d'« en bas de la ceinture », fondée sur les chakras racine (survie), deuxième (famille) et troisième (social). Le défi de l'ascension, c'est l'ouverture consciente des quatre chakras situés au-dessus de la ceinture (cœur, gorge, troisième œil et couronne) et leur intégration aux trois premiers afin de créer un nouvel « Être fusionné » qui utilise tous ses sens et qui est centré dans le cœur. *Vous êtes en ascension vers la plénitude de votre potentiel énergétique.* Bien sûr, il existe plusieurs autres chakras encore à découvrir et à intégrer (surtout le nouveau, celui du Cœur spirituel, dont il sera question dans la prochaine sous-section), mais vous travaillez en priorité sur les sept chakras physiques.

Alors, demandez-nous de libérer et d'équilibrer les trois premiers chakras. Demandez-nous ensuite de purifier et d'équilibrer les quatre autres, puis de les intégrer aux trois premiers, afin que tous les sept travaillent en harmonie synchrone. Pour bien des gens, cette partie du processus peut durer des mois.

Il se peut que vous pleuriez pendant les premières séances, jusqu'à ce que toutes vos larmes refoulées aient été traitées et libérées. Vous sentirez aussi peut-être l'expansion graduelle du Cercle de Grâce, à mesure que le dégagement fera effet et que la nouvelle énergie pourra finalement entrer dans votre corps et circuler comme il se doit. Une fois les chakras individuellement libérés et équilibrés, nous les réalignerons par paires, puis nous harmoniserons tout l'organisme afin d'établir un meilleur fonctionnement.

Si vous avez une maladie, une blessure ou un traumatisme physique, nous ferons circuler le flux d'énergie selon le mode du blocage inversé, en dégageant la lésion directement jusqu'à la sortie la plus proche, main ou pied. Lorsqu'elle aura été expulsée, vous sentirez le Cercle reprendre à partir de la tête et des deux côtés (modes de blocage intégral et de blocage alterné), alors que le système nerveux se libérera et retrouvera sa tension. Vous passerez enfin au mode normal, avec un influx de nouvelle énergie montant du côté dominant, faisant le tour de la tête et descendant pour sortir par le côté non dominant. En impliquant dans la séance toute votre conscience, toute votre attention et toute votre intention, vous accélérerez le processus et apprendrez à contrôler la guérison de votre corps !

Il est important de mentionner un autre aspect de la purification et de l'équilibration des chakras : ils sont appariés, c'est-à-dire assortis par paire. Ils sont couplés, en quelque sorte, fonctionnant ensemble et tombant malades ensemble. Précisons que les paires de chakras que nous décrirons ici sont responsables du bien-être et de la santé du corps physique. Les chakras peuvent êtres appariés différemment dans certaines autres sources d'informations holistiques, mais cela dépasse la portée du présent ouvrage. En effet, ces mêmes chakras exercent conjointement des fonctions d'équilibration et d'harmonisation à plusieurs autres niveaux, qu'il s'agisse du code génétique, de l'enregistrement du karma ou des connexions spirituelles. Nous nous concentrons toutefois ici sur la guérison du noyau physique et cela est déterminé par les paires qui suivent. Par exemple, les médecins ont remarqué que les patients atteints d'un certain type de tumeur cérébrale ont souvent des tumeurs rectales ; ils ne savent pas pourquoi, mais ils savent qu'il faut les détecter. Nous vous disons que c'est parce que les premier et septième centres énergétiques sont appariés : la racine et la couronne. Lorsque l'un se déséquilibre, l'autre fonctionne deux fois plus pour compenser. Si l'équilibre n'est pas atteint, les deux zones finissent par succomber à la maladie.

Les deuxième et cinquième chakras sont également appariés : l'abdomen et la gorge. Finalement, le troisième et le quatrième – le plexus solaire et le cœur – travaillent ensemble. Le sixième, votre troisième œil, fonctionne en conjonction avec les six autres. Ce centre énergétique est le haut lieu de votre intuition et de votre vision psychique. Il vous offre une guidance supérieure parce qu'il est couplé au huitième chakra, qui constitue votre connexion à votre Être supérieur. Nous élaborerons sur ce sujet au chapitre onze, « Informations à l'usage des praticiens ».

Ainsi, si vous avez des problèmes abdominaux, ce qui indique un blocage énergétique au deuxième chakra, préparez-vous à consacrer une partie de chaque séance avec nous à travailler votre gorge ! Pour que chaque chakra guérisse, son pendant doit aussi être libéré et équilibré. Lorsque vous aurez ajouté cette « double cible » à votre travail de guérison énergétique, chers artisans de la lumière, vous constaterez des résultats remarquables. Guérissez les paires !

S'il vous plaît, ne vous sentez pas dépassés par les niveaux les plus complexes du Cercle de Grâce. Focalisez-vous d'abord sur les étapes simples que nous vous présentons, et laissez votre compréhension s'accroître au même rythme que votre connaissance et vos expériences. Sachez que nous guiderons doucement chacun d'entre vous dans sa transition, au moment choisi par le Divin.

Rappelez-vous que, lorsque vos méridiens et chakras sont libérés et équilibrés, vous pouvez porter une maladie sans vous sentir malade. Autrement dit, vous pouvez avoir encore les symptômes de cette maladie et mener quand même une vie normale ; la guérison progressant, ils perdront leur emprise et disparaîtront. Demandez à quiconque a vaincu une maladie mortelle comment il a fait et il vous dira : « Je n'ai pas accepté ni cru que j'allais mourir seulement parce quelqu'un me l'avait dit. » Est-ce là la puissance de l'esprit sur la matière ? Oui, en effet. Ayez l'esprit le plus ouvert possible et vous verrez que vous avez le contrôle total sur la matière !

Si le flux énergique du Cercle de Grâce est fort et circule librement, que pouvez-vous demander de plus ?

Libérer et équilibrer le chakra du cœur

Voici un avertissement important : *si vous ressentez des symptômes de problèmes cardiaques, comme l'étourdissement, le manque de souffle, la nausée, les crampes ou la douleur à la poitrine et au bras gauche, consultez un médecin. Ce sont des signes de maladie cardiaque se manifestant sur le plan physique.* Rappelez-vous que le Cercle de Grâce n'interfère avec aucun traitement ou régime médical ; si vous avez une lésion cardiaque physique, vous devrez recourir à l'aide d'un médecin. Vous pourrez continuer à faire le travail de dégagement avec nous pendant que vos symptômes physiques seront sous traitement médical.

Si le médecin ne trouve aucun problème, c'est bon signe : cela veut dire que le blocage aurique n'a pas encore envahi votre noyau physique. Mais la tension ou la douleur que vous ressentez révèle la présence d'un véritable blocage physique, à un autre niveau de votre être, le niveau énergétique. Les symptômes de blocage cardiaque éthérique sont assez différents et se manifestent souvent au-delà de la région du cœur physique. Lorsque le chakra du cœur devient surchargé, l'aura étend le blocage du cœur dans toute la poitrine afin d'équilibrer la tension dans le corps. Il enveloppe le torse et se manifeste sous la forme d'une pointe acérée sous le bras droit ou gauche, ou les deux, à une quinzaine de centimètres plus bas que l'aisselle. Vous pouvez aussi avoir l'impression que quelqu'un derrière vous enfonce son pouce dans votre omoplate droite ou gauche, ou les deux. L'une ou l'autre de ces sensations précises peut également commencer d'un côté avant de se manifester des deux côtés.

La tension et le blocage cardiaques peuvent traverser le thorax et se manifester à l'arrière, car chaque expression frontale d'un chakra a son pendant à l'arrière. Actuellement, l'ensemble de l'humanité libère le cœur et vous le reflétez tous. Chaque humain de la planète est en train de libérer le cœur. (Ce fut révélé au cours d'un channeling en décembre 2001.) Et le Cercle de Grâce peut vous aider à faire le dégagement. Lorsque ce blocage sera éliminé, vous n'aurez plus à tomber malade. Nous vous demandons de mettre de côté la peur des maladies héréditaires. Si vous libérez le cœur de son blocage avant de tomber malade, vous ne devez plus craindre de mourir jeune même si c'est une caractéristique familiale. *Veuillez noter que ce sont vos états mentaux et émotionnels qui créent et contrôlent la maladie, et non votre corps.*

Vous nous suivez ?

Pour que le corps devienne le nouveau pivot du système énergétique humain et la nouvelle assise des « trois du haut et trois du bas », la puissance et la portée du cœur humain doivent s'étendre. Le cœur évolue aussi en ce moment sous un autre aspect : l'avènement d'un nouveau chakra au sommet du sternum ; à une quinzaine de centimètres plus bas que la gorge : le cœur spirituel, également appelé chakra christique ou cœur supérieur. Alors que s'enracine cette amélioration énergétique, le cœur physique doit être libéré et équilibré, puis apparié et accordé au cœur spirituel. Voyez-vous, chers lecteurs, pourquoi cette étape est si importante ? C'est également l'une des plus grandes zones de chakras à libérer, et elle peut exiger plusieurs semaines de vidage et d'harmonisation.

Nous voulons dire par là que vous devez travailler avec nous chaque jour ou tous les deux jours lorsque vous libérez le cœur. S'il se passe plus de temps que cela entre les séances, vous sentirez peut-être que votre chakra du cœur essaie de se libérer lui-même. Cela provoquera des crampes à la poitrine et une douleur le long du bras gauche, des poches de tension encombrant la voie du dégagement. C'est à ce stade que nous disons : ne craignez pas une crise cardiaque. Sachez tout simplement qu'il faut effectuer fidèlement cette étape. Travaillez avec nous aussi souvent que vous le pouvez, jusqu'à ce que votre chakra du cœur physique soit libéré.

Vous saurez que vous avez progressé lorsque vous vous sentirez le cœur plus léger et qu'y régnera la joie plutôt que la tristesse. *L'amour et la peur ne peuvent coexister dans le même espace car leurs fréquences vibratoires sont différentes et le corps ne peut les entretenir simultanément.* Vous devez, à tous les niveaux, dégager la peur et la remplacer par l'amour. Cela veut dire que vous vous libérerez. Libéré ainsi de toutes les zones de maladie de basse fréquence, votre Être total vibrera à une fréquence plus élevée. C'est ce que signifie la guérison, sur le plan cellulaire. C'est ce que signifie l'ascension, chers enfants : retrouver la vibration de Dieu.

Comme toujours, plusieurs niveaux de signification, plusieurs niveaux d'intention, et du travail à effectuer à plusieurs niveaux. La purification du cœur peut être grandement facilitée par un guérisseur énergétique ; veuillez ne pas oublier que vous, artisans de la lumière, devez travailler les uns sur les autres. Vous êtes en formation, et vous vous purifiez en premier afin de pouvoir aider ensuite les autres lorsque la pleine énergie du Présent deviendra votre nouvelle réalité. Alors, travaillez avec nous et travaillez les uns sur les autres. Lorsque vous aurez fini de libérer votre cœur physique, demandez que votre chakra du cœur spirituel soit pleinement établi, libéré et équilibré avec votre chakra du cœur physique.

Ce nouveau centre d'énergie est arrivé pour toute l'humanité avec le millénaire, bien que plusieurs d'entre vous, d'un niveau vibratoire plus élevé, l'aient reçu plus tôt. Pour la plupart cependant, il est apparu dans la période des événements du 11 septembre 2001. Ce nouveau chakra élargira votre centre du cœur de façon à ce qu'il circule dans toute la poitrine et devienne le pivot du nouveau système énergétique de votre corps de lumière. Comprenez bien que vous devez maintenant équilibrer les trois chakras situés sous le cœur avec les trois situés au-dessus, avec le cœur au milieu de votre forme énergétique ascensionnée, afin de laisser entrer votre corps de lumière. Nous répétons sans cesse, dans cet ouvrage : « Dirigez tout avec le cœur, faites tout passer par votre cœur, focalisez-vous sur ce que votre cœur vous dit. » *Ce sont là les aspects fondamentaux du travail effectué à partir du cœur sur le plan de la 5D.*

La vieille énergie de la 3D que vous laissez derrière vous est fondée sur la peur. Jusqu'ici, toute votre société s'exprimait par les trois chakras inférieurs : la survie (l'argent), la famille (le sexe) et la société (le pouvoir). Oui, ce sont surtout l'argent, le sexe et le pouvoir qui motivent votre vie politique, vos grandes entreprises, vos médias d'information et votre publicité. Vous êtes-vous déjà donné la peine de vous demander pourquoi tout cela est si négatif ? C'est parce qu'aucun des « chakras de base » n'a jamais été centré sur le cœur ou influencé par lui. En passant à des énergies plus élevées, vous devez comprendre que nous travaillons dans une énergie fondée sur l'amour, qui reconnaît et répond à Tout ce qui Est.

Toute notre action est fondée sur le cœur et, nous l'espérons, accomplie avec amour.

Voyez-vous la différence ? Comprenez-vous ce que vous cherchez ? Demandez à devenir centrés sur le cœur. En cours de route, de nombreuses questions, personnes et situations apparaîtront dans votre conscience. Il est normal de pleurer au cours des séances de libération du cœur, car les larmes guérissent et elles facilitent le dégagement. Ne vous concentrez pas sur les détails, mais seulement sur le dégagement de la douleur accumulée dans le cœur.

En dégageant les blocages du cœur, vous vous trouverez à passer en revue votre vie, revoyant chronologiquement les problèmes qui doivent être résolus. Sachez que l'Esprit ne juge jamais et que nous n'appliquons jamais d'étiquettes – du genre « bien », « mal », « bon » ou « mauvais » – aux choses qu'il faut dégager. Nous ne faisons jamais intrusion dans votre espace personnel, mental ou physique. Nous ne sommes que des chirurgiens spirituels vous aidant à supprimer les lésions éthériques de votre organisme. Nous soulignons ici que notre travail porte sur tous les aspects de votre moitié physique et de votre moitié éthérique. Ce concept est nouveau pour vous, puisque vous avez toujours considéré que votre corps constituait tout votre être.

Comprenez-vous que vous devez aussi guérir ce que vous ne pouvez encore voir ?

L'éveil du cerveau droit et son alignement sur le cerveau gauche

L'étape suivante de l'assimilation totale a un objectif multiple. D'abord, demandez l'éveil, la purification et l'équilibration de votre cerveau droit. Demandez-nous ensuite de purifier et d'équilibrer votre cerveau gauche. Enfin, demandez-nous de les réaligner afin qu'ils fonctionnent ensemble. Vous voyez que chaque étape est assortie d'un nouveau but. Chacune en comporte en fait plusieurs.

Il faut d'abord éveiller le cerveau droit. Nous entendons par là un réveil à la conscience active ; votre cerveau droit, qui relie et dirige votre soi éthérique ou aurique, a toujours été là, accomplissant consciencieusement ses fonctions. Maintenant, nous vous demandons de réintégrer votre conscience avec les fonctions du cerveau droit afin de devenir véritablement interdimensionnels. Pourquoi les aspects de vous qui ne sont pas perceptibles par la vue dans la 3D sont-ils invisibles ? Parce qu'ils existent dans des dimensions supérieures que vous ne pouvez voir, sentir ni atteindre avec votre ancienne conscience tridimensionnelle. Voyez-vous bien que le processus d'ascension constitue une « montée » de toute votre existence vers un plan de conscience supérieur ?

L'éveil du cerveau droit est un phénomène très agréable et réconfortant. Vous aurez l'impression que nous sommes en train de peigner doucement le côté droit de votre tête, du milieu vers l'extérieur et vers le bas, en direction de l'oreille. Chaque séance permettra d'approfondir le peignage, qui se produit dans la 5D. Rappelez-vous que l'essence du corps humain est de nature holographique. Nous entendons par là que tout travail effectué sur le plan éthérique implique toujours le niveau physique, car l'aura et son noyau physique sont énergétiquement entrelacés. Lorsque vous sentirez que le processus d'éveil s'est approfondi au-delà de l'oreille, c'est qu'il sera terminé. Nous libérerons et rééquilibrerons alors votre cerveau gauche, en le peignant doucement du milieu vers le bas, jusqu'à l'oreille gauche. Finalement, demandez-nous de réaligner le cerveau droit sur le cerveau gauche, afin qu'ils puissent travailler ensemble en tant que moitiés interdépendantes d'un tout. Cette étape vous ramène à l'état original, le cerveau gauche rejoignant et dirigeant la moitié physique, et le cerveau droit rejoignant et dirigeant la moitié aurique. Vous trouverez qu'il vous vient beaucoup de nouvelles informations de votre être éthérique, ou de votre radar aurique. Votre intuition s'étendra, de même que votre perception des gens, des choses, des lieux et des événements. Un sentiment de paix intense accompagne l'étape de la guérison. Lorsque vous commencerez à vous relier à nouveau à votre aura, vous vous relierez consciemment à la 5D, à la perception supérieure, à l'esprit supérieur, et à nous, vos guides remplis d'amour.

Nous ne faisons qu'Un.

Relier physiquement le corps à l'aura

Maintenant que vous avez réveillé le cerveau droit et l'avez réaligné sur le gauche, il est temps de faire de même sur le plan physique. Demandez à votre équipe de Frères guérisseurs de reconnecter consciemment votre corps à votre aura. À ce stade, vous vous trouvez à guérir en profondeur cette faille majeure entre l'énergie de l'Esprit et la matière de la Terre. Vous sentirez une fois de plus une légère traction, du milieu de votre tête vers le bas, puis en direction de votre épaule droite. À mi-chemin, pour équilibrer le travail, nous passerons du milieu au côté gauche de la tête, vers l'épaule gauche.

Ce processus peut durer des jours ou même des semaines. Plus vous vous focaliserez sur ce que vous ressentez, plus le travail avancera rapidement. Si vous perdez votre focalisation mentale (pendant les séances où vous êtes éveillé), le travail peut ralentir. Le Cercle de Grâce continuera, mais le dégagement ne s'effectuera pas aussi rapidement. C'est pourquoi nous vous disons : *exprimez à voix haute* toutes vos sensations et vos émotions. Rappelez-vous d'*ouvrir la mâchoire*, de détendre vos muscles et de *vous concentrer sur la respiration profonde*. Cela vous aidera à vous laisser guider dans le processus. Puisque nous travaillons sur tous les plans, nous vous enseignerons à faire de même.

Cherchez toujours l'équilibre, quoi qu'il se produise autour de vous. À ce stade, vous aurez la capacité de mieux affronter la vie du point de vue spirituel et vous saurez instinctivement ce que vous avez besoin de faire à tout moment. Comme c'est un processus de croissance, vous ne sentirez peut-être pas de changement majeur de jour en jour, mais, à un certain moment, vous vous souviendrez de ce que vous étiez avant notre rencontre et vous vous apercevrez à quel point votre prise sur la réalité s'est élargie. Avec cette croissance et cette expansion spirituelles vient une expansion du soi, un rapprochement de la fusion avec Dieu, et le sentiment de devenir de plus en plus ce que vous cherchez : la Complétude dans l'Unité.

S'épanouir en développant les sens de la 5D

Ensuite, demandez-nous de vous aider à atteindre une pleine perception sensorielle, ce que vous appelez couramment la perception extrasensorielle. Cela vous mènera à l'épanouissement de la réalité de la 4-5D. Dites-nous à voix haute que vous voudriez que tous vos sens, à tous les niveaux, soient ouverts et équilibrés comme ils l'étaient à l'origine, dans votre corps adamique, celui d'Adam Kadmon. C'est votre droit le plus naturel. Qu'est-ce qu'un droit naturel ? C'est un droit que vous possédez de naissance. Vous êtes nés pour être des Êtres énergétiques, pleinement sensoriels, multidimensionnels, liés au Ciel Père comme à la Terre Mère.

Lorsque vos sens commenceront à fonctionner sur un plus haut niveau, vous serez à même de voir et de contrer toute énergie négative qui surviendra autour de vous. Vous comprendrez mieux et autrement pourquoi les gens se comportent comme ils le font, parce que vous verrez quel « bagage » ils portent, attaché magnétiquement à leur aura comme une poche de matière dense et obscure.

Nous vous rappelons ici que *vos seules limites sont celles que vous vous imposez.* Si vous croyez profondément que rien de cela n'est possible, ce ne le sera pas… pour vous. Alors, nous vous disons : utilisez votre libre arbitre à votre avantage ; retournez la proposition et dites : « Dieu, je suis prêt à croire que tout est possible. » Lorsque vous croirez que tout est possible, qu'il n'y a aucune limite à votre pouvoir, vous aurez ouvert la porte à votre propre futur potentiel.

Vous nous suivez toujours ?

Nous l'espérons !

Lorsque vous aurez atteint ce niveau de guérison, vous voudrez peut-être raffiner vos demandes, selon les besoins de votre mode de vie ou de vos pratiques holistiques. Si vous êtes un guérisseur énergétique, par exemple, vous voudrez peut-être demander à « voir » les énergies à l'œuvre devant vous. (Rappelez-vous de nous demander un « commutateur », afin de pouvoir vous brancher à volonté sur la vision propre à la 5D ; vous pourrez ainsi voir ce que vous voudrez quand vous le voudrez.) Si vous êtes un guérisseur œuvrant sur le plan émotionnel ou mental, vous pouvez demander une compréhension plus claire des problèmes auxquels travaillent les gens, afin de les aider à les identifier et à les résoudre. Si vous êtes un guérisseur spirituel, vous pouvez tout simplement répandre une conscience et un « état d'Être » plus élevés partout où vous allez. Il y a autant de façons de guérir qu'il y a d'individus, mais vous partagez tous les mêmes éléments de stress, d'activité, de repos, de passion, de foi, etc. La guérison doit s'accomplir sur tous les plans, du niveau cellulaire le plus profond aux niveaux galactiques les plus éloignés. Nous vous conseillons de commencer par votre propre jardin : travaillez sur votre « microcosme du macrocosme » et sachez que tout le reste suivra.

Lorsque vous aurez maîtrisé ce miracle interne de l'autodégagement, vous aurez la maîtrise complète de votre santé, de votre vie et de votre avenir. Pourquoi ? Parce que, quoi qu'il arrive autour de vous, vous fonctionnerez à partir d'un plan de réalité plus élevé. En vérité, vous deviendrez un Soi supérieur en chair et en os, et ce sera une véritable renaissance de votre conscience de Dieu.

Revêtir votre corps de lumière

Votre prochaine requête sera l'ajustement de votre corps de lumière, ce qui implique l'assimilation de votre être éthérique et de votre être physique par votre Être total. Nous sommes très honorés de vous aider à revêtir votre corps de lumière. Tout comme le corps physique a des os qui forment sa structure, votre aura possède une grille de méridiens qui forment une « cage » énergétique ovale où logent à la fois son noyau physique et ses organes internes. Votre corps de lumière renforce votre être éthérique en le réunissant à votre noyau physique. Cette fusion finale permet au Soi supérieur de descendre pour s'unir à vous. Nous pourrions écrire tout un livre pour expliquer comment se produit cette transmutation, mais cela ne servirait pas le but que nous poursuivons ici. Nous vous demandons toutefois de nous faire confiance : cela sera fait au moment le plus approprié pour vous.

L'ajustement du corps de lumière a lieu pendant votre sommeil, bien que certains d'entre vous puissent demeurer à demi conscients et se rendre compte du processus. Nous voudrions insister ici sur le fait qu'il importe peu que vous soyez conscients ou non ; cette étape du cheminement doit être précédée par une progression de la guérison et de l'intégration. C'est sur la voie même, chers enfants, que nous aimerions que vous vous concentriez, et non sur les détails de chaque étape à franchir. Suivez donc cette liste, puis modifiez-la comme bon vous semblera. Apportez-nous vos douleurs et vos souffrances, vos questions et vos concepts à assimiler. Tout cela s'écoulera ensemble lorsque vous commencerez à guérir, car votre guérison consiste aussi à vous débarrasser des vieux concepts, des vieilles mentalités, afin de recevoir la nouvelle information et les nouvelles énergies qui surviennent.

Il ne reste pas suffisamment de temps pour analyser en détail tout ce dont vous guérirez. C'est de la vieille énergie. Vous êtes en train d'acquérir un nouvel élan et vous avancez maintenant à un bon rythme. Votre corps de lumière est vraiment la guérison et la réintégration de toutes vos couches énergétiques. Lorsque le processus sera achevé, vous circulerez assez rapidement, grâce à l'assimilation du corps de lumière. Avec notre aide et guidés par votre Soi supérieur, vous n'avez rien à craindre.

Vous vous demandez peut-être comment vous vous sentirez lorsque vous aurez pleinement assimilé tous les aspects de votre Être véritable. Vous vous sentirez plus forts, plus paisibles, plus centrés, plus patients, plus bienveillants, plus joyeux, plus affectueux. Voyez-vous le commun dénominateur ? *Plus*. Vous serez devenus davantage ce que vous recherchez. Vous serez devenus davantage tous les aspects divins du Soi supérieur, qui sera nettement prédominant. Vous serez devenus plus semblables à Dieu. Voyez-vous la progression ? Vous serez davantage le futur potentiel de l'homme.

Cette vie-ci vous permet d'évoluer.

Chers enfants, vous avez revêtu et abandonné à maintes reprises ces corps tridimensionnels, vie après vie. Maintenant, nous vous demandons pour la première fois de faire descendre votre véritable Être spirituel dans ce petit corps physique.

Revêtir votre corps de lumière vous apportera le sentiment d'une grande force personnelle. Votre corps physique paraîtra plus solide, plus enraciné, plus équilibré. Vos émotions circuleront à travers toutes vos couches, le cœur s'ajoutant à la pensée, pour vous fournir un point de vue spirituel au lieu d'un point de vue basé sur l'ego. Soyez conscients, chers lecteurs, que la plupart d'entre vous ont encore à affronter l'ego, à enseigner à cette partie d'eux-mêmes à collaborer au lieu de diriger, car c'est maintenant l'Esprit qui prédomine.

À ce stade, vous pourrez également discerner quelles personnes travaillent à partir de l'ego ; elles auront un point de vue sombre et pessimiste, susciteront la peur et feront des prédictions plus inquiétantes que réjouissantes. Fiez-vous à votre instinct, car votre intuition vous permettra de sentir cette énergie négative lorsqu'elle entrera dans votre espace. *Cet espace est maintenant une partie sensible de votre corps.* C'est votre espace aurique, chers enfants, auquel vous êtes maintenant reliés dans les dimensions supérieures. Désormais, vous verrez les dimensions inférieures à l'œuvre autour de vous et vous réagirez à partir d'un point de vue supérieur.

Nous aimerions insister sur cet élément majeur : comme la 5D inclut la 3D et la 4D, vous verrez tous les aspects des dimensions avec lesquelles vous êtes maintenant harmonisés. De ce point de vue supérieur, vous distinguerez clairement ce qui est pour votre plus grand bien de ce qui ne l'est pas. Vous aurez la maîtrise de votre vie, évaluant tout ce qui vous entoure afin de réagir harmonieusement avec votre âme et selon son but.

Avec ce corps de lumière intégré, vous atteignez de nouveaux sommets pour le potentiel de l'humanité. Vous êtes en effet des pionniers, fonçant aveuglément dans l'inconnu, propulsés par l'espoir et la foi. Vous êtes guidés par la certitude qu'il manque quelque chose d'essentiel, quelque chose qui définit le tissu même de la vie et relie tous les êtres vivants : la certitude absolue que Dieu existe en vous.

Il s'agit ici d'une nouvelle fusion dans Tout ce qui Est. Vous atteindrez à chaque instant le plan de la Divinité, reconnaissant que vous faites partie de l'énergie du JE SUIS. Vous aurez comblé la brèche entre la zone du libre arbitre et le territoire qu'elle nie au-delà du Voile, notre domaine où chaque forme de vie sent la présence de Dieu en elle à tout moment.

C'est véritablement cela, devenir le Soi supérieur. C'est marcher avec Dieu. C'est la méditation éveillante que nous offrons de vous enseigner. Oui, le Cercle de Grâce aide à vous libérer et à vous préparer. Il accomplit aussi une autre chose essentielle : il reconnecte votre espoir et votre foi intérieures à la certitude que Dieu existe. Vous sentirez de nouveau Dieu vivre en vous.

Le soin et l'entretien de l'aura

Tout ce que nous vous conseillons de demander dans ce chapitre devrait devenir pour vous une séquence d'autoguérison et de maintien de la santé. Nous entendons par là que vous devez répéter de temps à autre les cinq premières questions de la liste se trouvant à la fin de ce chapitre. Demandez à être repolarisés, demandez que vos méridiens et chakras soient libérés et rééquilibrés énergétiquement. Demandez que votre cœur soit libéré. Tandis que vous vivez, respirez et fonctionnez dans votre monde quotidien, le stress et la douleur s'accumulent constamment dans votre organisme. Alors, non seulement nous vous conseillons de franchir ces étapes vers la complétude, mais nous vous disons que le Cercle de Grâce doit autant que possible faire partie de votre hygiène physique quotidienne, comme la douche et le brossage des dents. Faites-le chaque jour, ou aussi souvent que possible. Le soir, endormez-vous en vous laissant porter par la conscience que votre corps est en train de se purifier en telle ou telle de ses parties et que cela a pour vous telle ou telle signification.

Chaque fois que vous vous allongerez pour faire l'exercice, vous vous libérerez à deux niveaux : celui de la tension et du stress récents, et celui des couches de tension accumulées depuis longtemps. Si une séance vous semble différente de ce que vous avez demandé, sachez que nous devons finir de libérer la voie avant de pouvoir passer au nouveau travail. *Nous devons travailler de l'extérieur vers l'intérieur.* Le Cercle de Grâce fonctionne de l'extérieur vers l'intérieur. Plus le dégagement est profond, plus le bagage est vieux et lourd. Sur le plan physique, les couches extérieures de douleur courante et chronique doivent être évacuées avant que l'on puisse atteindre la source plus profonde du blocage physique ou des dommages émotionnels.

Certains jours, les changements énergétiques de la Terre seront si lourds et épuisants que vous ne voudrez qu'un supplément d'énergie. Demandez (à voix haute) de l'énergie lorsque vous en avez besoin et laissez-nous en mesurer la quantité. Au départ, vous aurez l'impression que votre corps est parcouru de frissons en vagues infinies. C'est l'effet d'un apport d'énergie sur le plan physique. Plus vous avancerez dans la clarté et plus vos demandes deviendront complexes, plus vous aurez besoin souvent de trouver un sursis dans la 5D, l'énergie vers laquelle vous êtes attirés.

Ces jours-là, ceux qui pourront le supporter auront l'impression d'être plongés dans un grande cuve remplie d'arcs-en-ciel. Vous verrez aussi la riche palette de couleurs qui vibrent dans la 5D alors que vos sens prendront de l'expansion. D'autres sentiront une obscurité chaude et aimante, luisant d'une lumière intérieure. Certains entendront les changements de fréquence sous forme de tonalités résonnant dans leurs oreilles. Encore une fois, chaque personne aura des expériences différentes, selon ses besoins de guérison, d'apprentissage et de retour à son état originel de fusion avec le Soi supérieur.

Comme nous travaillons avec chacun de vous séparément, les expériences d'une personne ne correspondent pas nécessairement à celles d'une autre. Aussi, sachez que nous adaptons le travail à vos buts et à votre cheminement spirituel. Vous rappelez-vous que, dans la prière de guérison, vous demandez à votre Soi supérieur de vous guider et de vous diriger ? Il y a une bonne raison à cette demande : tout ce que nous faisons est adapté à ce que votre Soi supérieur nous dicte selon le contrat de votre âme, pour votre plus grand bien et selon le Calendrier divin.

En ce qui concerne ce Calendrier divin, certains d'entre vous se retrouveront peut-être dans un combat à corps perdu contre le temps. Nous voulons dire que votre impatience peut parfois vous empêcher d'avancer ! Si vous nous demandez de passer à une autre étape avant d'être prêts, nous ne pouvons continuer sans risquer de vous nuire. Veuillez comprendre que, de notre position dans la 5D, nous voyons votre passé, votre présent et votre avenir, et, par conséquent, les ramifications de chaque demande. Si vous vous sentez coincés ou bloqués dans votre avancement et que vous ne comprenez pas pourquoi, sachez que vous êtes « maintenus en place » par l'Esprit, protégés jusqu'à ce que vous soyez prêts à avancer en toute sécurité.

Lorsque vous aurez acquis la maîtrise du Cercle de Grâce, vous pourrez demander et recevoir plus d'un bienfait à la fois. Par exemple, vous pourrez demander un bain d'énergie en même temps que l'élimination d'un mal de tête. Une fois que vous pourrez reconnaître chaque étape du processus, vous pourrez l'activer en vous connectant à nous au moyen de la sensation qui lui est associée. Nous espérons qu'en lisant cet ouvrage vous vous étendrez et essaierez d'effectuer l'exercice. La preuve réside dans l'accomplissement, et vous n'avez rien d'autre à perdre que de nombreuses couches de douleur et de stress !

Pour atteindre la complétude

Demander d'un seul coup toutes les guérisons énumérées ici, ce serait trop pour la concentration. Il faut purifier chaque plan avant d'atteindre le suivant pour le guérir. Nous présentons toute l'information dans ce chapitre pour que vous puissiez l'assimiler, afin d'accélérer votre progrès sur la voie. Le fait que vous sachiez quoi demander simplifie largement le travail pour nous tous et nous sentons qu'il est temps que cette connaissance soit apportée devant le Voile.

Lorsque vous aurez compris toutes les étapes du dégagement à effectuer, vous pourrez adapter vos demandes à vos besoins individuels. Ce chapitre contient l'essentiel de la marche à suivre pour guérir sur tous les plans. Ne vous limitez pas à cette liste. Considérez-la plutôt comme la base de notre collaboration, car, à mesure que vous progresserez, vos besoins changeront et guideront notre travail.

Nous vous prions de ne pas comparer les progrès que vous accomplirez à ceux d'une autre personne. Ce sera différent pour chacun ; ni meilleur ni pire, seulement différent. Ce n'est pas un concours et nous vous demandons d'atteindre la conscience à votre rythme, à votre façon. C'est pour votre plus grand bien, selon le Calendrier divin, par la grâce et dans le Cercle de Grâce.

Lorsque vous nous aurez sentis travailler sur vous, il vous sera impossible de revenir en arrière. Même si vous vous mettiez à crier sur les toits que « Dieu n'existe pas », vous ne le croiriez pas au plus profond de vous car vous y aurez senti notre présence. Chers enfants, nous nous trouvons à un souffle de vous, à quelques octaves au-dessus, mais nous pouvons, avec votre permission verbale, franchir cet écart et vous atteindre. Nous avons hâte de travailler avec vous, avec tous ceux qui sont éveillés et conscients, pour créer au passage une nouvelle vague d'humanité évoluée. Un à un, vous commencerez à recevoir par channeling des informations que personne d'autre n'obtient. Ce travail vous apportera la santé, la connaissance et l'amour total. Vous paverez la voie aux suivants et un nombre sans cesse croissant d'humains s'éveilleront à l'Esprit alors que votre galaxie s'approchera davantage de la Ceinture photonique.

Toutes les planètes de votre système solaire manifestent à présent des changements marqués dans leur luminosité, leur polarité, leur champ gravitationnel et leurs conditions atmosphériques. Lorsque nous vous disons que tout est en train de changer autour de vous, ce « Tout » dépasse le gigantesque !

Lorsque le changement se produit sur un plan, il se produit sur tous les plans.

Ce changement vous mènera à votre but ultime : la reconnexion à Dieu. Le Plan divin pour l'humanité, c'est que vous trouviez votre Divine Flamme intérieure, que vous choisissiez de retourner vers Dieu de votre plein gré. Ah ! nous arrivons maintenant au cœur de la signification de tous les buts. Et vous le connaissez déjà.

Je Suis DIEU. Vous Êtes DIEU. Nous Sommes DIEU. Nous Sommes UN.

Par la guérison de votre corps et votre réveil à vos pouvoirs originels, vous changerez en effet la trame de toute la création. Nous sommes honorés et impressionnés de travailler avec vous, chers enfants qui portez un si lourd fardeau. Sachez que la vie est bien plus que ce que vous en voyez. Sachez que vous ne faites tous qu'un et que vous êtes tous bien-aimés. Vous êtes les bien-aimés de Dieu, vous avez surgi de Dieu et vous retrouverez le chemin du retour à Dieu en tant qu'Êtres évolués et complets, Nouveaux Humains de ce Nouvel Âge de l'Humanité.

Bienvenue chez vous !

Liste de questions à poser
à la Fraternité au cours des séances
de guérison

1) Repolarisation : demander à être repolarisé sur tous les plans.
2) Libérer et équilibrer les méridiens d'énergie.
3) Libérer et équilibrer les centres d'énergie (chakras).
4) Libérer et équilibrer les trois chakras inférieurs avec les trois chakras supérieurs, le cœur devenant le nouveau pivot.
5) Libérer et équilibrer le chakra du cœur physique avec le chakra du cœur spirituel.
6) Éveiller, libérer et équilibrer le cerveau droit.
7) Libérer et équilibrer le cerveau gauche.
8) Aligner l'un sur l'autre les cerveaux gauche et droit.
9) Reconnexion physique du corps à l'aura.
10) Vous épanouir doucement dans les sens de la 5D.
11) Revêtir votre corps de lumière.
12) Soin et entretien de l'aura.

Veuillez noter que, pour un maximum d'efficacité, ces stades de la guérison sont censés se succéder dans l'ordre où ils sont présentés ici.

La prière de guérison de la Fraternité de Lumière

Afin de former un lien physique avec votre groupe personnel de Frères, veuillez réciter cette prière en quatre parties *à haute voix* avant de commencer une séance du Cercle de Grâce.

Invitez Dieu le Père et la Mère, Créateur de tout ce qui est et sera jamais, à se joindre à vous pour la séance de guérison.

Invitez vos Maîtres ascensionnés, vos guides, vos anges et personnages religieux préférés, tous ceux qui vous sont chers, à se joindre à vous pour la séance de guérison.

Invitez-nous, la Fraternité de Lumière, à nous joindre à vous pour la séance de guérison.

Invitez votre âme, ou Soi supérieur, à se joindre à vous et à vous guider pendant la séance de guérison.

Dites-nous ce sur quoi vous désirez vous focaliser, soit des questions figurant sur la liste que nous vous avons fournie, soit des questions personnelles précises (physiques ou conceptuelles). La vibration de votre voix établit un pont entre les dimensions, nous donnant la permission nécessaire pour interagir avec vous dans votre zone de libre arbitre afin de travailler sur vous dans votre espace physique.

Deuxième partie

Les clés de l'ascension

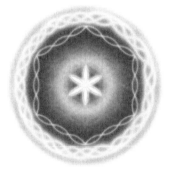

Chapitre 6

Les clés de la transformation

Salutations, chers lecteurs, de la part de la Fraternité de Lumière. Vous savez déjà beaucoup de choses sur nous, sur notre rôle de mécaniciens matériels et de chirurgiens spirituels auprès de l'humanité, dans le Plan Divin. Comme mentionné au début de cet ouvrage, nous sommes vos gardiens immémoriaux, les Melchisédech, dont l'énergie se répand à travers toute la Hiérarchie de la Fraternité de guérison jusqu'au Logos galactique, le père Melchisédech. Au cours de votre histoire, nous vous avons protégés et guidés doucement sur la voie du Retour.

Nous aimerions, au cours de cette portion du livre, vous donner nos impressions sur quatre sujets majeurs d'une grande importance dans le cadre de votre évolution mais surtout de votre processus d'ascension. Nous voulons parler ici de la *Transformation*, de la *Maîtrise*, du *Bonheur* et du *Lâcher-prise*.

Nous vous offrons ces pensées alors que vous êtes encore en train de digérer toute l'information précédente qui vous a été fournie sur la guérison. Certes, ils ne sont pas nouveaux, malgré cela, une majorité d'entre vous éprouvé encore bien de la difficulté à mettre en pratique ces concepts. Nous vous disons qu'il est urgent à présent de le faire. Soyez certains que vous ne pourrez passer à côté de l'application de ces concepts car vous êtes maintenant arrivés au travail central, celui qui doit s'effectuer à tous les niveaux.

Nous vous disons que vous avez tous le potentiel nécessaire pour réussir ! Nous nous réjouissons de chaque pas, nous chérissons chaque larme, et nous marquons chaque moment de joie et de peine comme une leçon qui vous amènera à dépasser ce plan de vie matérielle et de lutte constante. Nous vous disons aussi : ne vous laissez pas décourager par la quantité d'information que nous vous prodiguons. Assimilez-la petit à petit, à votre propre rythme ! Tout en vous aidant à « alléger » votre corps physique, nous « épaississons » vos aspects éthériques pour qu'ils acquièrent une emprise ferme sur tout le reste. Même si nous divisons les concepts en étapes afin de guider votre progrès, sachez que tout ce travail, tout cet apprentissage et tous vos objectifs doivent se réaliser par l'atteinte d'une perspective supérieure. Si vous ne vous donnez pas la peine d'atteindre et de maintenir une vision plus élevée de ce qu'est vraiment la vie, et de comprendre votre rôle dans le Plan divin, ce livre se retrouvera parmi d'autres sur une tablette.

Voici donc la plus importante de toutes les clés : chers enfants, vivez-la pleinement !

La clé d'une perspective supérieure

Dans cette section, il sera question de l'élévation de la conscience humaine, de la cocréation avec votre propre divinité, et de la fusion avec l'essence éternelle, qui est votre Être véritable, pendant que vous êtes encore dans un corps physique. Combien de fois avez-vous lu que la mort n'est qu'une transition, une transmutation de la forme, c'est-à-dire une *transformation* de l'énergie d'un état à un autre ? Lorsque vous aurez commencé à sentir la tension constante des nouvelles énergies, les parties de vous qui veulent s'élever seront retenues par celles qui en sont incapables, c'est-à-dire les déséquilibres énergétiques et physiques qui doivent être éliminés afin que vous puissiez vous élever gracieusement, en tant qu'Être équilibré, fusionné, dans les hautes sphères.

Nous vous expliquerons d'abord ce qu'est cette recherche de l'ascension. C'est une quête de la sagesse et de la connaissance supérieures, une certitude intérieure que la vie dépasse largement ce qu'on en voit. C'est lever les yeux… et devenir tout ce que vous pouvez être. Par quel moyen ? Comment atteindre une « perspective supérieure » ? Lire des livres, faire des exercices, se joindre à des groupes, participer à des séminaires, bien sûr que tout cela établit une bonne base. Les concepts doivent s'enraciner avant que vous puissiez en matérialiser les effets dans votre monde physique ! Mais votre tâche la plus vraie et votre voie la plus sûre, voyez-vous, c'est de vivre votre élévation au jour le jour, un instant à la fois. Comment ? À chaque tournant, choisissez l'amour plutôt que la haine, la compassion plutôt que la peur, car la Terre est une zone de libre arbitre et votre capacité de choisir est votre plus grand don ! Chaque instant votre présent deviendra un merveilleux « présent » de l'Esprit !

Vous devez concevoir cette vie, et tout ce qu'elle comporte, d'un nouveau point de vue « éclairé ». Vous observerez les leçons, les drames que jouent les gens, le karma, bon ou mauvais, qui est créé autour de vous. Vous commencerez à considérer chaque instant de votre incarnation comme un cadeau rare et fugace. Cette nouvelle perspective mène à une nouvelle compréhension qui vous permettra de vivre toutes les expériences sans tomber dans les drames que les gens jouent aveuglément.

Si vous considérez chaque vie comme une école d'un certain niveau d'apprentissage, que vous fréquentez avant de retourner chez vous, vous apprécierez le caractère transitoire de la vie physique. Certaines personnes qui adoptent la philosophie de la réincarnation ont de la difficulté à l'insérer dans la perspective du « Présent ». Si le Présent est vraiment la totalité du temps et que tout se produit simultanément, où se situe la spirale vie-mortrenaissance ? Disparaît-elle ? Ce système de croyances serait-il erroné en termes de science spirituelle ? Chers lecteurs, encore une fois, c'est une question de point de vue. La structure de la réincarnation est parfaitement adaptée à votre dualité, qui exige une vie et une mort biologiques, en plus d'une séparation de l'Esprit. De l'intérieur de la dualité, c'est là la réalité, et la croyance en la réincarnation reste exacte.

Mais, d'un point de vue supérieur, puisque le passé, le présent et le futur (c'est-à-dire le temps linéaire) n'existent pas, les paramètres de cette réalité rendent le temps beaucoup souple et accessible. Puisqu'en réalité vous êtes des êtres éternels, vos naissances et morts physiques font toutes partie de votre processus d'apprentissage et, par conséquent, de la croissance de votre âme. Ce que nous tentons de vous expliquer, alors que vous êtes isolés dans votre perspective dualiste, c'est que le Vous éternel a parcouru ce cycle de vie et de mort bien des fois et qu'il continue d'exister ! Dès que votre corps énergétique se libère de votre coquille physique, vous passez aux dimensions supérieures et vous y êtes joyeusement accueillis ! Oui, accueillis par votre famille d'âmes, votre vraie famille, sous la forme dont vous avez besoin qu'elle vous apparaisse pour faciliter votre transition, votre retour des sphères inférieures.

Vous devez, sans plus attendre, vivre selon cette perspective, c'est-à-dire de tout voir avec des yeux neufs, ceux de votre Soi supérieur qui sait que tout cela, et bien davantage, est vrai. Autrement dit, nous vous demandons d'élargir votre vision, en passant de votre « foi en une puissance supérieure » à la certitude que *cette puissance supérieure réside en vous, qu'elle est vous*. ». Voyez-vous la différence ? L'une est séparée, l'autre est Une !

Nous avons une patience infinie, puisque nous ne mesurons pas le temps en unités fugaces. Lorsque vous ferez appel à nous dans la méditation du Cercle de Grâce, vous verrez que nous avons tout le temps ! Toute l'information que nous offrons ici se rapporte à la guérison de l'esprit, de l'âme et du corps. Lorsque vous commencerez à vous considérer comme un être énergétique au sein d'un noyau physique, vous ferez beaucoup de progrès sur la voie de la guérison véritable.

Alors, comment atteindre énergétiquement cette perspective supérieure ? Rappelez-vous que vous êtes tous des êtres énergétiques dont les champs auriques commencent à fusionner lorsque vous vous trouvez à deux mètres l'un de l'autre. Il est essentiel de respecter l'espace et l'énergie de chacun. Respecter votre propre guérison sur tous les plans facilite l'harmonisation avec la vibration la plus élevée. Et c'est ce que nous sommes venus enseigner.

Tout ce qui vous arrive, tout ce qui vous entoure, considérez-le comme une leçon. Définissez-le, assimilez-le et dépassez-le. Ce n'est que lorsque vous le prenez à cœur et en faites un obstacle qu'il le devient. Lorsque vous vous élevez au-dessus de la vision profane de la vie, qui considère tout comme le fruit du hasard et des circonstances, vous avez encore besoin de cultiver une foi aveugle tant que vous n'avez pas commencé à voir, à entendre et à sentir une preuve de l'existence des sphères supérieures. Ceux qui sont éveillés et conscients voient et sentent déjà les changements énergétiques. Ceux qui demeurent inconscients ressentent aussi les changements dans leur corps et savent seulement qu'ils deviennent malades. Nous vous donnons ici un avertissement : au cours des sept à douze prochaines années, bien des gens ne pourront résonner avec l'élévation de la fréquence. Leur âme a déjà choisi le moment approprié pour partir.

Tout est comme il se doit. Bien que la tristesse et la mort fassent les manchettes, sachez que les âmes en allées attendent en ligne afin de revenir en tant qu'enfants indigo, enfants médiums, enfants de cristal et d'autres pour lesquels vous n'avez pas encore de noms. Au cours des cent prochaines années naîtront des êtres de plus en plus évolués, et le visage de votre planète aura entièrement changé dans deux cents ans. Nous vous disons ceci : *ne craignez pas l'adversité, car, bien qu'elle vous semble néfaste, elle a toujours une raison supérieure.*

Peut-être devez-vous faire un choix qui exige de votre part du courage et de la confiance, et craignez-vous que les autres vous trouvent tout simplement stupides d'agir ainsi. Eh bien, encore une fois, nous vous disons : ne jugez pas, et ne laissez personne vous juger. *Faites ce qui est en accord avec votre cœur, et toute votre vie sera en accord avec vous.* Personne ne peut le faire pour vous. Personne ne peut vous dire ce qui est en accord avec votre cœur. Chaque personne doit trouver en elle-même sa propre vérité, sa propre sagesse et sa propre guérison.

La clé de l'affinage de votre conscience

Depuis le tournant du XXIᵉ siècle, la Terre est passée à une expression plus élevée de sa fréquence énergétique et elle s'avance rapidement vers une synchronie nouvelle avec les dimensions supérieures. Vous aussi, vous avez une occasion, pour la première fois dans l'histoire de l'humanité, de vous débarrasser de votre dualité et d'entrer dans ce flux de synchronie. Vos capacités de Divin Créateur sont déjà manifestées, bien que la plupart d'entre vous n'en soient pas encore conscients.

Plus que jamais, ce que vous avez toujours appelé la « perception extrasensorielle » est à la portée de tous les habitants de la Terre. Ce serait pour vous un grand progrès sur le plan de la perception que de considérer la télépathie, la télémétrie, la clairvoyance, la psychokinésie, etc., comme l'effet d'une « pleine perception sensorielle » plutôt que d'une perception due à des sens « extraordinaires » ou à des dons que la plupart des gens ne peuvent acquérir. Pourquoi ? Parce que vous créez ce sur quoi vous vous concentrez, et toutes ces capacités sont bel et bien à la portée de qui vous êtes vraiment : *un Être éternel avec un noyau physique temporaire.* Encore une fois, nous vous demandons d'étendre votre conscience de la 3-4D à la 4-5D, là où la Terre se dirige rapidement.

Avec l'ouverture de votre cœur et de votre esprit, vos priorités vont changer. Votre vie deviendra plus équilibrée lorsque vous verrez que vous pouvez à tout moment choisir où mettre votre énergie. La laisserez-vous dans la 3D ou la brancherez-vous sur la 4D ? Observerez-vous depuis la 5D quelqu'un se débattant dans la 3D et irez-vous lui donner un coup de main ? Déciderez-vous de partir sans discuter, parce qu'il ne vaut pas la peine de troubler votre paix intérieure par cette discussion ? Cette partie du processus de l'ascension est celle par laquelle la plupart tentent de définir leur individualité et leur confiance en soi. Votre parcours vers la guérison est aussi celui qui mène à la Complétude. Et le plus beau cadeau que nous puissions vous offrir maintenant, c'est de vous que *vous êtes tous dignes !* Comprenez-vous ? Nous savons d'où vous venez. Nous connaissons votre nature spirituelle. Nous connaissons votre origine divine. Nous attendons que vous redeveniez conscients que votre Soi supérieur réside auprès de nous, dans les sphères supérieures, cachées derrière le Voile d'oubli.

Avez-vous remarqué que nous terminons chaque paragraphe par un commentaire sur votre état de conscience ? Sur votre capacité de l'élargir ? Sur les pouvoirs que vous développerez lorsque vous serez conscients de votre véritable potentiel ? Même votre croissance métaphysique est liée à votre capacité d'étendre votre conscience au-delà de ce que vous pouvez voir, éprouver, entendre, toucher et sentir avec vos seuls sens physiques. *La conscience est la clé de la transformation.* Elle est la clé de la perception supérieure. La conscience de chaque instant vous amène dans le flux du Présent et vous permet de goûter chaque instant au lieu de vous inquiéter de l'avenir et de vous tracasser pour le passé. Bref, entraîner votre esprit à l'ouverture et à la réceptivité, à se focaliser sur ce que vous êtes dans l'instant, vous permet de *faire* tout ce que vous voulez et de créer tout ce que vous désirez manifester autour de vous. Chers lecteurs, il est beaucoup plus difficile de réformer votre esprit que de guérir votre corps ! Pourquoi ? Parce que vos pensées et vos émotions gouvernent votre physiologie à tout moment, mais que très peu de gens en sont conscients.

Dans un chapitre précédent, nous avons expliqué que les émotions humaines s'échelonnent de bas en haut, allant de la peur à l'amour, de la lésion à la guérison. Oui, la colère a un effet destructeur sur votre corps ! Et la joie a un effet curatif ! Des études scientifiques ont démontré que la prière accélère la guérison, purifie l'eau, et change les résultats d'expériences contrôlées. Nous réaffirmons ici plusieurs concepts que vous devez assimiler afin d'avancer avec grâce dans les sphères non physiques : vous ne pouvez entretenir simultanément dans votre cœur la peur et l'amour de quelqu'un ou de quelque chose Ces deux fréquences ne peuvent être entretenues en même temps. Vous ne pouvez à la fois être en colère contre quelqu'un et l'aimer. Pourquoi ? Parce que ce sont les extrémités opposées de l'échelle vibratoire des émotions. Lorsque vous serez conscients du pouvoir qu'ont vos émotions d'affecter votre corps, vous prendrez conscience que vous êtes responsables de votre réalité quotidienne à chaque instant.

La peur, sous tous ses visages, est la moitié inférieure de l'échelle, qui comprend toutes les émotions négatives, comme la colère, la jalousie, la rage, l'envie, le ressentiment, etc. L'amour, sous tous ses aspects, règne sur la moitié supérieure de l'échelle. L'humour, la joie, la gentillesse, la compassion, le pardon font partie du registre supérieur. Si vous comprenez que les pensées sont des choses et que la douleur est un objet en vous que votre corps doit travailler, n'est-il pas logique, alors, que l'Amour guérisse tout et que la Peur bloque tout ? Lorsque vous aurez assimilé ces concepts dans votre conscience, vous commencerez à acquérir la maîtrise de vos émotions. Avec la capacité de contrôler vos pensées et d'être aimant à chaque instant, vous pourrez créer tout ce que vous désirez, tout ce que vous souhaitez, tout ce qu'il vous faut dans la vie !

Avez-vous conscience de créer votre propre santé et vos propres maladies ? Vous êtes si habitués à la mentalité tribale que la plupart d'entre vous recherchent la guérison à l'extérieur d'eux-mêmes. Lorsque vous êtes malades, vous recherchez de l'aide médicale, ce qui est bien. Mais si les médecins vous disent : « Désolé, nous ne pouvons vous aider ; votre état dépasse nos connaissances et notre capacité de traitement ; vous serez mort dans six mois », que se passe-t-il ? Vous vous préparez à mourir, car on vous a dit que c'est ce qui se produira. Les « miraculés » occasionnels de la médecine, dont vous vous émerveillez, sont des gens qui refusent de mourir et qui se rétablissent même si on les a condamnés. Pourquoi ?

Nous avons le plus grand respect pour votre science médicale, car ce que vous avez atteint dans ce domaine au cours des cent dernières années surpasse toute la connaissance cumulée pendant le dernier millénaire. Cependant, vous cherchez encore l'aide et la guérison à l'extérieur de vous-mêmes, une fois qu'une maladie s'est manifestée. Nous affirmons ici que votre état mental détermine votre condition physique, et que si vous élevez votre conscience de manière à vivre dans le Présent et dans la joie à chaque instant, votre corps éthérique guérira et votre corps physique ne succombera pas à la maladie. Si vous pouvez éliminer les déséquilibres émotionnels, mentaux et spirituels, ils n'atteindront pas votre noyau physique. *S'il vous plaît, soyez conscients à chaque instant que la peur provoque des déséquilibres chimiques qui font dépérir votre corps, et qu'être dans un état d'amour provoque dans votre corps une rééquilibration chimique qui favorise la santé et le bien-être.*

La conscience est la clé. Être dans l'instant, telle est la voie de l'ascension. Être quoi ? Heureux, joyeux, reconnaissant d'être en vie ! De quoi vous élèverez-vous ? De la réalité physique à la réalité non physique, de la 3D à la 4D à la 5D. Comment y parviendrez-vous ? En montant sur l'échelle émotionnelle et en apprenant à vivre au sommet ! Comment demeurerez-vous au sommet ? En étant la manifestation de l'Amour sur la terre. En étant divin à chacune de vos respirations et à chacun de vos pas. Quel est votre meilleur outil pour grimper ? Vos systèmes de croyance, votre foi, votre compréhension des véritables problèmes de la vie et de la façon de les vaincre, soit par l'amour. L'amour inconditionnel permet au Soi supérieur de se joindre à vous sur le plan physique.

Puisque le Soi supérieur fait partie de votre âme et que celle-ci est votre présence éternelle, votre âme fait partie de l'Esprit. Nous vous offrons ici un point de vue énergétique du concept que nous vous avons présenté plus haut : la peur et l'amour ne peuvent coexister dans le même espace en même temps. Votre Soi supérieur est d'une expression vibratoire bien plus élevée que votre être terrestre et il ne peut coexister avec vous dans votre corps si ce dernier est rempli de déséquilibres négatifs causés par la peur. Alors, soyez conscients de vos émotions à tout moment et choisissez lesquelles vous mèneront à la maîtrise de votre expression énergétique, de votre santé intérieure et de votre réalité extérieure. Vous atteindrez alors la résonance nécessaire à une véritable fusion avec votre Soi supérieur. C'est ce que nous sommes venus vous enseigner : maîtrisez vos pensées et vos émotions, et venez vivre avec nous tandis que vous êtes encore sur la Terre ! Vous rendez-vous compte que vous pouvez y parvenir ?

Voyez-vous la nature circulaire de ces enseignements ? Plusieurs couches successives menant à l'expression supérieure de votre Être total. Ce qui vous est actuellement invisible deviendra bientôt visible ! Chers lecteurs, si vous priez pour avoir une vision plus élevée, êtes-vous prêts pour ce que vous pouvez y voir ? Faites attention à ce que vous souhaitez ! Contentez-vous, pour l'instant, de voir venir les altercations et de dépasser la colère pour déceler les leçons de vie qui sont exprimées. Usez de compassion pour calmer votre propre colère, et laissez guider vos gestes par une meilleure compréhension du comportement des gens. Oubliez leur manque d'ouverture, aidez-les à comprendre les véritables problèmes avec lesquels ils sont aux prises, et vous répandrez la guérison au lieu de nuire, prodiguant de l'amour là où seule la colère règne, et fonctionnant dans la conscience supérieure de la vraie nature de tous les plans de votre réalité.

Lorsque votre technologie médicale découvrira que vous avez déjà dans votre corps un mécanisme qui peut dégager la douleur et le stress par les voies de votre système nerveux, vos scientifiques lui donneront sans doute un autre nom ! Si nous l'appelons le Cercle de Grâce, c'est pour plusieurs raisons. D'abord, toutes les formes de vie s'insèrent dans la géométrie sacrée de la Fleur de Vie. Quelle est cette forme ? Des cercles intégrés dans des cercles, à l'infini ! Toutes vos formules et équations mathématiques se retrouvent sous cette forme et se reflètent dans la nature, dans les pétales des fleurs, les spires des coquillages, l'élégante diversité des flocons de neige. Toutes les créations de Dieu sont des formes parfaitement équilibrées de la géométrie sacrée, fleuron de la Science sacrée, que vous commencez tout juste à découvrir. Nous vous demandons de faire un saut par-delà votre connaissance actuelle et de mettre votre confiance dans les forces qui vous ont créés ! La foi, chers amis, est un aspect de votre conscience supérieure, gouvernée par votre couche spirituelle, que vous apprenez maintenant à laisser gouverner.

Un grand nombre d'entre vous ont été déçus de lire que, même si vous avez le potentiel nécessaire pour vous élever, vous demeurerez dans votre corps. Chers enfants, lorsque vous vous serez *pleinement* élevés, vous n'aurez plus besoin de ce corps ! Vous n'aurez plus besoin de marcher péniblement pour remonter la spirale karmique car vous aurez atteint le sommet et dépassé le besoin de vous incarner à répétition. Voilà le véritable objectif de votre futur potentiel humain. Vous êtes ceux qui font pencher la balance. Vous êtes ceux qui font faire un pas de géant à la conscience humaine, pour atteindre un état d'Amour total tout en habitant un corps physique.

Pour ce faire, nous vous disons amicalement que l'esprit doit contrôler la matière.

Plusieurs ne se rendent pas compte qu'il est possible d'atteindre la maîtrise de ses émotions. Depuis l'enfance, votre formation dans la 3D (basée sur la peur) fut centrée davantage sur la condition humaine que sur le cœur humain. Afin d'incarner le pouvoir de la Création divine, vous devez maîtriser vos pensées ! À tout moment, vos pensées définissent vos émotions. Voyez-vous où nous voulons en venir ? Nous vous disons que vos émotions varient sur une échelle de fréquences vibratoires et vous devez savoir que cette échelle existe afin d'y choisir votre place. Est-ce que nous nous répétons, ici ? Oui, le cercle se referme sur le sujet central de ce chapitre : votre conscience !

Votre conscience est la clé du processus de l'ascension. Nous avons parlé d'« être en ce monde sans lui appartenir ». Chers lecteurs, certains d'entre vous sont tellement concentrés sur leur élévation qu'ils en perdent leur enracinement, leur prise dans l'humanité. N'oubliez jamais que votre contrat consiste à être ici ! À être humains ! À devenir des humains ascensionnés et à élever la matière même vers une expression vibratoire supérieure de l'Être ! Vous ne pourrez faire tout cela si vous cherchez à échapper à la condition humaine.

Soyez présents. Soyez remplis d'amour à chaque instant, à chaque geste que vous faites et à chaque respiration. Lorsque vous commencerez à voir la pure beauté de ce monde, la perfection de toutes les formes de vie, vous serez aux abords de l'ascension. S'il vous plaît, ne demandez pas d'accélérer ce processus ! Demandez plutôt qu'il se déroule dans la grâce, selon l'échéancier divin. Lorsque vous le ferez, ne vous impatientez pas, car, à moins d'être pleinement dans le Présent, vous ne sentirez pas l'action divine. C'est votre acte de foi, chers enfants : soyez confiants que tout se déroulera comme il se doit, et pour votre plus grand bien. Par notre travail commun et les paroles que vous avez sous les yeux, nous vous donnons accès à la Flamme divine que vous portez depuis toujours et que vous n'avez jamais perdue.

Pour ceux d'entre vous qui désirent recevoir un message clé, nous offrons le mot clé « Merkabah ». Ça vous intéresse, n'est-ce pas ? Qu'est votre corps pour vous, hormis la petite conscience que vous en avez ? Il est le centre physique de votre véhicule ou merkabah, votre entrée dans les sphères interdimensionnelles par-delà votre transformation. Vous ne pourriez traverser l'océan dans un bateau qui ne serait pas étanche ! La purification et l'équilibra-tion de tout votre Être sont la clé de votre potentiel futur. Si votre corps ne peut maintenir les énergies supérieures de la science sacrée qui sont requises pour pénétrer ces plans, vous ne les attein-drez pas en cette vie. Alors, cherchez le but ultime, chers enfants, plutôt que de vous concentrer sur les obstacles qui encombrent votre route. Car le doute et l'inquiétude vous les feront paraître beaucoup plus gros qu'ils ne sont en réalité. Regardez plutôt au-delà de ces obstacles et mettez-les en perspective !

Alors, demander d'évoluer, c'est bien, mais cela ne vous per-mettra pas d'accomplir notre travail commun, chers enfants. Dites la prière de guérison à voix haute. Cela installe vos espoirs, vos souhaits et vos rêves dans votre réalité physique et nous donne la permission de travailler avec vous dans votre espace. Ensuite, continuez à parler à haute voix ! Demandez-nous d'éliminer vos blocages énergétiques et physiques à partir du plan physique. Demandez-nous de vous aider à résoudre les problèmes de la vie et à apprendre les leçons qui leur sont associées. Demandez-nous des conseils sur les décisions, grandes ou petites, que vous devez prendre et voyez comment l'Esprit communiquera avec vous ! Attendez-vous à ce que le flux de synchronie soit abondant. Souhaitez-le, exigez-le ! Cependant, nous ne pouvons agir sur le plan physique si vous ne manifestez pas votre intention dans votre dimension physique, par la vibration de votre voix. Voilà pour-quoi nous vous demandons de dire votre prière de guérison à haute voix ! Tel est aussi le but de tous les livres, séminaires, ensei-gnements et leçons : *ancrer ces concepts dans la population et finale-ment dans toute la conscience humaine.*

Quelle que soit votre situation ou votre condition, nous vous offrons ceci en guise d'encouragement. Vous pouvez vous dire : « JE SUIS en ce monde sans lui appartenir. J'y suis déjà venu et j'y reviendrai. » Rappelez-vous que vous êtes éternels. Rappelez-vous de rechercher ce point de vue supérieur. *Rappelez-vous toujours de choisir l'amour plutôt que la peur.* Et, un jour, vous remarquerez que vous le faites automatiquement. Vous remarquerez que, depuis un bon moment, vous avez choisi de ne pas être en conflit, ou de ne pas être en colère, ou d'aider au lieu de nuire, ou de vous détacher plutôt que de juger.

Il faut trente jours pour acquérir une habitude ou pour s'en défaire, dites-vous. Nous affirmons que c'est différent pour chacun. Il serait simple de dire que cela peut se faire en un clin d'œil, mais ça en déprimerait plusieurs. C'est votre parcours qui est le véritable apprentissage. Votre but est établi de façon à définir le parcours. L'apprentissage de l'amour, comme tout votre travail, se produit tout au long du trajet. Autrement dit, votre but s'accomplit tandis que vous vous élevez jusqu'à la pleine maîtrise. Votre progrès crée la manifestation du but. Si vous étiez malheureux tout au long du chemin, vous vous décourageriez avant d'arriver ! Lorsque vous atteindriez le but, le parcours aurait été trop difficile pour que vous soyez satisfaits. Car, voyez-vous, le but est tout simplement de devenir, en cours de route, JE SUIS, ce que vous êtes déjà. Votre succès est donc garanti !

La clé de la croyance en soi

Tout au long de nos enseignements, nous avons insisté sur deux choses : vous avez tous le potentiel d'atteindre la réalisation de soi, et ce pouvoir est déjà en vous. En vérité, vous avez déjà réussi. Rappelez-vous que *vous êtes éternels.* C'est la grande blague cosmique, chers enfants : nous vous demandons sans cesse de vous rappeler qui vous êtes vraiment et vous nous demandez sans cesse de *quoi* vous devez vous rappeler. Alors, jusqu'à ce que vous ayez accès à votre mémoire cellulaire, nous vous demandons d'avoir confiance en vous-mêmes, en la connaissance de votre divinité, et d'avoir la certitude que vous ne pourrez échouer si vous vivez dans votre cœur !

La clé de tout succès, intérieur et extérieur, est de trouver l'amour de soi, la confiance en soi et en sa propre valeur. Remarquez qu'il s'agit ici de « soi ». L'opinion d'aucune personne ne devrait faire obstacle à votre cœur. *Croyez en vous-mêmes !* Lorsque vous chercherez à vivre ce que dicte votre cœur et non votre esprit, vous créerez la joie dans votre vie, vous éliminerez de votre être la peur et la maladie, et vous embrasserez vraiment les sphères supérieures.

Plusieurs d'entre vous ont présentement de nouvelles expériences sensorielles. Vous entendez des voix désincarnées, vous sentez des pensées s'infiltrer dans votre esprit, vous avez des visions, vous voyez des choses qui ne devraient pas être là. Votre vieux mode de pensée propre à la 3D vous fait écarter ces expériences. Il vous fait exiger une preuve, il ajoute la peur à l'ignorance, il vous fait résister au changement. La peur bloque l'action. Cependant, à ceux d'entre vous qui ont affronté les changements qu'ils savent devoir effectuer et qui y travaillent activement, nous adressons nos félicitations, et nous vous mettons en garde : la peur se cache derrière la joie que vous ressentez à être enfin sur la voie. Oui, la peur de l'inconnu est une visiteuse prévisible lorsque vous traversez ces changements, et nous voulons vous livrer ici un message capital : *chaque fois que vous pénétrerez dans l'inconnu, la première chose que vous rencontrerez sera votre peur.* Il vous faudra la diminuer, la diluer, la repousser, l'effacer, l'éliminer… Choisissez un mot, n'importe lequel. Attendez-vous à rencontrer la peur et sachez l'affronter l'arme au poing.

Juste derrière la peur se trouve le doute, montrant son museau affreux pour aggraver encore davantage votre chaos. Même si la peur et le doute vous talonnent, nous disons qu'ils sont faciles à écarter lorsque votre panoplie grandissante déborde d'amour de soi, de confiance en soi et en sa propre valeur. Croire en soi-même est l'élément le plus nécessaire pour se créer un meilleur avenir. L'apport d'amour de la Divine Mère depuis le transit de Vénus du 8 juin 2004 a créé une nouvelle harmonique dans les énergies montantes. Un équilibre amoureux sera requis en toutes choses, dans tous les aspects de votre corps et de votre vie.

Grâce à Vénus, c'est dans le domaine de l'amour que se produira maintenant le changement le plus important. Vos relations avec les gens, les lieux et les choses se mettront à changer avec vos sens, puisque vous absorberez plus d'informations que vous ne le pouviez auparavant et, par conséquent, verrez « avec des yeux neufs ». Plus vous vous plierez aux changements qui sont nécessaires dans votre vie, plus celle-ci sera imprégnée de grâce. Plus vous résisterez au changement et vous cantonnerez dans votre vieux mode de pensée, plus vous deviendrez « coincés ».

Par exemple, plusieurs d'entre vous désespèrent de l'état actuel du mariage, trouvant qu'il y a trop de divorces en ce monde, alors que vous vous êtes juré d'être ensemble pour le meilleur et pour le pire, jusqu'à ce que la mort vous sépare. Permettez-nous de vous faire remarquer gentiment que parfois le fait de demeurer dans un mariage pénible ou un emploi stressant peut vous tuer littéralement ! Comme la peine, la tristesse et la peur affaiblissent le corps et créent un état propice à la maladie, il ne s'agit plus que de savoir à quelles maladies vous êtes prédisposés ou exposés. Lorsque votre système de croyances vous oblige à demeurer dans une relation sans amour, pensez-vous que Dieu vous approuve ? Croyez-vous que la Source divine s'attend à vous voir sacrifier votre bonheur pour la vision qu'ont d'autres personnes de la tradition et du comportement convenable ?

Chers enfants, vous êtes en train de vous écarter de la vieille « tribu » de la 3D, fondée sur la peur. Vous devez également vous écarter des vieux jugements fondés sur la peur qui gouvernaient votre vie. Vous devez dépasser le jugement, de toute façon, envers vous-mêmes et envers les autres, afin de pouvoir aimer inconditionnellement. Êtes-vous la même personne qu'il y a cinq, quinze ou vingt ans, lorsque vous avez pris cet engagement conjugal ? Non. Choisiriez-vous cette même personne maintenant pour partager votre vie ? Si la réponse est non, la voie à suivre est évidente.

Aussi pénible que ce puisse être, vous devez rechercher et trouver votre bonheur par-dessus tout, votre amour de soi et votre confiance en soi, avant de pouvoir partager cet amour avec une autre personne sur un plan d'expression plus élevé.

Lorsqu'il s'agit de si grands concepts, est-il vraiment important de conduire une Mercedes ou une Ford ? En cette époque d'énergies plus lourdes, alors qu'une si grande part de votre force physique est inconsciemment consacrée au processus de la mutation, nous vous demandons de simplifier vos priorités et votre vie quotidienne, et d'être honnêtes avec vous-mêmes quant à vos désirs et à vos besoins. Tout cela deviendra très simple, en effet, car, en vous élevant dans les dimensions supérieures, vous vous harmoniserez avec une morale supérieure, des concepts supérieurs et une expression d'amour supérieure dans tous vos actes. L'amour conditionnel n'existe pas dans les sphères supérieures, chers enfants. Ne vous inquiétez donc pas d'avoir à affronter tout un drame lorsque vous serez détachés de la dualité, car cela ne vous affectera plus. Vous aimerez alors tous les êtres de la même façon, quelle que soit leur situation. Témoin de leur vie, vous entretiendrez mentalement pour eux leur plus grand potentiel, tout en leur pardonnant leur cécité et leurs gestes inconscients. Vous aurez le pouvoir d'aimer votre pire ennemi, et, par conséquent, de vous en faire un ami.

Lorsqu'il n'y aura plus aucun antagonisme ni dans vos pensées ni dans vos croyances, vous serez entrés dans le flux supérieur de la Grâce divine.

Par-dessus tout, nous vous demandons de vous aimer ! Nous vous disons : ayez confiance en vous-mêmes ! Prenez le contrôle de votre vie et changez-la pour le mieux, afin qu'elle vous procure de la joie. Vous avez peut-être trop d'obligations pour tout simplement les éliminer et suivre votre cœur. Être incarné implique d'assumer la responsabilité de ce que vous créez ! Alors, acquittez vos factures, remboursez vos dettes et tenez vos promesses. Mais trouvez aussi le temps de nourrir votre âme. Suivez une formation qui est en résonance énergétique avec vous, apprenez à vous détacher des drames que vous n'avez plus besoin de jouer. Lorsque vous changerez *votre* façon de jouer le jeu de la vie, tous les autres joueurs qui vous entourent seront obligés de changer aussi ! *Vous êtes énergétiquement responsables de votre propre point de vue !*

Nous vous remercions donc de remplir vos contrats, de garder espoir lorsque tout paraît sombre, *d'avoir confiance en vous-mêmes.* C'est là l'essentiel de votre développement. La foi en vous-mêmes implique d'aimer qui vous êtes, de pardonner tout ce qui est arrivé et de pouvoir vivre sur la Terre en étant JE SUIS. Rappelez-vous que vous n'êtes jamais seuls, que vous êtes Tout en Un ! Il suffit que vous fermiez les yeux pour que Dieu apparaisse. Et, au moment même où vous pensez à nous inviter, nous sommes déjà là. Lorsque vous vous transcenderez, que vous soyez ou non dans votre corps, vous verrez que nous nous écarterons pour vous accueillir à nouveau dans les rangs de l'Esprit !

Communier avec l'Esprit

Nous voudrions maintenant vous parler de la nouvelle conception de la communication que vous devez adopter pour rendre votre conscience apte à recevoir de l'information des sphères supérieures. Sur le plan de la 3D, qui a été jusqu'ici votre mode de communication normal, vous transmettez des idées et des émotions par la parole, c'est-à-dire la vibration de votre voix, ou par l'écriture, et aussi par les efforts du corps physique. Autrement dit, vous n'utilisez que votre corps physique pour communiquer. Certains argueront ici que le langage corporel non verbal est aussi une façon efficace de communiquer. Nous sommes d'accord et nous l'ajoutons à la liste des expressions du langage physique !

Alors que vous vous élèverez dans votre aura et que vous développerez une nouvelle gamme de conscience sensorielle, que se passera-t-il, d'après vous ? Avez-vous réfléchi à la mécanique du processus ? Oui, voilà ce que nous sommes, des mécaniciens matériels venus vous enseigner comment fonctionnent les choses dans les sphères supérieures. Ce que vous appelez, du point de vue de la 3D, la « perception extrasensorielle » est en fait la « pleine perception sensorielle », que vous êtes en train de développer ! La télépathie est le mode raffiné de communication dans les sphères supérieures, et vos sens se développeront pour vous permettre d'exercer également d'autres « dons » : la clairvoyance, le channeling, la capacité de voir les auras et les énergies supérieures, etc. Imaginez que vous ajoutez un service de câblodistribution à votre téléviseur et que vous accédez soudain à des centaines de chaînes que vous ne pouviez capter auparavant. *Vous êtes tout simplement en train d'accéder à la communication non physique !* Félicitations, et bienvenue !

Dans la section précédente, nous vous avons demandé de vivre dans la conscience de l'Être à chaque instant. Mettez vos sens en mode « supérieur » et efforcez-vous d'intégrer toute l'information qui vous parvient, sur tous les plans. Si cela suscite en vous la peur à cause de croyances préétablies sur le combat entre l'obscurité et la lumière, demandez de ne recevoir que ce qui est « de la Lumière et dans la Lumière ». Insérez cette expression dans toutes vos pensées et faites-en votre protection hermétique, dans votre zone de libre arbitre ! Vous y êtes parfaitement autorisés ! Rappelez-vous-en ! Car vos pensées sont vraiment des « choses » qui existent sous une forme conceptuelle, non physique, et qui peuvent augmenter de densité et être créées sous forme matérielle. C'est votre véritable don, qui témoignera de vos pouvoirs lorsque vous serez prêts.

Vous êtes les maîtres de la création matérielle.

Soyez toujours conscients de ce que vous créez et de vos raisons de le faire !

Lorsque toutes vos couches corporelles seront plus pures, vous deviendrez votre propre « service de câblodistribution ». Chers lecteurs, nous attendons avec impatience ce moment où vous réaliserez enfin que vous pouvez établir la communication avec nous. *La communion avec l'Esprit a toujours été et sera toujours un échange bidirectionnel !* Mais si vous n'avez qu'une ligne téléphonique filaire (petit rire) et que notre réponse reste en suspens sur les ondes, il n'est pas étonnant que vous ne puissiez savoir si vous avez été entendus, ni quelle était la réponse ! Maintenant que vous êtes à développer l'« équipement de réception » qui convient, chacun de vous a le potentiel de se relier directement à l'Esprit et d'interagir directement avec Lui dans la Vraie Réalité de Tout ce qui Est.

Comprenez-vous que tout cela est déjà fait ? Oui, puisque vous êtes en train de lire nos paroles ! Comprenez-vous que tout cela s'effectuera doucement et graduellement si vous savez vous plier au changement et que vous vous focalisez sur le positif ? Le changement est la seule constante de l'univers ! Vous créez ce sur quoi vous vous focalisez ! Les énergies montantes faciliteront votre tâche de créateurs et nous vous demandons d'être prêts à maîtriser ces changements.

En vous offrant notre collaboration, nous vous présentons ce dernier cadeau, qui développera votre imagination et élargira votre potentiel. Pourquoi attendre une séance de guérison pour appeler l'Esprit ? Vous devriez communier en tout temps avec votre Soi supérieur, puisque vous cherchez à vivre dans cet état supérieur. Vous pouvez modifier de maintes façons la prière de guérison, et nous serons contents de vous guider et de vous protéger chez le dentiste ou chez le médecin, au cours d'un examen, au travail ou au jeu. Continuez de faire appel à l'Esprit, continuez de demander de l'aide, et tout ira mieux ! Nous vous avons bien dit que la communication se déroule dans les deux sens. Faites comme si c'était déjà le cas et vous en ferez une réalité !

C'est là un excellent entraînement à la vie dans les nouvelles énergies. Considérez toute l'existence comme une « méditation en mouvement ». Et soyez conscients de notre présence à vos côtés ! Comme toute votre vie va devenir une longue communion avec l'Esprit, pourquoi ne pas la commencer vous-mêmes ? Ne vous méprenez pas : nous ne sommes pas là à chaque instant de chaque jour et nous ne faisons pas d'intrusion dans ce que vous considérez comme votre vie privée. Mais considérez que, lorsque vous atteindrez ce lien conscient et constant que vous désirez tant, vous ne serez plus jamais seuls ! Certains attendent que cela leur « tombe du ciel », pour ainsi dire, tandis que d'autres travaillent consciemment à le créer. Lesquels, selon vous, y arriveront les premiers ? Ce n'est pas une course, chers lecteurs, ne vous méprenez pas. Nous attachons beaucoup d'importance à vos différences individuelles, qui nous semblent aussi miraculeuses que celles des flocons de neige. Votre diversité est votre meilleur atout, chers humains, votre intention focalisée est votre outil le plus important, et votre foi est votre plus grande force. Servez-vous-en tous ensemble et vous créerez l'Éden dans votre monde.

Nous avons vraiment hâte de travailler consciemment avec vous. Vous avez tous des guides et des anges, chers enfants, et le soutien des sphères supérieures dépasse la compréhension actuelle de la plupart des gens. Cela aussi changera, à mesure que vous atteindrez ce potentiel supérieur et créerez de nouveaux canaux pour que l'Esprit déverse de l'Amour sur la Terre. Nous sommes si fiers de votre progrès, nous chérissons chacun de vos rires, de vos pleurs et de vos gestes d'amour. Nous travaillons ensemble à créer le vaisseau parfait, le nettoyant et le polissant jusqu'à ce que vous brilliez intensément comme des flammes vivantes de lumière sur les grilles planétaires. Nous sommes remplis d'émerveillement devant la magnifique tapisserie que vous êtes en train de tisser, alors que vous faites de la tonalité d'amour du nouvel Être humain au corps de lumière une partie intégrante du Plan divin.

Tout comme chaque flocon de neige participe à la beauté totale d'une tempête hivernale, chacun de vous joue un rôle essentiel dans l'ascension de l'humanité et l'avancement de la Divinité. Lorsque la matière terrestre deviendra « spiritualisée », quels mondes vous pourrez pénétrer ou créer ! Nous sommes fort honorés de vous aider à progresser et de vous soutenir sur la voie de la grande Transformation.

Chapitre 7

Les clés de la maîtrise

Chers lecteurs, tous les éléments ou clés que nous présentons dans ces quatre chapitres de la deuxième portion du livre, sont en fait interchangeables car elles sont interconnectées. Vous pourriez les déplacer d'une section à une autre et l'ouvrage resterait cohérent. Tout comme les lois universelles doivent s'exercer ensemble pour que se manifeste ce que vous désirez, *toutes les clés ou éléments doivent fonctionner ensemble pour que votre voyage évolutif s'accomplisse d'une manière satisfaisante.*

Vous ne pourrez maintenir un état d'amour inconditionnel sans avoir d'abord atteint ce point de vue supérieur. Vous ne pourrez accroître la portée de vos sens, intégrer vos cerveaux droit et gauche ni fusionner pleinement avec votre propre divinité si vous n'avez d'abord purifié votre véhicule corporel. Vous ne pourrez prendre un véritable élan spirituel sans avoir d'abord accepté tout ce qui vous est arrivé dans votre vie et pardonné à tous les gens concernés, *surtout à vous-même !* Vous ne pourrez maintenir cet état supérieur sans avoir d'abord atteint l'équilibre par la compréhension des concepts de libre arbitre, de choix et de flexibilité.

Encore une fois, si cet ouvrage vous paraît redondant, veuillez pardonner notre prolixité, mais vous apprenez par la répétition, à tâtons, en vous trompant et en recommençant. Rappelez-vous que, quoi qu'il arrive, quoi que vous fassiez ou ne fassiez pas, l'Esprit ne vous juge pas ! Dieu ne fait qu'aimer. Pour lui être semblable, vous ne devez juger rien ni personne, y compris vous-mêmes. Apprenez seulement à aimer Tout cela.

Qu'est-ce qui motive tout d'abord votre quête ? La certitude qu'il vous manque quelque chose. C'est là la seule connaissance que vous puissiez capter de vos couches auriques supérieures. Comme celles-ci sont bloquées par le Voile d'oubli, vous ne savez pas *quoi* il vous manque. Tout ce que vous savez, c'est que vous vous sentez presque constamment incomplets et seuls. Alors, qu'est-ce qui remplit ce vide ?

La clé de la foi

La foi. Tout au long de votre histoire, des religions particulières et des systèmes de croyance vous ont formés et guidés jusqu'à ce que vous n'ayez plus besoin de leur soutien. Le moment est venu de les abandonner. Si votre recherche de la foi est devenue une quête solitaire, c'est que vous êtes arrivés à reconnaître votre propre potentiel divin. Votre couche spirituelle entre alors en jeu, et elle doit fonctionner dans le cadre de la mentalité tribale de la société dont vous faites l'expérience en cette vie. Comme chaque religion et chaque société apportent des leçons précises, vous avez appris à maintes reprises que la foi positive et la foi négative se côtoient. *Votre libre arbitre vous permet de choisir quelle foi adopter.*

Les leçons sont reconnues et traitées par votre couche mentale, qui enregistre tous les concepts dont vous faites l'expérience. C'est là que la religion prend un sens ou non, selon l'évaluation qu'en fait votre mental conscient. C'est là que vous savez ce qui sonne vrai ou faux pour vous. Et avec quel instrument détectez-vous le timbre de ce son ? Avec votre corps émotionnel.

Votre corps émotionnel absorbe les directives spirituelles et les concepts mentaux, et produit une émotion qui résonne au sein de votre être. C'est là que vous exprimez vos sentiments quant à vos croyances. L'émotion qui jaillit, c'est votre moi aurique (ou votre moi dans une dimension supérieure) qui communique avec vous. Quand ce que vous assimilez résonne sur tous les plans de votre être, vous en retirez un sentiment de bien-être. Ce sentiment dit au reste de votre corps : oui, cela est bon et juste. Choisis ceci, va dans cette direction, c'est ce qui est le mieux.

Vous avez toujours appelé cela votre « intuition ». C'est bien plus que cela, chers enfants ; *c'est votre propre présence puissante et éternelle qui vous parle.* Rappelez-vous que, jusqu'à maintenant, votre idée du moi s'est formée à partir des perceptions de vos sens tridimensionnels ancrés dans votre corps physique. Vous n'avez même aucune conscience ni aucune preuve que vous êtes plus que cela. Et voilà que nous arrivons en vous disant : « Réveillez-vous ! Regardez-vous les uns les autres, et vous verrez la perfection et la divinité chez les autres avant de les voir en vous-mêmes. » C'est en soi un pas immense à faire dans l'élargissement de votre cadre de référence mental.

Par-dessus tout, nous vous demandons d'accepter une nouvelle définition de vous-mêmes en tant qu'êtres énergétiques, holographiques et éternels ! Voyez-vous comment la foi véritable vous est insufflée par l'Esprit et incite doucement votre esprit fermé à s'ouvrir à nouveau ? Elle passe de votre couche spirituelle à votre couche mentale, puis à votre couche émotionnelle, et enfin, bien sûr, à votre corps physique. Et c'est ce qui nous intéresse maintenant : assimiler tous les merveilleux concepts spirituels expansibles que vous avez reçus, traités et appris à aimer. Que vous reste-t-il à faire maintenant ? Bien sûr, vous le savez déjà : **devenir spirituels.** Embrasser votre spiritualité, fusionner toute votre connaissance dans votre noyau physique, votre couche la plus profonde, qui deviendra votre véhicule pour vous transporter dans la réalité de la 5D.

Et comment accomplir cette tâche immense, mais faisable ?

Nous avons tellement d'amour pour vous. Nous vous attendons, tenant le Cercle de Grâce afin de le déposer sur vos corps et en eux pour que vous puissiez franchir les derniers paliers de la guérison. Êtes-vous prêts ? De votre position temporelle, pourrez-vous respecter l'échéancier établi pour le nouveau millénaire ?

Vous connaissez déjà la réponse intérieurement. Elle est différente pour chaque personne, car chacune changera à son propre rythme. Mais vous avez tous senti ceci ou vous le sentez maintenant en lisant ces lignes. En mai 2002 et en juin 2004 sont survenues deux immenses vagues d'énergie qui ont formé autour de la planète une couverture de Conscience christique et de Divin Amour maternel qui vous rendra bientôt hyperconscients de Tout ce qui Est autour de vous. Lorsque vous atteindrez les niveaux supérieurs de la 4D, vous sentirez de grands changements. Plus vous purifierez et équilibrerez votre corps, plus vous resserrerez les liens entre toutes vos couches et redeviendrez unis à Dieu.

C'est ce qui arrive *maintenant* ! Cette énergie qui palpite autour de vous, au-dessus, en dessous et en vous, dit : « Tu n'es pas seul. Tu fais partie d'un immense flux d'énergie qui s'élève dans l'amour et se mélange à nouveau à la superconscience de Tout ce qui Est. Sens-le, sens l'amour, sens-nous te guérir à tous les niveaux et t'aider à t'élever. »

La clé du libre arbitre, c'est le choix

Nous devons faire ici une petite mise en garde concernant toutes ces informations métaphysiques qui surgissent autour de vous, y compris celle que vous tenez présentement entre vos mains. Il est essentiel pour votre développement que vous acceptiez les concepts qui éveillent en vous une résonance et que vous ignoriez le reste. La vérité est une chose très personnelle et très intime, différente pour chacun. Utilisez vos sens quadridimensionnels en épanouissement pour filtrer l'information et n'en retenir que ce qui est vrai pour vous. Faites de même lorsque vous assistez à des séminaires ou des conférences et écoutez les points de vue des autres. Retenez ce qui vous paraît bon et vrai, et écartez le reste. Votre plus grand cadeau de l'Esprit est le pouvoir de choisir, que vous détenez parce que vous êtes dans la Zone du Libre Arbitre !

Au cours d'un channeling antérieur, nous avons qualifié 2003 d'« année du Changement ». Pendant cette période, tous les changements devenus nécessaires dans votre vie ont été portés à votre attention ou, comme vous dites, vous ont « sauté aux yeux ». Nous avons appelé 2004 « l'année de l'Action ». Voyez-vous à quel point vous avez besoin d'identifier et d'accepter le besoin de changements avant de pouvoir les effectuer ? À ceux d'entre vous qui sont en train d'ajuster leur vie afin de respecter leurs besoins changeants dans cette énergie en changement, nous disons que la vie se déroulera plus aisément. Pour ceux qui sentent le besoin d'effectuer des changements et savent ce qui doit changer, mais ne font rien, il y a également un choix. Nous reparlerons de l'année 2005 au dernier chapitre de cet ouvrage.

Lorsque votre choix est motivé par la peur, vous prenez une voie inférieure ! Chers enfants, chaque fois qu'une alternative s'offre à vous, sachez qu'elle comporte plus que le simple choix entre dire oui ou dire non, rester ou partir. Il y a toujours une troisième ou même une quatrième option possible. Ou bien la décision n'est pas encore assez mûre pour être prise (ni le oui ni le non ne fonctionnent vraiment) ou bien vous pouvez décider de ne pas agir du tout pour éviter de faire face à la situation. Toutefois, la voie de la non-action incite habituellement l'univers à vous faire approfondir vos leçons…disons avec plus d'intensité ! Alors, la vie vous ballotte de tous côtés et vous devez vous adapter à ses détours inconnus et compliqués. C'est là la vieille manière de voir la vie, chers cœurs : la laisser vous contrôler ; c'est la vieille façon, fondée sur la peur et la 3D. Croyez-vous que, pour chaque question, il existe une réponse ? Parfois, si vous avez de la difficulté à prendre une décision, il est sage de dire : « Oui, je sais qu'il existe une réponse, mais je ne sais tout simplement pas encore où ni comment la trouver. » Il est beaucoup plus productif de constater une lacune dans votre information que d'abandonner parce que vous ne voyez pas de solution. Certaines personnes s'obligent à faire un choix que, dans leur cœur, elles savent ne pas être le bon, mais elles le font parce que dans leur « tête » cela semble mieux ou plus juste. Chers enfants, s'il vous plaît, rappelez-vous le Calendrier divin. Même si la bonne solution n'est pas apparente, ne concluez jamais qu'elle n'existe pas !

Voyez-vous l'air ? Non. Existe-t-il ? Oui. Vous manquerait-il s'il disparaissait, même si vous ne pouvez le voir ? Oh oui ! vous vous en apercevriez très vite car vous n'auriez plus d'air à respirer ! Nous pourrions continuer longtemps dans cette veine. Voyez-vous les ondes radio ? Voyez-vous les rayons X ? Voyez-vous la gravitation ? Voyez-vous les transmissions par satellite et les télédiffusions ? Voyez-vous les micro-ondes ? Voyez-vous tout l'Internet à la fois ? Voyez-vous votre aura ? Vous saisissez l'idée !

Tous ces exemples ont quelque chose à voir avec les forces invisibles de l'énergie que vous utilisez tous les jours et que vous considérez comme allant de soi. Nous voudrions élargir cette compréhension que vous avez des choses invisibles que vous utilisez, pour nous inclure, nous et les sphères supérieures ! Nous voyez-vous, maintenant ? Non. Existons-nous ? Oui. Existons-nous, que vous le croyiez ou non ? Oui. Pouvons-nous vous aider à nous atteindre ? Oui. Pouvons-nous le faire pour vous, sans que vous fassiez un effort sincère ? Non. Vous devez prendre le temps et faire l'effort de nous atteindre de l'intérieur.

Peut-être vous dites-vous que cela ne peut pas être aussi simple ; que la vie est trop compliquée, trop exigeante, trop dure, pour qu'une simple méditation arrange tout. Alors, nous vous demandons ceci : pourquoi les bonnes choses ne peuvent-elles pas être simples ? Pourquoi la meilleure solution ne peut-elle pas être facile ? Si vous croyez que toute récompense ne peut venir que d'un travail dur et incessant, c'est la voie que vous choisissez de vous infliger ! Si telles sont vos attentes par rapport à la vie, c'est ce que vous allez créer. Vos croyances créent votre réalité ! Votre réalité dualiste est conçue de façon à se conformer à votre niveau de vibration énergétique et ainsi vous apporter des expériences qui vous font progresser dans vos leçons de vie.

Lorsque nous disons que toute l'expérience de la vie terrestre est conçue pour vous apporter des leçons de vie, nous voulons dire : *sur tous les plans de la vie.* Tout ce qui arrive autour de vous et en vous peut être considéré et expliqué comme des leçons de vie que votre âme cherche à apprendre. Bien des situations de crises sont des leçons qui n'ont pas été apprises lorsqu'elles étaient gérables et qui ont maintenant pris des proportions dysfonctionnelles. Si vous deviez étudier l'évolution de ces situations, vous verriez les moments où les problèmes d'abondance ont surgi et sont devenus des obstacles, où les questions de communication ont bloqué une résolution potentielle, et comment la focalisation sur la situation ou son ignorance a fait pencher les choses d'un côté plutôt que de l'autre. La rétrospective n'est bonne que pour repérer ces tendances, voir où vous vous êtes trompé et pourquoi, afin de pouvoir changer le résultat la prochaine fois.

Vous avez un dicton qui dit qu' « il est plus facile de voir avec le recul » et nous sommes bien d'accord là-dessus ! Il peut être fort constructif de regarder en arrière, si vous voyez l'erreur et apprenez à ne pas la répéter. Le retour en arrière peut toutefois s'avérer également fort destructeur si vous y restez coincé, en vous disant que vous auriez dû faire ceci ou cela, si seulement vous aviez su… Eh bien, si vous aviez su, la leçon ne se serait pas présentée ! Nous ne disons pas cela par désinvolture car nous savons combien d'entre vous sont aux prises avec d'immenses problèmes, des décisions déchirantes et des situations où votre vie est en jeu. C'est en ces moments de crise que les gens demandent l'aide de

Dieu, quelle qu'en soit leur conception. Par nos enseignements, nous vous offrons de vous rencontrer régulièrement et de travailler avec vous afin que votre vie soit une cocréation d'expression physique par l'intention spirituelle. Vous n'avez pas à rebondir d'une crise à l'autre comme une balle de caoutchouc... Vous pouvez apprendre à affecter et à diriger tout ce qui vous entoure !

Nous aimerions vous rappeler ce que vous emportez en quittant chacune de vos vies. Vous abandonnez votre chéquier, votre maison, votre voiture et tous vos autres biens. Vous emportez l'amour que vous avez donné. Vous emportez aussi les leçons que vous avez apprises. Voilà le véritable trésor de l'Âme. C'est là le véritable accomplissement de chaque vie et il n'est jamais trop tard pour apprendre une leçon. Lorsque vous tenez la main d'un proche en train de mourir et que vous vous dites : « N'a-t-il donc jamais rien appris ? », sachez qu'il a encore le potentiel d'apprendre. Au moment même où il s'extirpe de cette coquille défectueuse et se retrouve à nouveau parmi nous sous la forme d'un ange, il peut revoir son corps en disant : « Mon Dieu ! je ne l'ai pas tellement bien réussie, celle-là. Eh oui, c'était là la leçon à apprendre, car ça ne m'était encore jamais arrivé. » Il n'est jamais trop tard. Nous vous avons dit que Dieu ne juge jamais, et vous ne devriez pas le faire non plus. Vous ne jugez que vous-mêmes... mais vous avez pris l'habitude de vous juger les uns les autres, ce sur quoi nous ne porterons aucun jugement.

Lorsque vous quittez votre vie humaine, personne ne vous dit que vous avez réussi telle chose et que vous avez échoué dans telle autre. On vous fait passer en revue toute votre vie et on vous demande : « D'après toi, dans quelle mesure as-tu réussi ? Qu'as-tu appris ? Qu'aimerais-tu achever la prochaine fois ? Qu'aimerais-tu accomplir mieux ? Qu'aimerais-tu rayer de ta liste ? » Vous voyez...c'est aussi simple que cela. Dieu est beaucoup plus gentil pour vous que vous ne l'êtes pour vous-mêmes.

Chers lecteurs, vous ne connaissez qu'une infime partie de votre conscience totale, qui se trouve hors de portée de vos sens habituels. En vous élevant dans le lien conscient avec votre Soi supérieur, vous développerez une conscience raffinée du changement planétaire qui affecte votre structure électromagnétique. Pendant des siècles, vous avez vécu par vos trois chakras inférieurs, ou « sous la ceinture ». Toutes vos expériences de vie ont été filtrées par le chakra racine (la survie), le sacral (la famille) et le plexus solaire (la société). Autrement dit, vous étiez « centrés sur le ventre ». Actuellement, vous développez le plein épanouissement de votre structure à sept chakras, avec le cœur comme nouveau centre de votre Être, guidant les trois chakras supérieurs et les trois chakras inférieurs. *Ce changement énergétique requiert que vous viviez à partir du cœur et accueilliez ainsi le changement sur tous les plans.* Soudain, vous quittez votre emploi, le mariage devient étouffant, vous avez la bougeotte, mais vous ne savez pas où aller ni comment survivre.

Chers amis, l'époque présente est une période essentielle de changement pour la Terre et tout ce qui y réside. Tout change. Tout ce qui ne résonne pas avec votre cœur devient de plus en plus pénible à supporter. *Toute douleur provient de la résistance au changement.* Même les gens qui ne cherchent pas le changement s'y trouvent confrontés. Pourquoi ? Parce que les nouvelles énergies l'exigent ! On vous demande de vivre selon votre cœur, de mettre à profit vos talents et de réaliser l'objectif de votre âme. Alors que l'équilibre de l'énergie passe en plus haute résolution, n'est-il pas raisonnable que le spirituel devienne plus important que le matériel ? Ceux d'entre vous qui peuvent dépasser la peur et exercer leurs vrais talents connaîtront l'abondance.

Dès que vous aurez entrepris le travail qu'il vous appartient de faire, l'univers soutiendra vos efforts. Pourquoi ? Parce que vous serez heureux ! Le vrai bonheur est lié à l'émotion de la *joie*, qui est l'essence de l'amour inconditionnel et la plus pure résonance énergétique de Dieu. Propulsés par la joie, qui est l'énergie la plus précieuse de l'univers, vous serez comblés dans la réalisation de vos rêves et l'atteinte de vos buts. Votre travail aura une valeur pour les autres et leur joie rejaillira sur vous sous forme d'abondance !

Sur votre planète, il existe un obstacle supplémentaire à votre progrès spirituel : l'argent. Au lieu d'avoir un système de troc d'énergie, de biens et de services, vous mesurez votre travail et votre valeur à la somme de billets de banque que vous possédez. La valeur véritable d'une personne ne se mesure pas à son potentiel financier ni au nombre de « jolies choses » qu'elle a accumulées. À quoi mesure-t-on la véritable valeur d'une personne ? Pour nous, c'est à la quantité de Lumière divine que vous dégagez, actuellement ou *potentiellement*. Autrement dit, vous avez tous le potentiel de vous accomplir ! Il s'agit seulement de vous rappeler qui vous êtes vraiment et de garder la conscience de votre divinité à chaque instant où vous vivez et respirez.

Vous avez tous la même forme et les mêmes fonctions de base, le même nombre d'os, la même structure organique et la même complexité chimique. Et pourtant… et pourtant, qu'est-ce qui rend chaque personne si différente de toutes les autres ? Ce n'est pas uniquement une question de génétique, comme le fait d'hériter du gros nez de votre père et des cheveux bouclés de votre mère. Votre unicité est due à l'unique étincelle d'âme que vous portez, combinée aux expériences particulières de toutes vos vies et à la perspective unique que vous entretenez en regardant cette vie de dualité avec vos yeux physiques. Vous portez tous de la joie et de la tristesse, du rire et de la douleur, des connaissances et des opinions, des peurs et des attirances, chacun dans une proportion particulière qui crée l'unicité de l'expression et des expériences de votre vie.

Mais si nous passions un chapeau en vous demandant, chers lecteurs, d'écrire vos problèmes sur un bout de papier et de les y déposer, nous y trouverions un nombre de problèmes bien inférieur à celui des personnes qui auraient participé. Pourquoi ? Nous restons là à observer patiemment d'innombrables petits drames tous semblables qui se jouent dans des petits cercles de vies juxtaposés, créant une immense tapisserie grouillante de drames alimentés par... le *libre arbitre*. Ce qui vous fait avancer, c'est la capacité de choisir. La capacité de *sentir* si ces choix conviennent ou non, ce qui vous donne l'occasion de choisir à nouveau ! Chers enfants, nous vous rappelons ici qu'il y a toujours des solutions de rechange, si vous regardez bien. Il y a toujours d'autres options possibles. *Le plus bel aspect de votre pouvoir, chers humains, c'est la capacité de tirer leçon de vos choix, de changer d'idée et de choisir à nouveau ! C'est ainsi que l'âme fait des progrès, et NON dans la stagnation.*

La clé de l'autodiscipline

L'autodiscipline est un ingrédient-clé de la réalisation de toutes les clés énumérées ici ! Même si nous vantons les bienfaits du Cercle de Grâce, puisque c'est le raccourci spirituel que nous vous offrons pour vous aider à traverser cette époque changeante, ce n'est là que l'une des nombreuses voies. Certains d'entre vous trouveront peut-être l'enracinement par une simple méditation silencieuse de vingt minutes, chaque matin. D'autres ont peut-être besoin de courir quelques kilomètres afin de se sentir équilibrés de corps et d'esprit. Quelle que soit votre pratique quotidienne, notre message principal, pour toute cette section, est tout simplement ceci : *VOUS DEVEZ AVOIR UNE PRATIQUE QUOTIDIENNE !* Voilà la clé maîtresse pour survivre avec grâce aux énergies émergentes tout en contrôlant le niveau que vous voulez atteindre. Nous revenons toujours au libre arbitre et à votre droit de choisir. Nous vous disons : *visez haut !* Pourquoi pas, puisque vous allez au-devant des ennuis de toute façon ?

Il est temps de commencer à exercer votre volonté. Se comporter comme le Christ à chaque instant, c'est là un grand saut à effectuer, et nous vous exhortons donc à commencer modestement : il vous faut une pratique quotidienne ! À ceux d'entre vous qui assistent à des séminaires et participent à des séances de guérison holistique au cours desquelles ils sentent monter en eux une énergie merveilleuse, mais qu'ils ne peuvent maintenir lorsqu'ils retournent à leur vie quotidienne, nous disons : *vous avez besoin d'une pratique quotidienne* ! Vous avez besoin de créer *pour vous-mêmes*, à chaque jour, ce lien avec la 4-5D, qui finira par devenir votre nouveau point de vue supérieur sur la vie. Pour y arriver, vous devez terminer ce que vous avez laissé inachevé ou débarrassez-vous-en ! Faites les choses que vous avez remises à plus tard. Prenez le temps d'appeler les gens auxquels vous pensez souvent sans jamais leur téléphoner. Emmenez un enfant au cirque ! Ce sont là des activités énergétiquement inspirantes : planifiez-les. Voyez combien elles alimentent votre joie et faites de celle-ci « émotion cible » à maintenir !

Peu importe le genre de pratique ou de méditation quotidienne que vous adopterez, pourvu que vous l'exerciez. Maintenant, nous allons vous expliquer davantage pourquoi. Vous savez, plus les énergies augmenteront d'intensité, plus vous aurez besoin de dégager de votre organisme un stress chronique et quotidien. Que ce soit sous une forme active ou sédentaire, par le yoga ou par la méditation, ce qui compte, c'est de le faire chaque jour !

Le changement de millénaire est un processus énergétique qui se produit tout autour de vous et vous oblige à changer également. Atteindre l'état de « corps de lumière », cela implique réellement de libérer toutes les zones de résonance inférieure afin que votre être total s'élève et résonne plus clairement, plus légèrement. Comment voulez-vous réaliser ces changements cellulaires dont il est question dans beaucoup de conférences et de séminaires, l'expansion de l'ADN, votre potentiel interdimensionnel, sans des changements corporels majeurs ? Oui, un jour, ce simple exercice de purification deviendra si essentiel à votre fonctionnement quotidien que vous l'insérerez dans votre horaire. Les plus chanceux pourront organiser leur emploi du temps en fonction de leurs périodes de méditation ! Dans l'avenir, une fois que vous aurez enseigné à vos jeunes à méditer tous les jours (sous la forme que vous aimez et qu'ils aiment), les effets bénéfiques de la méditation quotidienne sur le corps humain et sur sa longévité seront évidents.

La clé du détachement

Dans la dernière section, nous avons parlé de la nécessité d'une pratique quotidienne pour vous permettre de créer votre propre « espace sacré » et vos « énergies sacrées » au lieu de les chercher auprès d'une source extérieure. Nos enseignements ont toujours été centrés sur la purification du véhicule physique et sur la création d'un point de vue supérieur sur la vie. Nous vous avons expliqué comment trouver la joie (également en vous !) et vous libérer de la peur. Mais avez-vous remarqué notre véritable intention (notre objectif supérieur, si vous préférez) ?

Le but suprême de la Fraternité de Lumière est d'aider l'humanité sur la voie de la pleine Maîtrise. Chers enfants, personne d'autre que vous ne peut habiter votre corps. Personne d'autre que vous ne peut vivre votre vie. Personne d'autre que vous ne peut vous guérir intérieurement ! Au lieu de prêcher – faites ceci, prenez cela, allez là –, nous vous disons : vous êtes venus en vertu d'un plan magnifique et complet, selon lequel tous vos potentiels sont mis à l'épreuve au moyen de diverses leçons, tous vos talents et votre créativité sont stimulés par les obstacles et les défis qui parsèment votre vie, toutes les crises que vous affrontez sont des épreuves pour le cœur. Des épreuves de courage, de foi, de valeurs. Planète d'apprentissage pour l'âme, la Terre a été appelée « l'université des relations ».

Tout drame procède de l'une des quatre intrigues fondamentales que voici : l'Homme contre Dieu, l'Homme contre la Nature, l'Homme contre l'Homme, et l'Homme contre Lui-même. N'importe quelle histoire peut entrer dans l'une de ces quatre catégories. Mythe, histoire, fiction ou non-fiction, peu importe. Nous ne nous éloignons pas du sujet, ici, chers lecteurs, mais nous aimerions souligner le fait que l'art imite la vie. En effet, prenez n'importe lequel de vos problèmes ou dilemmes et comparez-le à cette liste ; vous trouverez une place pour le moindre d'entre eux dans l'un de ces quatre scénarios.

Lorsque vous commencez à remarquer les drames qui se déroulent autour de vous, les rôles archétypaux que les gens jouent inconsciemment, c'est que vous n'en avez plus besoin ! Lorsque vous avez reconnu ces leçons, c'est que vous les avez dépassées ! L'essentiel est de sortir gracieusement du jeu, de reculer et d'observer, et de ne pas laisser vos couches émotionnelle et mentale se faire entraîner dans l'action. Conservez votre point de vue spirituel (supérieur) et attendez de pouvoir répondre d'une façon appropriée, au lieu de réagir inconsciemment. La différence ? Environ dix secondes, le temps de respirer, de détendre votre corps. Voici une clé importante pour atteindre le détachement : *si vous n'avez rien à gagner ni à perdre dans cette situation, celle-ci et les personnes qui y sont impliquées n'auront aucune influence sur vous. Vous en avez le plein contrôle et rien ne peut vous déstabiliser !*

Nous vous demandons ici de vous détacher du « drame » de votre expérience et de le considérer sans passion. Quel est le pire qui peut arriver si vous faites tel choix ? Quel est le pire qui peut arriver si vous faites tel autre choix ? Pouvez-vous réussir à survivre au pire et à avancer tout droit dans votre nouvelle direction, confiant en votre réussite ? Oui, faites intervenir le doute afin de vous protéger contre la pire éventualité. Procédez lentement mais sûrement dans le changement de votre vie, si tel est votre rythme. La « zone de confort » dont nous parlons souvent est votre zone de confort émotionnel, mental, spirituel et, bien sûr, physique. Rares sont les gens capables de se hisser rapidement d'un plan au suivant ; ce peut être fort dangereux si c'est fait à la hâte et sans réflexion ni planification. Nous vous disons de prendre votre temps !

Purifiez votre noyau physique, laissez le corps mental planifier les détails, donnez au corps émotionnel la latitude nécessaire pour alimenter vos convictions, et dites-vous que votre couche spirituelle vous guidera !

Voici une autre clé du détachement : *afin de pleinement vous détacher du drame, vous devez apprendre à ne porter aucun jugement !* Nous vous répétons que le jugement n'existe pas dans les sphères supérieures. L'Esprit ne vous juge jamais. Vous ne vous jugez vous-mêmes que lorsque vous reprenez votre forme éternelle. Oui, la mort est l'heureuse délivrance d'une autre « session scolaire » : vous retournez chez vous pour vous détendre, vous rafraîchir et décider de votre prochain programme de leçons. Et à quoi vous jugez-vous ? Eh bien, à la quantité d'amour que vous avez créée ! À la mesure dans laquelle vous avez appris à vraiment vous aimer vous-mêmes et, par conséquent, à aimer la Source divine dont vous provenez. À la mesure aussi dans laquelle vous avez partagé cet amour avec les autres et équilibré l'amour donné et reçu. Dans sa progression sur la spirale de la réincarnation, l'âme étudie toutes les qualités de l'amour en chaque vie et en chaque segment de vie (une qualité tous les sept ans, dans l'enfance, à l'âge adulte et dans la vieillesse).

Chercher, apprendre et élargir votre cadre de référence mental, tout cela est aussi merveilleux que nécessaire, mais reste incomplet si vous n'appliquez pas tout ce que vous avez appris. Ne remettez pas ces livres et leurs enseignements sur la tablette : commencez à vivre consciemment et concrètement ce qu'ils prêchent et ce que vous croyez ! Quels que soient les enseignements qui éveillent en vous des résonances, quelle que soit la foi que vous choisissez de suivre, tous les chemins mènent à la Source véritable de toute énergie de vie.

Sachez que les leçons et les expériences de votre vie fournissent à votre âme l'information qu'elle recherche pour apprendre les diverses qualités de l'amour. Puisque telle est la véritable nature de l'intense vague d'énergie de l'année 2004, que vous êtes en train d'assimiler, nous vous expliquerons maintenant ce qu'elle signifie sur le plan énergétique. D'abord, nous vous rappelons qu'en termes énergétiques et, par conséquent, physiques, les émotions humaines reflètent la « tonalité » vibratoire de l'être total de chaque personne. Sur une échelle de un à cent (soyons linéaires pour un instant), la peur occupe la moitié inférieure de l'échelle vibratoire et l'amour domine la moitié supérieure. *Vous ne pouvez vibrer que dans une tonalité à la fois !* Oui, et l'amour annule la peur ! C'est une tonalité supérieure. Avez-vous déjà entendu parler du pouvoir de l'esprit sur la matière ? De l'effet des événements de votre vie sur votre fonctionnement biologique ? Les sentiments que vous entretenez sur vous-mêmes et sur votre vie ont un effet sur votre santé physique. Lorsque nous vous supplions de développer la maîtrise de vos pensées et de vos émotions, nous avons une bonne raison de le faire ! Votre état émotionnel est une combinaison de ce qui se passe dans toutes vos couches PÉMS. Votre état physique affecte vos émotions, votre état mental affecte vos émotions, vos croyances affectent vos émotions, et la qualité de vos émotions (votre « tonalité » émotionnelle) gouverne la santé de votre corps.

Certains des sentiments que nous allons maintenant énumérer peuvent sembler n'appartenir ni à la Peur ni à l'Amour. Vous pouvez également les considérer comme des états émotionnels qui alimentent les leçons de la vie. Puisque votre volonté (ainsi que votre habileté à la diriger) trouve son expression par le corps émotionnel (au plexus solaire), vous considérerez peut-être ces qualités de l'amour comme des états émotionnels à abandonner ou à adopter. Le libre arbitre s'applique à tout : modifiez ces listes comme il vous plaira ! (*Note de l'auteur : la Fraternité m'a demandé d'établir les listes alphabétiquement, pour ne pas accorder plus d'importance à une catégorie qu'à une autre. Ces listes ne sont aucunement complètes, mais elles vous sont présentées pour vous permettre de mieux comprendre.*)

Sur cette échelle vibratoire émotionnelle de 1 à 100, la moitié inférieure comprend les qualités de la Peur. Les leçons à apprendre sont liées aux expériences suivantes : *aliénation, ambivalence, anxiété, bigoterie, blâme, châtiment, choc, colère, complaisance, confusion, critique, culpabilité, cupidité, défaite, dépression, désespoir, douleur, doute, ennui, haine, incertitude, inquiétude, jalousie, jugement, laideur, malheur, mensonge, nostalgie, panique, peine, regret, remords, résignation, solitude, souffrance, terreur, tolérance, vengeance.*

Dans la moitié supérieure de l'échelle vibratoire émotionnelle humaine, vous expérimenterez ces qualités de l'Amour : *beauté, calme, charme, clarté, compassion, confiance, contentement, courage, créativité, détachement, dévotion, discipline, engagement, équilibre, espérance, excitation, extase, fantaisie, foi, harmonie, honnêteté, honneur, humour, indulgence, innocence, inspiration, intégrité, intuition, joie, libération, pardon, passion, patience, persévérance, plaisir, protection, sagesse, service, vérité.*

Mais où placeriez-vous la compétition, le pouvoir et la sensualité ? Ce sont également des aspects de l'expérience humaine que chaque âme utilise pour apprendre l'amour, à travers les jeux émotionnels de vos leçons de vie. Un grand nombre de ces expériences peuvent s'exprimer par une vibration supérieure ou inférieure (comme celles qui sont liées au pouvoir), selon votre état d'esprit et la pureté de votre véhicule. C'est pourquoi les leçons se répètent : les mêmes conditions, situations ou relations reviendront sans cesse jusqu'à ce que vous développiez un point de vue supérieur sur elles. Si une leçon se présente encore une fois alors que vous la croyiez assimilée, ce n'est qu'une façon pour l'Esprit de vous dire : « Voici, fais-le encore parfaitement, d'un point de vue supérieur. » Alors, vous pourrez lui dire adieu avec reconnaissance et sans regrets ! Lorsqu'une âme a bien appris une leçon, elle passe à la suivante et vous aussi.

Les quatre drames fondamentaux énumérés plus haut forment la structure de vos leçons terrestres. Votre position de résonance sur l'échelle émotionnelle indique votre progrès dans l'apprentissage des leçons. Plus vous verrez clairement votre « tonalité émotionnelle », plus il vous sera facile de vous accorder pour être en harmonie d'amour avec les nouvelles énergies. Ne vous laissez pas décourager par toute cette information, car elle est à la mesure de la complexité de l'apprentissage supérieur qui se trouve maintenant à votre portée. Chers lecteurs, nous utiliserons ici l'une de vos expressions : *ne vous noyez pas dans les détails !* C'est l'essentiel de la pensée que nous vous laisserons. Devant tout ce qui se passe autour de vous et en vous, nous vous demandons de demeurer souples, d'espérer et de garder l'esprit ouvert, avec la certitude de pouvoir atteindre tous vos buts, en débordant d'amour pour tout ce qui vit.

La clé du contrôle mental

En vous élevant vers les nouvelles fréquences, alors que vous commencerez à sentir l'énergie que vous recevez et émettez quotidiennement, vous en viendrez à prendre conscience de la force physique que vous dépensez à marcher, à parler, à travailler et même à penser. Le meilleur remède à tous vos « maux transitoires » est le repos, à la fois du corps et de l'esprit. Certaines personnes gaspillent tellement d'énergie à répéter des boucles mentales, chers enfants, que c'en est épuisant pour nous tous ! (Petit rire.) *Sachez que l'inquiétude de l'esprit entraîne une dépense d'énergie physique.* Au chapitre dix, nous parlerons plus en détail de cette émotion.

En attendant, plusieurs veulent savoir comment arrêter ces boucles mentales ? Tout simplement en les remplaçant. Coupez-les, coupez-les, coupez-les ! Imaginez une grande paire de ciseaux spirituels, argentés. Chaque fois qu'une boucle négative vous traverse l'esprit, coupez-la en petits morceaux et remplacez-la par une bonne pensée, comme celle-ci, par exemple : *tout se déroule comme il se doit ; on me guide et on me protège.* Quelle que soit la situation et peu importe qui vous priez, l'Esprit écoute toujours. De plus en plus nous vous encourageons et de plus en plus vous nous entendez. Alors que l'énergie de la Terre s'élève et que votre corps doit s'ajuster constamment, nous vous exhortons à la patience. Soyez patients envers vous-mêmes et envers ceux qui vous entourent, car vous êtes tous en mutation.

Chaque fois que vous effectuez un changement mental pour désamorcer ces pensées négatives, que faites-vous ? Vous ajoutez de la joie à votre cœur en vous refocalisant sur le bonheur, et cela deviendra bientôt votre « zone de confort ». Il y faut toutefois du temps et de la pratique, car tout cela est pour vous si inhabituel et si unique. Vous n'êtes pas nés avec ces habilités, car vous n'êtes pas nés en cette époque de transition, comme les enfants indigo et les enfants de cristal, les nouvelles générations. Vous devez créer pour vous-mêmes ce qu'ils possèdent déjà à la naissance et nous avons donc pour vous la plus grande considération puisque vous êtes la génération transitoire.

Vous savez, nous sommes très nombreux, dans une proportion d'environ cinq pour un, bien que l'aide spirituelle soit disponible sur beaucoup plus de plans que vous ne l'imaginez. Nous vous entendons et vous respectons, et nous sommes très contents de vous être utiles. Plus l'énergie s'élève, plus vous êtes près d'avoir votre propre canal individuel, d'avoir accès à votre propre Soi supérieur pour obtenir instantanément des conseils éclairés par le cœur. Dans quelques années, les décisions qui vous coûtent beaucoup actuellement seront très faciles à prendre. Plus vous vous libérerez de la peur et vivrez dans l'amour, plus vous verrez croître votre force et votre confiance.

Tout ce travail métaphysique, le vôtre comme le nôtre, se déroule sur le plan énergétique. Il est essentiel d'éliminer vos « boucles mentales » pour ramener votre pleine conscience dans le Présent. Vous devez vous libérer de ce vieux bagage au lieu de vous y accrocher. Élever votre vibration personnelle représente un défi physique et mental, mais vous réussirez grâce au pouvoir de l'esprit sur la matière. N'est-il pas logique que, afin de vous élever énergétiquement dans les dimensions supérieures, vous disposiez d'un moyen énergétique de libérer les vieux cadres mentaux, bagages et blocages issus de la 3D ?

La clé : la responsabilité

Passons au plan le plus élevé de tous : *la responsabilité.* Assumez la responsabilité de ce que vous avez créé dans le passé car c'est là votre vie présente. Bénissez tout, le bon et le mauvais, car, au niveau de l'âme, cela vous a donné de l'expérience et vous a fait progresser. Si tout est bon, soyez heureux et vivez votre vie avec toute votre lumière. Si, quand vous examinez votre vie, certains de ses aspects vous font souffrir, assumez-en aussi la responsabilité ! Soyez-lui reconnaissants des leçons apprises, puis efforcez-vous de la changer de façon à ce qu'elle vous apporte de la joie. *Le changement est la seule constante de l'univers.* Si vous résistez au changement, les énergies croissantes feront de cette résistance une douleur physique ! Vous commencerez à sentir vos blocages émotionnels ! Comme nous l'avons déjà énoncé : « Heureux les souples, car ils ne seront jamais déformés. »

Imaginez un bâton enfoncé profondément dans la boue d'une rivière qui coule. Avec le temps, ou bien il penchera et se dégagera de la boue, ou bien il se rompra et suivra de toute façon le courant de la rivière. Nous vous disons donc : pourquoi ne pas faire plutôt comme la rivière ? Coulez doucement dans le Présent de chaque instant en glissant gracieusement à travers les obstacles.

Oui, vous demeurerez dans votre corps, même si celui-ci prendra de l'expansion et que vos expériences s'amplifieront. Vous avez besoin de vous nourrir, de vous vêtir, de vous loger. Avec le temps, vous aurez besoin de moins en moins de « choses » pour être heureux. Vous apprécierez davantage le silence ou la musique plutôt que le bavardage sans fin du téléviseur. Vous serez plus à l'aise dans des vêtements amples et faits de fibres naturelles, au lieu de suivre les diktats de la mode. Les normes « tribales » propres à la 3D deviendront de moins en moins importants lorsque votre identité personnelle proviendra d'une validation intérieure et que vous ne vous laisserez plus juger par les autres en fonction de votre apparence et de vos biens. *À mesure que les énergies s'élèveront, votre grâce et votre beauté intérieures rayonneront !*

Les clés de la pleine maîtrise

Chers lecteurs, pour bien vous élever et atteindre la pleine maîtrise, il faut savoir deux choses :
- *Rien ni personne ne peut avoir de pouvoir sur vous sauf la volonté de Dieu.*
- *Vous devez atteindre un état d'innocence tel que votre capacité de manifestation ne créera rien de négatif. Vous devez maîtriser totalement vos pensées et vos émotions afin de pouvoir contrôler votre capacité de manifestation en accord avec la volonté de Dieu !*

Plusieurs d'entre vous sont frustrés parce que les choses ne changent pas assez rapidement. Nous avons brossé un tableau merveilleux de ce que vous deviendrez bientôt, mais rien n'est encore arrivé... Lorsque vos pouvoirs se seront accrus, chers enfants, qu'arrivera-t-il selon vous ? Puisque les pensées sont vraiment créatrices, vous rendez-vous compte à quel point il serait facile de créer le mal ? Souhaiter la mort de quelqu'un produit beaucoup plus de karma que vous ne le croyez ! Souhaiter la maladie de quelqu'un va à l'encontre de la Volonté de Dieu. Avez-vous atteint ce niveau de contrôle mental ? Avez-vous suffisamment de maîtrise émotionnelle pour toujours Être dans un état d'Amour inconditionnel ?

Ne dites-vous pas que la frontière est mince entre l'amour et la haine ? Nous disons que cette mince frontière doit devenir un abîme avant que vous soyez dans un état d'Amour suffisant pour matérialiser quoi que ce soit. Lorsque vous aurez pleinement fusionné dans la 5D, il vous sera impossible d'infliger du mal à quelque être vivant que ce soit. Vous serez également profondément conscients des moments où vous pourriez vous créer du karma négatif vis-à-vis des autres. Votre radar spirituel vous guidera et vous saurez ce qu'il convient de faire à chaque instant *pour être inoffensif* tandis que vous suivrez le cours de la vie.

Oui, la pleine maîtrise consiste à atteindre un état d'amour inconditionnel, d'innocence totale. Lorsque vous y arriverez, vous naviguerez sur les eaux de votre vie dans une paix, une tranquillité et une sérénité totales. Jusque-là, chers enfants, il est inutile de vous inquiéter et de vous faire du souci parce que vous n'y êtes pas encore. C'est une perte d'énergie, car vivre dans le Présent implique de ne pas vous soucier de votre avenir ! Notre message principal est qu'il vous faut tout de même apprendre à contrôler vos pensées et vos sentiments. Si vous êtes souvent en proie à la peur et aux doutes, aux regrets ou à l'envie, si c'est là ce qui hante sans cesse vos pensées, c'est cela même que vous devez affronter et éliminer.

Nous offrons ici l'exemple d'un film que connaissent bien nos lecteurs : *Ghostbusters* ou « S.O.S. Fantômes ». Lorsque le personnage joué par Dan Aykroyd doit penser à quelque chose d'inoffensif à manifester, il réfléchit frénétiquement et trouve… l'homme-guimauve Stay Puft, d'une hauteur démesurée. Comique ? Oui. Inoffensif ? Pas à cette hauteur ! Que créeriez-vous en ce moment ? Avez-vous libéré de toute peur vos pensées, vos émotions, votre corps et votre foi ? Pouvez-vous aimer toutes les formes de vie ? Pouvez-vous pardonner énergétiquement à ceux qui vous ont offensés, que vous puissiez le leur dire ou non ? Vous êtes-vous pardonné toutes vos erreurs ?

Pouvez-vous le croire dans votre cœur lorsque vous dites « Je suis parfait tel que je suis » ? Essayez ce mantra et voyez s'il vous va. Continuez de le dire jusqu'à ce que vous le croyiez, puis faites-en votre nouvelle devise ! Plus vous croirez en vous-mêmes, plus les gens qui vous entourent changeront et commenceront à croire en vous. Même si vous ne pouvez changer physiquement votre situation, vous pouvez changer votre point de vue sur elle. Vous verrez alors toutes les règles changer radicalement…en votre faveur. *Rappelez-vous ceci : les gens ne peuvent vous blesser que dans la mesure où vous le leur permettez.*

Ceux qui refusent de faire des choix s'apercevront que la vie les fait pour eux. Vous pouvez perdre soudainement un emploi de longue date et vous retrouver sans plan d'avenir. Ou encore cet emploi peut devenir étouffant et ne plus vous convenir. Vos relations peuvent prendre fin abruptement alors même que vous essayez d'affronter votre malheur. Peut-être travaillez-vous trop ? Vous pourriez tout à coup vous blesser et devoir rester au lit ! Si vous ne prenez pas votre vie en charge dans ces nouvelles énergies, chers enfants, la vie vous obligera à apprendre par d'autres voies. C'est aussi simple que cela : lorsque vous laissez vos peurs de côté et que vous regardez votre vie objectivement, gardez ce qui est bon et changez ce qui est mauvais. Ou changez votre point de vue sur ce qui est mauvais et trouvez-y du bon. C'est peut-être un emploi ennuyeux, mais c'est peut-être aussi votre présence en ce lieu, parmi ces gens, qui alourdit la lumière.

Voyez-vous ? Nous vous demandons tout simplement de vous éveiller. Considérez tout avec des yeux neufs, avec l'émerveillement de la vie éternelle. Chaque occasion de raisonner au lieu de se mettre en colère, d'être gentil plutôt qu'hostile, de reconnaître une leçon et de l'apprendre, chaque instant est un cadeau. Chaque jour de votre vie est une occasion d'avancer et de vous élever. Et si vous commencez chaque journée par un moment d'introspection (oui, toujours les cercles à l'intérieur des cercles, nous vous rappelons ici de faire votre pratique quotidienne !), cela élèvera votre expérience de tout ce qui vous entoure. C'est cela, l'ascension, chers enfants : passer en revue toutes les pensées et réactions et ne choisir que celles qui vibrent avec l'amour, jusqu'à ce que cela devienne une habitude, jusqu'à ce que les mauvaises pensées ne fassent même plus partie de vos options, jusqu'à ce que vous soyez établis en permanence dans votre nouvelle zone de confort de la 4-5D.

C'est un éveil graduel : vous devez vous pardonner chaque faux pas et continuer d'avancer, dans la foi, l'espoir et la joie. Cherchez la joie du cœur et tout le reste trouvera sa place en cours de route. Comptez là-dessus, chers enfants, insistez ! Cocréez avec l'Esprit – *dites tout haut ce que vous désirez et exigez* – et l'Univers se pliera à vos désirs, comme il le fait toujours, car vous êtes les Créateurs matériels. Actuellement, vous rassemblez la matière entre vos mains et commencez à lui donner forme pour vous-mêmes.

Félicitations, chers enfants, car vous êtes en train de devenir les maîtres de votre propre création matérielle, de votre santé, de votre richesse et donc de votre vie ! Bienvenue au paradis sur terre : il est là, et chacun de vous doit le créer et le maintenir. Nous vous offrons les outils nécessaires pour purifier votre véhicule, nourrir votre élan et éclairer votre chemin. Tel est notre rôle, et le reste vous appartient.

Chapitre 8

Les clés du bonheur

Salutations, chers lecteurs, de la part de la Fraternité de Lumière. Nous avons reçu plusieurs noms au cours de votre histoire : l'ordre de Melchisédech, la Grande Fraternité blanche, la Fraternité blanche. Nous sommes tous Un, malgré tous ces noms différents que vous nous avez donnés. Dans ce même esprit de liberté, nous nous sommes choisi un nom qui maintient l'énergie de la Fraternité tout en proclamant cette phase nouvelle de notre travail, l'œuvre que nous accomplissons auprès des Êtres de lumière que vous êtes en train de devenir. Pour vous maintenant, nous sommes donc la *Fraternité de Lumière*. Nous avons toujours été et serons toujours les guides spirituels de cette partie de votre espace sacré. Avec d'autres groupes, nous sommes responsables des dossiers akashiques, ce qui inclus la responsabilité d'être les gardiens des lieux et des objets sacrés. Nous sommes aussi facilitateurs karmiques ainsi que des mécaniciens matériels chargés de vous enseigner les lois qui régissent les sphères non physiques.

Nous vous avons donné tellement de travaux à faire ! Nous vous avons exhortés à prendre soin de vous-mêmes, à vous reposer fréquemment, à boire beaucoup d'eau de source, à manger peu et aussi souvent que votre corps vous le dicte, à vous amuser le plus souvent possible et à ne pas vous en faire pour des détails. Nous vous avons aussi expliqué qu'une perspective supérieure est la clé de votre survie et de votre élévation dans les nouvelles énergies. Purifier et équilibrer toutes les couches de votre Être énergétique, voilà la clé de votre fusion dans le nouvel espace vibratoire qui se crée autour de vous. La clé des sphères supérieures, c'est VOUS, chers enfants, puisque vous êtes votre propre véhicule, votre propre connexion, et les gardiens de votre propre Flamme divine.

Les expressions comme « vivre dans l'instant présent » ou « être en ce monde sans lui appartenir » commencent à être si galvaudées qu'elles perdent leur impact intellectuel. Il y a tant de gens qui lisent et relisent des ouvrages métaphysiques comme celui-ci, cherchant des réponses, des indices, des signes, quelque chose, n'importe quoi. Chers amis, voici venu le temps d'effectuer des changements concrets dans votre vie car la nouvelle énergie l'exige. Il se produit actuellement une désintoxication planétaire et tout ce qui n'est pas en résonance avec le Cœur va devenir de plus en plus pénible à supporter.

Vous détestez votre emploi ? Dans la nouvelle énergie, vous deviendrez plus rapidement malade si vous faites un travail qui n'est pas gouverné par le cœur et qui ne le satisfait pas. Il en sera de même pour les relations de tous ordres. Celles qui sont fécondes et fondées sur le cœur vont grandir, tandis que les autres vont se détériorer. Nous parlons ici de vos relations avec votre conjoint, vos parents et vos enfants, vos amis et connaissances. Alors que la conscience s'élève, ne va-t-il pas de soi que les gens commencent à mieux se traiter les uns les autres ? Cela commence par vous, cher lecteur, chère secrétaire, cher commis de banque, cher chauffeur d'autobus. Soyez aimables les uns envers les autres. C'est contagieux !

Ah ! les clés du Bonheur. Quoi faire pour être heureux ? Faites ce qui vous rend heureux. Fréquentez des gens qui partagent la même qualité de bonheur. Vivez dans un lieu où vous vous sentez heureux. Ne laissez plus votre corps mental dicter vos décisions, car il ne voit que des chiffres et des faits, auxquels il associe la peur. *Apprenez à accorder une importance égale à tous vos sentiments ; c'est ce qui compte vraiment !* Lorsque vous commencerez à libérer, à équilibrer et à intégrer vos niveaux PÉMS, votre point de vue atteindra une plus haute tonalité spirituelle. Vos corps mental et émotionnel se consulteront, puis laisseront le dernier mot à votre corps spirituel, avant que votre corps physique ne fasse un geste ou ne dise un mot. Autrement dit, vous traiterez l'information et les stimuli différemment, et réagirez différemment à chaque moment. Plus vous serez nombreux à le faire, plus la joie se répandra !

Les trois clés du bonheur sont tout simplement celles-ci.

1) Imprégner d'amour vos relations familiales, amicales et sociales.

2) Comprendre l'absolue nécessité de croire à quelque chose de plus grand que la condition humaine tridimensionnelle.

3) Avancer dans la vie en suivant votre cœur ; intégrer les deux points précédents, et vivre votre vie dans la pleine conscience de l'amour, du Soi supérieur et de l'accomplissement du service pour le plus grand bien de tous.

Nous pourrions écrire tout un volume sur chacun de ces points, mais, comme vous le dites si bien, le temps presse ! Qu'est-ce qui alimente et soutient votre vie, votre individualité, vos espoirs, vos souhaits et vos rêves, ainsi que votre capacité de créer l'Amour et la Lumière ? Des relations chaleureuses avec d'autres gens qui vous fournissent des occasions de développer et de répandre la compassion. Le but fondamental de toute âme est de créer plus d'Amour et de Lumière pour retourner à la Source divine. Toute votre famille et tous vos amis poursuivent ce même but au moyen des leçons de vie, bien que la plupart soient inconscients du processus. Apprenez à voir et à apprécier chaque occasion qui vous est fournie de soigner une blessure, de réjouir une âme, d'éliminer la peur et de partager plus d'amour. Dans la vie, il n'y a pas de plus grand pouvoir que l'amour, et vous créez de l'amour dans vos interactions quotidiennes avec toutes les formes de vie.

Est tout aussi nécessaire au véritable bonheur la croyance en une puissance supérieure, en une conscience plus grande, et même la croyance dans le sens des événements, bref, toute forme de croyance qui étend le potentiel humain au-delà du domaine physique. Même s'il s'agit toujours là d'une vision dualiste, c'est une étape nécessaire à l'accroissement de votre compréhension spirituelle. Chers lecteurs, si vous êtes aux prises actuellement avec la dépression, la solitude, un sentiment d'abandon ou d'infériorité, l'impression qu'il vous manque quelque chose d'essentiel, et cherchez un « refuge » inconnu et intangible, sachez que ce sont là des symptômes de la quête d'un système de croyances qui soit en résonance avec vous. Lorsque vous adoptez telle religion particulière, tel point de vue conceptuel ou tel niveau de compréhension métaphysique, vous devez trouver votre place au sein de cette structure. Vous commencez donc à chercher une « preuve », afin de valider et de quantifier le système de croyances que vous avez choisi.

Cette lutte est plus difficile pour ceux qui ont été éduqués dans un cadre religieux très strict, car ils doivent « briser le moule » sans s'en sentir coupables ! Nous vous demandons de vous dégager de votre premier moule et d'éliminer tous les concepts fondés sur la peur. Comment ? En comprenant leur but et en appréciant les leçons qu'ils vous ont permis d'apprendre. Vous n'avez pas à rejeter ces premiers enseignements. Tout en comprenant leurs limites, vous pouvez les intégrer à un système de croyances plus large. Ce faisant, vous élargirez la base de votre vie spirituelle, qui gagnera en équilibre. Les croyances doivent être souples et évoluer afin de vous soutenir dans votre cheminement spirituel. Plusieurs aspects de vos religions sont limitatifs, car ils sont fondés sur la peur. Dans la nouvelle énergie, ils ne pourront que vous faire stagner puisqu'ils suggèrent que vous êtes séparés de Dieu, inférieurs à Dieu, et que vous êtes porteurs d'un péché que seul Dieu peut juger et pardonner par l'intermédiaire d'un autre humain. Nous vous rendons donc ces pouvoirs et nous vous disons : *l'Esprit ne juge pas.* Seul l'humain inflige des jugements, à lui-même et aux autres, ce qui limite ses sentiments, ses pensées et ses actions.

Il y a bien des façons de comprendre, d'accepter ou de pardonner. Rappelez-vous que la Vérité est une affaire individuelle, différente pour chaque personne. Afin de permettre le plein épanouissement de toutes les différences, ce qui permettra à la véritable Fraternité humaine de se former, vous devez comprendre qu'en réalité toutes les croyances ne font qu'Une même si elles paraissent différentes ! Tous les chercheurs spirituels ne font qu'Un dans leur quête de l'Unité. Toutes les voies d'expérience, de sagesse et de compréhension mènent à la conscience que vous êtes tous Un, que Nous Sommes Tous Un.

En effet, ce mystérieux endroit que vous appelez maintenant votre « demeure » et que plusieurs d'entre vous appelaient jadis « le Paradis » est l'espace vibratoire de la Source divine que vous appelez Dieu. D'où le paradoxe pour ceux qui recherchent une preuve physique (dans le monde physique limité de la 3D) d'un lieu, d'un être ou d'un objet non physique ! La croyance dans les sphères supérieures, dans notre existence réelle, est une étape nécessaire à l'expansion de votre conscience, qui vous permettra de communiquer avec nous dans notre gamme vibratoire d'existence. Nous vous invitons à nous rencontrer et à travailler avec nous dans les énergies de guérison du Cercle de Grâce. Vous y trouverez la preuve que les sphères supérieures existent vraiment. Vous trouverez ensuite votre place et votre but dans le Plan divin !

Parlons maintenant de la troisième clé du bonheur. Nous insistons d'abord sur le fait que *votre croyance en une puissance supérieure doit aller jusqu'à la croyance que cette puissance supérieure est en vous* ! Comment vous aimer pleinement et croire en vous-mêmes ? En vivant selon vos croyances, en célébrant les vérités supérieures et en traitant tous les autres humains comme des Êtres divins. En utilisant vos talents et vos dons innés pour aider les autres, ce qui manifestera votre amour de vous-mêmes et vos croyances à chaque instant de chaque jour. Faire un travail qui nourrira votre âme, que vous aimerez faire et qui apportera de l'amour aux autres, cela vous rendra heureux. Votre tâche présente consiste à découvrir les talents de votre âme, puis à les utiliser ; ce sont deux étapes essentielles sur la voie de l'ultime bonheur.

Nous aimerions préciser ici ce que nous entendons par « bonheur ». Nous utilisons ce concept dans la perspective de votre vie entière, par opposition à la « gratification à court terme » ou à la joie transitoire et éphémère. Dans la plupart des sociétés occidentales, le bonheur consiste en l'acquisition d'objets, plutôt qu'en un état d'être. On s'attend à retirer de la joie d'une voiture neuve, d'une plus grande maison, d'une augmentation de salaire, bref, de manifestations extérieures de sa condition matérielle. Mais la nouveauté s'estompe rapidement, l'argent se dépense, la joie se dissipe, et vous cherchez encore autre chose qui vous rendra heureux. Chers enfants, nous vous demandons de trouver le bonheur en vous-mêmes, à cause de ce que vous êtes et de ce que vous pouvez accomplir. Voyez-vous la différence ? Bien sûr, le bonheur à long terme peut sembler se heurter à des obstacles et à la peur, mais ce ne sont là que les leçons que vous devez apprendre. Acceptez-les et aimez-les jusqu'à ce que vous les ayez dépassées.

Lorsque vous vivez dans le véritable amour du Soi, votre condition matérielle n'a plus d'importance ! Au fil des ans, vous avez développé de nouveaux concepts linguistiques pour représenter « la voie matérielle » et « la voie spirituelle ». Vous les avez séparées et vous avez cru que l'une menait à l'autre. À présent, vous ressentez le besoin de les faire se chevaucher afin d'être pleinement heureux, plutôt que de simplement survivre. Avez-vous compris qu'il n'y a en réalité qu'une seule voie ? *Pour être pleinement heureux, vous devez vivre dans le monde matériel d'une façon spirituelle !* C'est la clé la plus importante que nous puissions vous offrir ! Si vous ne retenez que cette seule phrase de toute votre lecture, nous serons véritablement contents d'avoir servi au plus grand bien du Plan divin.

Vous êtes-vous déjà demandé où se trouve exactement cette voie ? Où elle mène ? Vous cherchez tous le bonheur ! Si vous cherchez la joie en vous-mêmes avec application et détermination, vous la trouverez. Et quelle est cette Joie ultime ? La réunion avec les énergies de la Source divine ! La plupart des religions définissent l'au-delà comme un ciel ou un enfer où il ne peut vous arriver que du bien ou que du mal. La nouvelle métaphysique enseigne que le Ciel est un état de conscience qu'on peut atteindre tout en restant incarné. C'est là un tout nouveau concept : vous n'avez pas à mourir pour y arriver ! Félicitations ! Ce concept est déjà pleinement ancré dans la conscience humaine et il ne reste plus qu'à le matérialiser. Vous devez donc maintenant purifier votre corps, votre attitude et votre vie, afin de réaliser physiquement votre expansion de la 3D à la 4D à la 5D.

Voilà donc le travail qu'il vous reste à faire, chers enfants. Vous êtes les innovateurs, les pionniers, le potentiel d'expansion du reste de l'humanité. Quelle tâche immense vous avez entreprise : la création consciente d'une nouvelle espèce d'Humain ! Nous vous offrons ici notre connaissance et notre aide en cette ère de transition, mais nous précisons que c'est vous qui effectuez la partie la plus difficile du travail. Nous sommes honorés et impressionnés de travailler avec vous, anges magnifiques et inconscients. Nous vous assurons que rien dans ce travail, sur ces plans et dans ce processus d'expansion, ne dépassera vos capacités. En fait, vous vous préparez depuis longtemps à ce jour... à cette vie... à ce millénaire.

Oui, il est essentiel de vous enraciner, Même une seule demi-heure passée dehors chaque jour vous aidera à vous accorder au mouvement des marées électromagnétiques de la planète. Si vous êtes un chercheur spirituel et que vous n'avez encore entrepris aucune purification physique, nous vous prions de le faire maintenant. Plus vous attendrez, plus il vous sera difficile d'atteindre un niveau suffisant de pureté avant la mutation complète de la Terre. Plus vous approcherez de l'échéance de l'ascension de la planète, prévue pour 2012, plus rapide sera la montée exponentielle de la courbe de mutation. Vous êtes tous parfaits, même lorsque vous luttez contre vos imperfections, car *tout est comme il se doit*. Nous vous disons simplement, ce que vous n'aimez pas dans votre vie, changez-le !

La clé de la joie

Nous allons maintenant faire ensemble un petit exercice d'imagination. Faites comme si le but de votre vie était simplement d'habiter votre corps en ce moment et de respirer tout en lisant ces lignes. Si tel était le but de votre vie, ne seriez-vous pas comblé de joie quand nous vous dirions : « Félicitations, vous avez atteint le but de votre vie ! N'en êtes-vous pas heureux ? » Prenez ce moment, déposez-le dans votre corps émotionnel, remplissez votre cœur de la joie qu'il procure, et inscrivez au-dessus, dans votre mémoire, « JOIE ». Focalisez-vous sur ce bonheur que vous ressentez de la tête aux pieds, sur ce sourire irrépressible, sur cette joie qui vous illumine et sur cet amour que vous éprouvez pour vous-mêmes dans une autosatisfaction totale. Ancrez ce souvenir dans votre cœur et rappelez-vous le sentiment qui l'accompagne.

Pourquoi vous demandons-nous de vous exercer à ressentir de la joie ? Parce que c'est vous qui contrôlez vos émotions ! Vous pouvez ressentir ce que vous voulez quand vous le voulez. Pensez-vous souvent à des choses tristes et pénibles ? Pourquoi ? Cela ne vous déprime-t-il pas ? Évidemment ! Alors, c'est là que réside votre pouvoir : votre esprit peut vous affecter biologiquement.

Votre esprit peut tout affecter biologiquement. De là à dire que votre esprit peut *créer* biologiquement, il n'y a qu'un pas à franchir. Alors, revenons à… ce qu'il faut faire. Rien ! Nous vous demandons de tout simplement Être. Être quoi ? Présents dans le Présent ! Qu'est-ce que le Présent ? La forme éternelle du Temps, toujours changeante, toujours fluide. Vous êtes habitués au contraire : un temps rigide dans sa forme et sa direction. Le temps n'a pas encore de flux et de reflux pour vous. Il s'écoule par petites unités qui disparaissent, invisibles et irrécupérables. Vous avez des expressions comme « Tuer le temps », « Perdre du temps », « Se donner du bon temps », « Il est grand temps », « C'est le temps ». Vous avez une conception du temps tellement figée que vous ne pouvez le voir que comme étant linéaire et fixe. Pourtant, tous les exemples précédents démontrent bien que vous maîtrisez déjà le temps. Votre monde entier considère le temps comme fixe et linéaire, et vous y fonctionnez tous ainsi. *Sachez que le temps linéaire est le cadre de la Dualité et qu'en surmontant l'un vous dépassez les deux.*

Et si certaines personnes commençaient à vivre dans le Présent et ne fonctionnaient plus selon leur cadre temporel linéaire ? Croyez-vous qu'ils perdraient leur emploi, oublieraient de payer leurs factures, ne sauraient plus quand ils ont arrosé les plantes pour la dernière fois ? Non, à moins qu'ils n'associent la peur à ce qui leur arrive. Car vous savez maintenant que, si vous vous focalisez sur la peur, vous pouvez la créer. Nous vous assurons que vous accomplirez tout ce qu'il y a à accomplir et même plus, et que vous ferez tout dans la joie !

Vivre dans le Présent, c'est être en ce monde sans y appartenir. Unissez les deux et qu'est-ce que vous obtenez ? *Une façon d'être dans une façon de voir !* Oui, il est très difficile de penser que ce que vous voyez n'est pas réel et de vous rendre compte qu'en fait l'invisible est plus permanent. C'est cela, chers lecteurs, votre acte de foi. Car vous devez croire par-dessus tout en votre propre éternité. Pour vous élever d'une source éternelle et y retourner lorsque sera fini ce petit « paquet de conscience » qu'est votre vie présente. Vous considérez votre corps physique comme permanent et vous ne voyez pas du tout votre corps énergétique éternel. L'heureuse nouvelle est que c'est en train de changer ! Avec le changement, oui, vous verrez ce qui était invisible et vous vous connecterez à Tout ce qui Est. Vous verrez que vous existiez avant cette vie et que vous continuerez à être conscients après. Cela, c'est être en ce monde sans lui appartenir !

Trouvez votre sentiment de joie et faites-en votre état d'esprit pour chaque journée. Lorsque vous le perdez, retrouvez-le. Vous cherchez sans fin à connaître d'autres gens, à posséder d'autres objets, à atteindre d'autres objectifs qui vous rendront heureux. Ramenez tout cela au Présent, cessez de repousser votre joie dans l'avenir, car le Présent contient la totalité du temps.

Et quelle est l'autre faille de ce mode de pensée ? *Vous seul pouvez vous rendre heureux !* Oui, vous êtes responsable de votre propre bonheur, car le courant de joie vient de l'intérieur. Ce que vous cherchez hors de vous-mêmes, vous ne le trouverez pas, car il n'y est pas. Il est en vous. C'est l'amour de soi, la confiance en soi, l'Amour divin, l'étincelle de Dieu dont vous provenez. Imaginez : après tant de recherche, vous vous rendez compte que vous la portiez en vous pendant tout ce temps !

Mais vous vous demandez peut-être, si le bonheur est en vous, pourquoi vous vous sentez si triste, si en colère, si démuni ? C'est parce que votre corps émotionnel s'épanouit dans votre conscience maintenant que vous êtes dans la pleine floraison de la 4D. Commençant à percevoir vos différentes couches énergétiques, que ressentez-vous en premier ? Les déséquilibres qui font mal. Vous commencez maintenant à vous rendre compte de tout votre « bagage » émotionnel, mental et spirituel. Vous avez seulement besoin d'être libéré. Toutefois, vous n'en avez pas l'habitude ou très peu !

Nous vous avons déjà expliqué que vous aviez la responsabilité de vos émotions. Vous devez en être responsables afin de vivre paisiblement, sans blesser les autres. Vous devez d'abord apprendre à ne pas vous blesser vous-mêmes ! Remplacez toutes ces boucles mentales d'inquiétude, de culpabilité, de blâme et de honte, par des pensées heureuses. Vivre dans le Présent vous libère de l'inquiétude et vous permet de goûter pleinement ce qui vous entoure. Puisqu'il n'existe vraiment ni passé ni futur dans le Présent, vous n'avez pas besoin de vous en faire à propos de l'un ou de l'autre ! Chers lecteurs, n'est-ce pas un soulagement ? Ce peut l'être, si vous le permettez.

Plus vous remplacerez de pensées négatives par des pensées positives, plus votre vibration physique s'élèvera. Cela deviendra une bonne habitude, qui vous gardera heureux et content. Lorsque ce sera devenu votre nouvelle « zone de confort », c'est cette énergie qui vous fera vibrer et que vous répandrez autour de vous. Les vibrations plus basses s'écarteront car elles ne concorderont plus avec les vôtres. Vous attirerez alors plus de joie et d'amour, et il vous arrivera plus de choses agréables, car c'est ce qui concordera avec le niveau d'énergie que vous entretiendrez. C'est cela, l'ascension ! C'est cela, la Divine Création !

Plusieurs accomplissent leur travail quotidien sans s'apercevoir que, simplement en occupant cet espace et en effectuant cette tâche, ils dispensent de l'amour et de la guérison à ceux qui les entourent. Nous ne disons donc pas que votre occupation doit être littéralement un travail de guérison, mais tout simplement un travail que vous aimez, qui vous rend le cœur léger. Si les trois éléments suivant sont présents en vous : *l'amour des humains qui vous entourent, la croyance en votre propre potentiel et en celui de l'Univers (selon la définition qui vous convient), et la capacité de faire ce que vous aimez et d'être heureux de le faire,* ils guériront votre vie. Le reste n'est qu'une question de temps et d'application de vos talents.

Alors, voici le travail que vous avez à faire : recherchez la Joie ! Ce qui n'est pas en résonance ne peut plus être nié ni ignoré. Il faut s'en occuper et l'équilibrer, car, en ce nouveau modèle énergétique, tout déséquilibre vous rendra malade. Par contre, faire ce que vous aimez vous apportera la santé, l'énergie et l'amour en si grande quantité que vous répandrez la joie dans tout votre entourage.

Quelle que soit votre activité, l'important est le sentiment que vous en avez. À tous ceux dont l'emploi soutient la vie et la famille et qui ne peuvent tout simplement pas se permettre de tout laisser tomber pour rechercher la joie, nous disons : qu'aimez-vous faire ? De la musique ? De la peinture ? De la photographie ? De la cuisine ? Quelle que soit votre vocation, nous vous prions de trouver votre violon d'Ingres et de faire de la place dans votre horaire chargé pour ce qui rend votre cœur léger. En cette époque, il est essentiel de nourrir votre âme avec la joie d'exercer vos talents. Si vous ne pouvez changer en vocation votre violon d'Ingres, trouvez néanmoins le temps de faire ce qui vous rend heureux ! Même si vous ne voyez pas encore comment faire la transition en quittant le travail qui vous est familier, pourquoi vous refuser la joie de passer un après-midi à peindre ou à jouer d'un instrument, ou celle de prendre un cours du soir pour mieux connaître vos passe-temps ? En effet, trouver de la joie dans une partie de votre vie en rendra plus faciles à supporter les aspects ennuyeux.

Alors, quel est ce processus de transformation ? Il s'agit d'enlever le masque, de voir par-delà l'illusion, afin de révéler ce qui a toujours été là, avant même cette planète : votre propre Être éternel. Si vous pouviez seulement croire à votre divinité, ce qui se produit dans la vie de votre corps vous semblerait sans importance. C'est un merveilleux apprentissage, oui, dont aucun élément n'est aussi triste et sombre qu'il le paraît. Car même la pire chose qui puisse arriver à une personne, c'est-à-dire la mort, n'est qu'une transition, dont d'ailleurs nous nous réjouissons lorsque nous accueillons votre retour.

C'est plutôt la naissance, tant célébrée par vous, que nous trouvons triste, car c'est à ce moment-là que vous vous séparez de nous et que vous nous perdons, anges magnifiques. Pourquoi ?

Parce que, lorsque vous retournez à la densité de la dualité, vous perdez conscience de qui vous êtes vraiment. Pour nous, la naissance est donc la partie triste et la mort constitue les retrouvailles, ce qui va à l'encontre de votre pensée, mais laisse également beaucoup de latitude à votre croissance !

Le principal problème, lorsqu'on a sur les genoux un corpus de connaissance entier, c'est qu'il est encombrant et difficile à manipuler. Les concepts métaphysiques tels que la vie éternelle en dehors du corps, la Mutation du Millénaire et l'ascension planétaire sont immenses et difficiles à saisir. Mais, en définitive, ils fournissent une compréhension plus équilibrée de tout ce qui se produit présentement autour de vous, du plan microscopique le plus infime aux effets visibles dans tout votre système solaire et au-delà.

Nous prenons des concepts complexes et les divisons en étapes simples, que nous espérons vous voir franchir afin de nous retrouver dans la Véritable Réalité de l'Esprit, qui est notre chez-soi commun. Afin de fusionner dans la réalité supérieure, vous devez d'abord atteindre et maintenir ce niveau de vibration. C'est pourquoi nous vous offrons notre aide afin que vous puissiez vous épanouir avec grâce et devenir les humains au corps de lumière que vous êtes destinés à être. En accomplissant ce travail avec nous, vous délaisserez vos vieilles énergies déséquilibrées, afin de pouvoir atteindre et chanter ces notes plus élevées. Voyez-y un raccourci spirituel ou un don spirituel, ou, mieux encore, les deux !

Tout ce qui, dans votre vie, n'est pas équilibré vous fera souffrir. Tout ce qui y est équilibré vous rendra joyeux ! Lorsque vous aurez acquis cette perspective, les obstacles seront clairement définis, tout comme le chemin à suivre pour les contourner ou les surmonter. Alors, essentiellement, l'Être mène au faire.

Comment devenir ce que nous évoquons ici ? Mais comment donc avez-vous appris à marcher ? Combien de fois êtes-vous tombés ? Oh ! vous ne vous rappelez pas ? Pourquoi ? Parce que c'est sans importance ! Lorsque vous étiez bambins, votre désir de vous lever et de marcher était tout ce qui comptait pour vous. Quel que soit le nombre de fois où vous êtes tombés, avez trébuché ou basculé, votre désir de marcher dépassait tout le reste ! Vos écritures mentionnent qu'« il faut être semblable à un enfant pour entrer dans le Royaume des Cieux » ; cela veut dire qu'il faut vivre dans le Présent, avoir une intense concentration et une imagination libre, et aussi un clair souvenir de la vie de l'Esprit (car les bébés sont frais émoulus de la Véritable Réalité). L'innocence, la joie, l'amour inconditionnel qu'incarnent les enfants en font de parfaits petits humains divins. Alors, apprenez de vos enfants car ils ont beaucoup à vous enseigner. Transmettez-leur ce que vous avez appris, soyez toujours pleins d'amour et vous aurez une vie familiale magnifique.

Il existe un parallèle parfait entre la simplicité d'un enfant et la vie dans le Présent. Posséder les deux permet de pleinement s'exprimer en tant que Créateur divin incarné. Lorsque vous serez libérés et pleinement plongés dans le flux de la 5D, les incroyables œuvres inspirées que vous créerez nous rendront muets d'admiration. (Oui, d'où nous sommes, dans le Présent de la 5-6D, nous voyons se réaliser ces futurs potentiels !)

À ce mélange conceptuel, nous ajoutons l'axiome suivant : « Le ciel est un état de conscience que vous pouvez atteindre tout en vivant dans un corps. » Et un état de conscience est… une façon de voir la vie ! La clé de l'ascension est d'atteindre cette perception supérieure qui permet à votre aspect spirituel de diriger vos actions dans le flux de l'amour inconditionnel. Comment l'atteindrez-vous ? En comprenant les concepts avec votre corps mental et en vivant ce moment de JOIE sans fin avec votre corps émotionnel. Lorsque nous disons : « Vous êtes en train de créer le Ciel sur la Terre », nous sommes sérieux !

Alors, venez cocréer avec nous et vous vous joindrez bientôt à nous. Et rappelez-vous :

Atteignez un état d'Être
Et, à partir de cet Être, faites.
Car si vous ne vous préoccupez que de faire,
Vous oublierez d'Être !

Pour bien assimiler ces enseignements, nous vous demandons de chercher un meilleur équilibre. Faites ce qui vous réjouit le cœur et résolvez ce qui l'alourdit. Lorsque vous sentirez les couches énergétiques d'action et de réaction à chaque action physique, vous comprendrez mieux que les pensées sont des choses, que la douleur se loge dans le corps comme un objet physique, que les paroles peuvent blesser, et que les émotions peuvent soit vous nourrir, soit vous détruire.

Alors que vous explorez la complexité croissante de ces concepts élevés, nous vous rappelons que la voie la plus simple et la plus directe est celle qui est guidée par le cœur et vécue à travers lui. Dirigez tout avec votre cœur, ne faites que ce qui lui semble bon, faites passer chaque pensée, chaque action, chaque parole et chaque geste par lui avant de l'exprimer ou de l'accomplir, et toute la complexité disparaîtra. Apprenez à vivre chaque instant du point de vue de la bienveillance divine et votre route sera parsemée de joie et de bonheur !

Chapitre 9

Le lâcher-prise

Février 2005

Salutations, chers lecteurs, de la part de la Fraternité de Lumière. Nous voici rassemblés en grand nombre pour vous accueillir dans les énergies de cette nouvelle année, 2005. Pour plusieurs, elle proclamera une nouvelle sensibilité à l'égard de la vie, une nouvelle conscience des énergies qui vous entourent, en ondes alternées de vigueur et de fatigue. Oui, il y aura bien des hauts et des bas, cette année, sur le plan physique. En raison de l'augmentation de la fréquence vibratoire de la Terre, votre corps consacre actuellement jusqu'au quart de sa force physique quotidienne au processus du changement. En effet, un tel changement, s'étendant jusqu'au niveau de l'ADN, constitue une tâche considérable pour votre corps, même s'il se produit sous votre niveau de conscience. Presque tous vos processus corporels fonctionnent sans aucun apport mental de votre part. Mais n'est-il pas utile de savoir pourquoi vous êtes si fatigués, si déprimés, si léthargiques ? Vous avez à votre insu un emploi à temps partiel de vingt heures par semaine ! Encore une fois, nous vous conseillons d'écouter les messages de votre corps et d'en tenir compte. Sinon, vous vous épuiserez et serez incapables de répondre aux exigences de votre vie.

Pour compléter les trois chapitres précédents, nous aimerions nous focaliser sur un aspect de votre croissance métaphysique, que vous connaissez, qui paraît simple pour certains, mais impossible pour la plupart des gens : le *lâcher-prise*.

Sondez ce que vous ne pouvez voir, faire ou gérer, puis redonnez-le à l'Esprit, quelle que soi votre conception de ce dernier, en disant : « *Voici, mon Dieu, j'ai besoin d'appliquer une foi aveugle et le calendrier divin à telle ou telle chose. Gère cette situation à ma place, cher Esprit, jusqu'à ce que je la vois plus clairement.* » Cela paraît simple ? Bien sûr, mais, à ce stade, *vous devez réellement laisser-aller !* Cessez d'y penser, de vous en inquiéter, de la ruminer, d'être en colère à ce sujet ! *Lâcher-prise* avec amour, avec soulagement, avec la certitude que tout s'arrangera. Chaque fois qu'elle revient, continuez de la bénir avec gratitude et libérez-la à nouveau. Le lâcher-prise doit être total ?

S'inquiéter d'une chose la cristallise dans votre champ énergétique. C'est une émotion négative inutile qui épuise votre énergie sur tous les plans. L'inquiétude attire votre corps émotionnel dans l'obscurité des vibrations inférieures et élargit les poches de bagage éthérique que vous portez. Elle vide votre corps physique de sa précieuse force vitale, car les pensées et les émotions exigent passablement d'énergie ! S'inquiéter encombre votre corps mental, en dominant votre conscience avec des pensées négatives et en vous empêchant de vous focaliser sur le moment présent ! Ce genre d'émotion dénie aussi au corps spirituel son pouvoir. Voyez-vous, comment pouvez-vous vivre dans l'amour, dans la lumière et dans la foi si vous doutez continuellement de vous-mêmes et de l'Esprit ?

Encore une fois, chers humains bien-aimés, tout est une question de perspective et du niveau duquel vous choisissez de « voir » le monde. L'inquiétude va à l'encontre du but recherché car elle vous place carrément dans le manque, l'impuissance, la peur et le doute. Dans tout notre enseignement, nous ne cessons d'insister sur la nécessité d'une perspective positive ! Oui, le niveau auquel vous choisissez de placer votre conscience détermine vos sentiments à l'égard des choses et de la vie. Nous préciserons ici le sens de ces deux mots qui sont souvent confondus : la « destinée » et le « destin ». Quelle est la différence ? Comment sont-ils liés ? Lequel choisir ?

Dans vos dictionnaires, le mot « destin » désigne « le caractère inévitable d'un cours d'événements supposément prédéterminés par un dieu ou un autre agent situé hors du contrôle de l'homme ; ce qui se produit ou s'est produit pour une personne ou une entité ; un résultat final, tel que l'échec, la mort et la destruction ».

Le mot « destinée » désigne aussi « une succession inévitable d'événements déterminés de façon surnaturelle ou par nécessité, mais implique souvent un résultat favorable (comme dans "sa destinée était de devenir célèbre") ».

Voyez-vous la fine nuance de point de vue qui sépare ces deux mots ? Votre destinée, c'est vous qui avez la charge de la gérer, de la diriger, voire de la créer. Votre destin vous est offert par le hasard et les circonstances. Considérez-vous que votre vie est marquée par le destin, qu'elle suit un cours inévitable et hors de votre contrôle ? Comme il est facile de fuir la responsabilité de tout ce qui vous arrive si tout cela vous est infligé ! Si vous répétez : « Cela m'est arrivé sans que j'aie fait quoi que ce soit pour ça, je n'ai rien vu venir, ce n'est pas ma faute », alors oui, vous êtes en mode victime ! Vous perdez tout pouvoir de créer ce que vous désirez. Vous perdez votre pouvoir de choisir, qui constitue votre plus grand don spirituel en cette zone de libre-arbitre. Pourquoi l'abandonneriez-vous aussi aisément ?

Revenons au concept du « lâcher-prise ». Comment y arriver ? En dégageant toutes les boucles mentales d'inquiétude et en les remplaçant par *une confiance totale et une gratitude émotionnelle à l'égard du fait que Tout est comme il se doit*, vous cessez d'alourdir votre bagage éthérique. Vous ajoutez alors de plus en plus de lumière à tout votre Être, en vous focalisant sur des pensées positives et en demeurant constamment conscient du moment présent. Oui, apprenez à contrôler le temps en y ÉTANT, chers enfants ! Cessez de vivre dans le passé et de vous en faire sur votre avenir inconnu, car c'est alors le temps qui vous contrôle. Combien d'entre vous ont fait l'expérience suivante ? Vous entrez sous la douche, commencez votre rituel habituel de savonnage et de nettoyage, puis votre esprit se met à vagabonder. Soudain, vous vous rendez compte que vous ne savez plus quelles parties vous avez lavées ! Où étiez-vous ? Où êtes-vous allé ? Votre corps était sous la douche, occupé à se laver, mais votre esprit est retourné à une vieille altercation avec un tel ou une telle ! Combien de temps s'est écoulé ? C'est difficile à dire, puisque votre conscience était ailleurs ! La prochaine fois que vous prendrez votre douche, essayez de garder votre esprit concentré uniquement là-dessus. Focalisez-vous sur la chaleur et le mouvement de l'eau, sur chaque partie que vous lavez, et goûtez chaque instant ! Vous serez surpris, au début, du nombre de fois où votre esprit s'évadera. Continuez de ramener votre conscience sous la douche, et concentrez-vous sur ce que vous et votre corps effectuez ensemble. C'est un bon exercice, non seulement pour être dans le Présent, mais aussi pour éveiller tous vos sens.

Voici un autre point important au sujet du temps, à vous rappeler et à pleinement explorer jusqu'à ce que vous le compreniez. Plusieurs d'entre vous ont une certaine difficulté à assimiler le concept du temps circulaire par opposition au temps linéaire. Devinez : vous vivez déjà dans le Présent ! Vous avez toujours vécu dans le Présent ! Oui, car votre expérience linéaire découpe et compartimente le temps. Votre passé est derrière vous, hors d'atteinte. Votre avenir est devant vous, hors d'atteinte. Le moment présent est tout ce dans quoi vous pouvez vivre, toucher, entendre, penser, agir. Nous avons le grand plaisir de vous dire, chers enfants, que c'est précisément là la raison pour laquelle votre expérience linéaire est une illusion ! Vous ne pouvez accéder ni au passé ni au futur, n'est-ce pas ? Tout ce à quoi vous avez accès et dans quoi vous pouvez fonctionner, c'est le moment présent actuel ! Ce l'a toujours été aussi ! La dualité existe parce que vous la percevez ainsi. Le temps linéaire existe parce que vous le percevez ainsi.

Le principal obstacle entre le temps linéaire et le temps circulaire, c'est la perception que vous en avez !

Il en est de même en ce qui concerne le concept le plus grand et le plus important de toute la Spiritualité : celui de votre divinité. Vous portez l'étincelle de la Divine Essence de Dieu dans votre structure cellulaire. Vous avez réellement été créés à l'image de Dieu, pour citer vos propres Écritures ! La Loi universelle de la Création divine affirme que vous faites partie de Dieu, dans le grand corps de Dieu, et que vous avez donc toutes les capacités de Dieu. Vous êtes vraiment au Nouvel Âge de la cocréation avec Dieu ! Vous êtes en train de devenir ce qu'est Dieu. Vous commencez à tirer parti de votre être éternel et à vous apercevoir que vous avez toujours été divins et le serez toujours.

Maintenant, revenons un peu en arrière. Ceux d'entre vous qui sont en mode victime se rendent-ils compte qu'ils se retirent et se séparent de tous leurs dons divins intrinsèques ? À ceux qui se sentent impuissants devant la « fatalité », nous disons que telle est la destinée que vous vous créez ! Comment l'idée que Dieu s'en fiche, que Dieu inflige de la souffrance, que Dieu vous a « fait ça » peut-elle se justifier *si vous êtes Dieu ?*

Branchez-vous, chers enfants ! Il est temps de *sentir* que vous allez matérialiser l'avenir que vous désirez. Nous vous demandons de rechercher une perspective émotionnelle comme nouvelle zone de confort. Le corps mental aura alors un meilleur cadre de fonctionnement, plus élevé, plus léger ! Si vous êtes contents de vous-mêmes et de votre vie, et que vous êtes heureux quelle que soit la situation, vos pensées seront focalisées sur des choses heureuses ! Si vous passez toute la journée dans le doute et l'inquiétude, vous

vous fatiguerez beaucoup plus rapidement et retirerez moins de toutes vos activités.

Dans les chapitres précédents, nous vous avons expliqué que vos émotions (positives ou négatives) constituent la colle énergétique qui retient votre bagage éthérique sous forme de poches de matière dense encombrant votre aura. C'est pourquoi le pardon libère les émotions liées aux gens et aux événements de votre passé, et vous permet d'évoluer en tant qu'Êtres pleinement focalisés, entiers. Les émotions constituent également le carburant qui propulse vos créations énergétiques, bonnes et mauvaises, vers la matérialisation. Voyez-vous comment la maîtrise de vos émotions et la purification de votre couche émotionnelle affectent tout votre être, tous vos actes et tout ce que vous souhaitez devenir ?

Il y aura toujours une accumulation de tension et de stress à dégager quotidiennement. Sous elle se trouvent les blocages chroniques que vous portez et qu'il faut faire sortir de votre système afin d'atteindre un plus haut niveau de fonctionnement. En dessous se trouvent les problèmes et les lésions de vos vies passées, que vous avez transportés en même temps que les leçons apprises. C'est là que se trouve le niveau le plus intime de vos systèmes de croyances, entrelacé dans vos couches en éveil d'ADN interdimensionnel. Ce sont là les trois niveaux majeurs de guérison sur lesquels nous nous focalisons dans notre travail avec vous.

Chacun change à son rythme, selon sa propre harmonie avec le changement de la Terre. Comme c'est un processus graduel, avez-vous songé qu'il ne s'arrêtera pas soudainement en 2012 ? Pourquoi s'arrêterait-il ?

Imaginez le changement d'énergies comme une courbe ascendante. Cette courbe n'est pas une ligne statique, mais, en fait, une structure sinusoïdale qui augmente sans cesse en intensité, passant d'ondes longues et lentes à des ondes plus courtes et plus rapides. Sur cette courbe changeante, il est impossible de fixer la balise temporelle linéaire du solstice d'hiver 2012, car elle change en accord avec tous les potentiels futurs. Que vous soyez d'accord ou pas, vos vies subissent actuellement de grands changements.

Avez-vous déjà songé à ce qui se passera après 2012 ? Croyez-vous que tout se transformera soudainement… en un clin d'œil ! En fait, après cette date, les changements continueront. Disons simplement que les « ajustements » énergétiques auront une toute autre saveur. Pour la plupart de la population, cette période transitoire durera un certain temps, car chacun de vous est unique et change à son rythme et à sa façon. Pour certains, les problèmes de santé seront mineurs. Toutefois, plusieurs autres devront faire face à des problèmes de nature respiratoire, de coordination et d'équilibre, d'hypersensibilité de la peau, des émotions, etc. Ces différents paliers de confort ou d'inconfort mèneront éventuellement à de nouvelles façons de traiter ces problèmes. Il deviendra de plus en plus important d'associer la science et la spiritualité afin que la médecine conventionnelle et alternative travaillent ensemble.

Après que la Terre aura quitté la 4-5D pour s'épanouir pleinement dans la 5D, il s'ensuivra une rééquilibration graduelle. Il faudra du temps pour assimiler entièrement le Grand Changement. Rappelez-vous que cette mutation s'étend des zones les plus profondes de la planète jusqu'aux régions les plus lointaines de votre univers, et au-delà. Vous rappelez-vous la Loi universelle d'Équilibre ? Toute vie tourne autour d'un point central, en un mouvement d'aller et retour qui persiste jusqu'à ce qu'une nouvelle résonance fréquentielle soit pleinement établie. Chaque personne passe par cette courbe ascendante à son propre rythme, qui est établi par celui de la Terre. Alors, tout comme il y a actuellement un flux et un reflux des vagues d'énergie, il y en aura aussi plus tard, au-delà de 2012. Toute vie est en perpétuelle transformation. La seule constante sur laquelle vous puissiez compter, c'est que toute vie continue toujours d'évoluer. Tout comme vous, chers lecteurs, tout comme vous.

Vous avez si souvent entendu dire que l'ascension se fait de l'intérieur. Ici, nous disons que, pour trouver votre chemin, la voie de votre cœur, votre Divine Flamme intérieure, vous devez aussi purifier et équilibrer les plans PÉMS de votre Être. Voilà pour le « comment » du cheminement spirituel ! Et le « pourquoi » de ce cheminement, c'est d'atteindre l'Esprit et de vous y reconnecter, de fusionner avec votre Soi supérieur, de devenir des Êtres humains bénis, vivant gracieusement dans votre 5D émergente.

Nous sommes, dans l'Amour total, la Fraternité de Lumière.

Troisième partie

Fréquence et physicalité

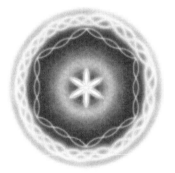

Chapitre 10

La préascension

Vint un temps où demeurer à l'étroit
dans un bourgeon était plus douloureux
que d'éclore.

ANAÏS NIN

Salutations, chers lecteurs, de la part de la Fraternité de Lumière. Nous vous accueillons à nouveau dans notre énergie et notre amour. Plus que jamais, vous devez savoir que vous êtes tous aimés. Chacun d'entre vous est aimé. Un jour, lorsque nous finirons par nous rencontrer, vous prendrez conscience de la véritable signification de ces paroles ! Notre divin amour pour vous est incommensurable. Car, voyez-vous, vous faites tous partie de Nous. Il n'y a vraiment aucune séparation entre vous et nous. Il n'y a que Tout ce qui Est. Puisque vous faites partie de Tout ce qui Est, vous êtes des Êtres divins. Et vous faites un merveilleux voyage de découverte, le retour à votre être véritable, à la source de votre éternelle essence, Je Suis. Où donc ? Mais en vous, bien sûr !

Toutes les vies que vous avez vécues sont encodées dans votre ADN. Et ces codes sont en train de changer, chers lecteurs, car ils

sont redéfinis par l'augmentation de fréquence de l'énergie planétaire. Vous êtes tous en changement, chacun à son rythme, et c'est
gratuit ! Pour ceux qui le peuvent, offrez-vous plutôt une séance
de guérison holistique, des massages, utilisant votre abondance
pour favoriser l'aspect guérison de votre transition. Dans quelque
mesure que vous vous purifiiez vous-mêmes, un artisan de la
lumière pratiquant la guérison par les mains avec vous ou à distance peut énormément augmenter et faciliter votre processus de
dégagement. Chers praticiens, utilisez les nouveaux outils à votre
travail énergétique d'imposition des mains, ajoutez les techniques
de guérison utilisant la vibration (le son) et la couleur (la
lumière). Vous verrez se produire des merveilles !

Avec l'année 2005, vous êtes entrés dans les huit dernières
années de la Mutation et vous commencez à monter la courbe
exponentielle des énergies croissantes, donc de la *tension ascendante !* Vous sentirez de plus en plus votre aura. Votre corps énergétique deviendra comme une peau extérieure sensible qui vous
semblera aussi réelle que celle de votre corps physique. Au départ,
que sentirez-vous le plus fortement ? Les parties endommagées !
Les lésions et les blocages énergétiques que vous portez feront
problème car les médecins seront impuissants devant ce qu'ils ne
pourront ni voir ni mesurer.

Vous commencerez aussi à sentir que toutes les activités vous
« vident » le corps, du point de vue énergétique, et vous devrez
redéfinir vos limites sur les plans énergétique, temporel et financier. Si vous travaillez au-delà de ces limites, vous développerez
une maladie physique ! Autrement dit, imaginez les énergies
supérieures émergentes comme une grande passoire que vous
tenteriez de traverser en poussant vers le haut. N'y peuvent passer
que les parties de vous qui sont d'une énergie supérieure. Celles
qui sont d'une énergie inférieure, les blocages PÉMS, vont rester
coincées et vous retenir. Votre « véhicule », avec toutes ses
couches, doit être suffisamment purifié pour traverser la passoire !
Et avec la montée des énergies, vous aurez l'impression que la

gravitation devient de plus en plus forte. C'est pourquoi nous vous disons : créer *son « corps de lumière » signifie s'alléger énergétiquement !*

Vous devez maîtriser tous vos aspects pour pleinement les intégrer ! Voilà, résumé en quelques mots, le processus d'ascension, chers lecteurs, car la pleine intégration ouvre la porte à l'entrée du Soi supérieur dans votre vie. C'est votre lien avec Dieu, votre ascension vers les sphères supérieures, votre union avec Tout ce qui Est. C'est ce que vous recherchez, n'est-ce pas ? Si vous lisez ces lignes, vous avez probablement étudié divers aspects de la métaphysique, de la religion et de la foi. Vous avez peut-être déjà largement purifié vos émotions et vos pensées, et vous êtes peut-être déjà en bonne voie de définir votre vérité intérieure. Nous vous demandons de ne pas négliger non plus la purification énergétique de votre couche physique. Au besoin, ayez recours à des approches bénéfiques pour votre corps : massage, acupuncture, ou toute pratique holistique qui vous attire. Explorez la purification physique ! Puisque vous êtes en train de changer « jusque sur le plan cellulaire », il est normal que votre organisme soit affecté sous tous ses aspects. Tout aspire à la purification, chers enfants, et vous le sentez d'autant plus clairement.

Dans ce chapitre, nous traiterons des symptômes que vous ressentez maintenant et nous vous expliquerons leur évolution. Si votre communauté médicale était au courant de l'ascension, elle associerait vos symptômes à la maladie de « *préascensionnite* ». Puis elle vous recommanderait de vous reposer souvent, de boire beaucoup d'eau de source et de trouver un heureux équilibre dans votre vie, car vous n'avez pas tellement le choix de passer au travers ! Il est assez logique que, puisque votre corps change, vos habitudes de repos et d'alimentation changent aussi, de même que vos niveaux de santé et d'énergie. *À partir de maintenant, il est essentiel d'avoir grandement conscience de la façon dont vous traitez votre corps, car, à votre insu, il dépense beaucoup d'énergie pour muter jusque sur le plan cellulaire.*

Veuillez noter que la liste de symptômes qui suit décrit les tendances générales de la réaction humaine aux tensions internes en cette époque de changement. Dans le prochain chapitre, « Informations à l'usage des praticiens », il sera question de maladies précises qui se développent à partir de ces états. Chers amis, en lisant cette liste de symptômes, ne craignez pas de tomber malades. Rappelez-vous que vous créez ce sur quoi vous vous focalisez ! Par contre, si vous ressentez beaucoup de douleur ou de détresse, ayez recours à un médecin pour recevoir un diagnostic, une thérapie et une gestion de la douleur. Ensuite, trouvez un soutien holistique sous la forme qui vous convient ! Comme vous le verrez dans l'un des chapitres suivants, « La fusion de la science et de la spiritualité », l'un de nos buts principaux est de rapprocher la science et la spiritualité, de faire avancer la connaissance de la guérison et du bien-être pour toute l'humanité. Nous vous conseillons d'utiliser tous les outils et toute la technologie disponibles, à la fois sur le plan médical et sur le plan holistique, pour évoluer avec aisance et grâce.

Niveaux d'énergie : sommeil, fatigue et stress

Comme les énergies s'élèvent, vous commencez à sentir votre aura. Vos sens sont en expansion vers le domaine de ce que vous appelez la perception « extrasensorielle », qui est en réalité la perception sensorielle « entière », normale, dans les sphères supérieures. Alors que vous développerez cette conscience supérieure, n'est-il pas raisonnable de prendre conscience de tous les déséquilibres énergétiques que vous portez ? D'où la cohorte de maladies, d'allergies, de phobies, d'anxiétés, vieilles et nouvelles, que plusieurs d'entre vous subissent présentement.

Même si vous êtes en santé sur les plans physique et émotionnel, vous ressentirez tout de même des symptômes préascensionnels. Votre corps en changement a besoin de beaucoup de repos, de tranquillité et d'une bonne alimentation. N'oubliez pas que la portion consacrée quotidiennement au processus de mutation s'accroît en même temps que les énergies. Pourquoi, selon vous, disons-nous constamment que c'est vous qui faites tout le travail sérieux ? Vous êtes en période d'hibernation forcée, pour ainsi dire, sans toutefois pouvoir vous reposer autant que votre corps l'exige, car vous devez tout de même fonctionner au quotidien. C'est la raison pour laquelle nous vous recommandons de vous reposer le plus possible. Accordez-vous cela, sinon votre repos ne sera pas réparateur. Pour plusieurs, une bonne nuit de sommeil est un rare exploit. Mais, au réveil, lorsque vous êtes frais et dispos après ces six à huit heures de sommeil béni, la journée n'est-elle pas éclatante ? N'êtes-vous pas plus énergique, plus patient, et dans un meilleur état d'esprit pour vous attaquer aux tâches de la journée ? Oui ! Le fait de vous sentir mieux vous permet de mieux fonctionner. Lorsque vous fonctionnez mieux, vous accomplissez davantage, vous le faites mieux, et vous en tirez plus de bonheur ! Imaginez que vous puissiez vous sentir ainsi pendant toute une semaine, tout un mois, toute une année… Vous voyez où nous voulons en venir ?

Vous devriez vous sentir aussi bien *chaque* jour ! Lorsque vous aurez dégagé suffisamment de blocages pour que l'énergie circule librement dans vos méridiens, vous vous sentirez mieux constamment et votre vie entière s'améliorera sur tous les plans. Vous dites que, pour chaque maladie dont souffre l'homme, Dieu a placé sur la Terre une plante qui peut le guérir. Nous disons que, quoi qu'il vous arrive dans la vie, Dieu a placé dans votre corps un processus de dégagement qui peut vous aider à tout guérir. Respectez tous les signaux corporels, afin d'évoluer gracieusement et avec le moins d'effort et de stress possible. Alors que les énergies se densifieront, votre corps paraîtra plus lourd, plus lent, et vous vous sentirez peut-être fatigué sans raison apparente. Vos cycles de sommeil changeront. Il sera peut-être de plus en plus difficile de dormir aussi longtemps qu'avant ; il sera peut-être aussi plus ardu de s'endormir. Respectez votre niveau d'énergie du moment. Si vous avez besoin de vous étendre une demi-heure l'après-midi, faites-le ; vous vous sentirez régénéré et fonctionnerez mieux pendant le reste de la journée. Si vous êtes tout éveillé à quatre heures du matin, allez faire quelque chose de productif !

Se reposer, ce n'est pas bavarder au téléphone ou regarder trois films de suite ! La méditation est nécessaire pour le soin et l'entretien de votre aura, pour libérer le stress et rassembler l'énergie universelle dans votre corps énergétique ; c'est le moment de se recharger, de se rassembler et de recréer l'Unité avec l'Esprit. Nous le disons constamment, de plusieurs façons différentes : laissez-vous guider par votre corps ! Il vous dira de plus en plus clairement ses besoins, surtout en ce qui concerne le repos. Si vous dépassez ses réserves, il lui sera de plus en plus difficile de fonctionner sans tomber malade. Nous ne disons aucunement cela pour susciter la peur ; veuillez comprendre que ce n'est pas du tout notre intention. Mais si vous ignorez les besoins de votre corps, il vous le fera bientôt savoir !

Rappelez-vous que votre corps dépense beaucoup d'énergie uniquement pour s'adapter aux changements énergétiques de la Mutation du Millénaire, ce qui vous rend plus fatigués que d'habitude. Cependant, votre zone de confort énergétique « habituelle » est rapidement en train de changer ! Vous pouvez soit vous adapter gracieusement à ces changements et les soumettre à votre volonté, soit demeurer imperturbables dans vos déséquilibres et sentir augmenter le stress de l'opposition aux mouvements énergétiques. Dans votre monde physique, la tension et l'effort constants imposés à un objet ne finissent-ils pas par causer une rupture ? Ajustez votre vie de façon à accommoder les besoins de votre corps, sinon vous prendrez de plus en plus de retard sur l'ajustement vibratoire de la Terre.

La nourriture

Présentement, plusieurs personnes remarquent aussi d'autres changements corporels. Ne trouvez-vous pas que votre nourriture habituelle n'a plus le même goût qu'avant ? Vous arrive-t-il parfois d'avoir faim, de commencer à manger et de ne pas pouvoir terminer ? Ceux d'entre vous qui sentent la nouvelle énergie, la vibration de l'air, ou encore qui entendent les paroles des autres avant qu'elles ne soient prononcées, sont de ceux qui mettent de la nourriture de la 3-4D dans des corps de la 4-5D. Comprenez-vous ? C'est la raison pour laquelle, lorsque vous mangez, vous sentez une lourdeur dans votre estomac.

Cette lourdeur, c'est la différence de dimension ! Alors, rappelez-vous de bénir tout ce que vous mettez dans votre corps. Placez vos mains autour de votre nourriture et de votre verre d'eau, et faites-y passer une pulsation pendant 30 à 60 secondes. Cela augmentera le taux vibratoire de votre repas et vous l'assimilerez plus aisément. Pourquoi ? En élevant la vibration, vous nourrirez et améliorerez votre être en devenir, de sorte que votre nourriture ne vous alourdira pas et ne vous ramènera pas à votre état antérieur. Si vous oubliez de faire cette bénédiction avant de manger, faites-la après, en posant la paume sur votre estomac. Cela favorisera grandement la digestion de votre nourriture.

Actuellement, vous subissez plusieurs changements sur le plan physique : votre poids en eau, votre poids physique, votre goût pour des aliments précis. Votre corps commence vraiment à refléter les vibrations supérieures et plusieurs d'entre vous ont perdu le goût du junk-food. Vous redéfinissez vos besoins diététiques. À ceux qui envisagent d'adopter le végétarisme uniquement parce qu'il serait plus sain ou « spirituellement correct », nous disons : s'il vous plaît, ne faites pas ça, car votre corps est habitué aux protéines de la viande, qui vous enracinent. Par contre, s'il vous répugne de manger de la viande ou si votre corps y est réfractaire, ne vous en excusez pas ! Nous vous demandons seulement de compenser le manque de protéines par un supplément sous d'autres formes, car, plus vous vous élevez, mieux vous devez être enracinés, pour garder votre équilibre.

Aussi, prendre de plus petits repas – en ne mangeant que lorsque vous avez faim – aidera votre corps de lumière en émergence à garder un poids parfait. La meilleure attitude sur le plan diététique, c'est de considérer la nourriture comme un carburant ! Écoutez votre estomac : ne mangez que lorsque vous avez faim et cessez de manger lorsque vous êtes repus. Si vous mangez trop, votre corps ne digérera pas bien. Et vous ne vous sentirez pas bien non plus si vous prenez de grands repas comprenant de nombreux groupes d'aliments. Si votre corps rejette la nourriture, combinez moins de groupes alimentaires par repas. Pour un repas, mélangez les glucides avec les produits laitiers ou les fruits, puis, pour un autre, mangez des protéines et des légumes. Ou mettez des fruits et du yaourt dans un mélangeur, et buvez votre lunch ! Soyez également attentifs aux étranges fringales que vous pouvez avoir, car c'est pour votre corps une façon de vous dire qu'il a besoin de certains ingrédients contenus dans cet aliment, que ce soit un minéral, une vitamine, une protéine, etc.

L'enracinement

Concernant la nourriture, nous aimerions que vous preniez conscience d'une autre « règle énergétique » dont les sociétés occidentales se sont éloignées : *manger des aliments cultivés localement vous aide à mieux vous ancrer à la Terre.* À l'origine, vous étiez conçus pour manger de la nourriture locale, imprégnée des vibrations locales, afin de vous enraciner dans votre lopin de terre. Les petits pots de miel en forme d'ours, avec un petit couvercle jaune, que vous voyez à l'épicerie ou au supermarché, contiennent habituellement du miel local. Pour ceux qui souffrent d'allergies, le miel local est un merveilleux vaccin contre les pollens locaux. La nature contient tous les remèdes à tous vos malaises.

Bien sûr, vous avez développé des méthodes ingénieuses pour fournir une grande variété à tous, mais voici ce qui se passe : vous mangez des fraises de la Californie, des bananes de l'Amérique centrale, des bleuets du New Jersey, des oranges de la Floride et d'Israël, des ananas d'Hawaii, des mangues du Mexique, du poisson de plusieurs océans, de la viande de plusieurs parties de la vaste Amérique et d'ailleurs. La nourriture est transportée et vendue partout dans le monde, ce qui diminue votre enracinement dans votre portion de la Terre. Pour la plupart des Occidentaux, aucun des aliments qu'ils absorbent ne porte la fréquence du lieu où ils habitent ! Alors, plantez un jardin si vous le pouvez, ou achetez des fruits et légumes d'un comptoir fermier local. Essayez autant que possible de consommer de la nourriture provenant du sol qui vous entoure, car cela aidera à mieux vous enraciner au cours du processus d'ascension.

L'eau

Vous devez également penser à boire de l'eau souvent, car *la fréquence plus élevée vous en fait naturellement dépenser plus.* Restez hydratés ! Pourquoi insistons-nous continuellement sur l'eau de source ? Tout d'abord parce qu'elle sort directement du sol et que c'est la moins traitée. Par conséquent, sa structure moléculaire est plus saine et ses propriétés énergétiques s'accordent à celles de la mutation terrestre. De plus, il est présentement essentiel de boire plus d'eau parce que *les nouvelles énergies purifient votre corps.* Les toxines, les maladies résiduelles, les blocages physiques, émotionnels et mentaux, tous les déséquilibres de densité inférieure émergent vers le dégagement. L'eau aide le corps à se débarrasser des débris cellulaires du processus de désintoxication en cours en cette époque cruciale. Plus vous boirez d'eau de source, mieux vous vous sentirez !

De plus, puisque les nouvelles énergies obligent votre corps à se débarrasser de tous les déséquilibres, il vous faut plus d'eau pour le nettoyer des toxines. Par exemple, les aliments surtraités, les pesticides, les agents de conservation, les édulcorants artificiels et de nombreux médicaments synthétiques stagnent dans votre système, parce que ce sont des substances artificielles, donc étrangères, que le corps humain n'est pas conçu pour reconnaître et traiter. Chers lecteurs, vos produits de nettoyage, rafraîchisseurs d'air, vernis à ongles, teintures capillaires, parfums peuvent créer des problèmes dans votre environnement Utilisez votre libre arbitre : tous ces produits nocifs, vous avez le pouvoir de les remiser dans des armoires fermées... ou de les éliminer de votre vie !

L'océan et la nature

Le plus grand réservoir d'énergie à la surface de la Terre se trouve dans vos océans. Vous commencez à peine à reconnaître la nature spirituelle des baleines et des dauphins. Nous vous disons que vos baleines portent dans leurs ADN les dossiers akashiques de la nature. Pour ce qui a trait aux dauphins, plusieurs d'entre vous savez déjà que ce sont des créatures avec de grandes capacités psychiques. Leur mission première est d'ancrer les énergies de la cinquième dimension dans le corps émotionnel (l'eau) de la planète. Pourquoi croyez-vous que les dauphins soient si joyeux et aiment autant s'amuser ? Parce qu'ils incarnent la connexion directe entre la nature et l'esprit, et vivent dans un état continuel de joie inconditionnelle. Allez-y, nagez avec eux... et soyez à tout jamais transformés.

Alors, si vous avez l'occasion d'aller nager dans l'océan, profitez-en. Le pouvoir nettoyant de la mer dépasse de loin vos connaissances actuelles, car il est essentiellement énergétique. Le mouvement constant des vagues, la composition de l'eau salée, avec l'énergie du soleil qui s'y combine, tout cela fait de l'océan un merveilleux outil de guérison. Même l'air est enrichi énergétiquement par le dynamisme de l'océan. Alors, allez jouer à la plage le plus souvent possible !

Tandis que le temps se comprime et que votre liste d'activités et d'obligations ne cesse de s'allonger, rappelez-vous de vous accorder du temps à vous-mêmes. Équilibrez votre travail par une bonne dose de jeu afin de pouvoir maintenir une perspective plus joyeuse et d'en faire votre nouvelle « zone de confort ».

Aussi, prenez le temps de vous asseoir souvent au soleil et à l'air frais, car l'assimilation des énergies de la nature adoucit et accélère le processus de la transition. De vingt minutes à une demi-heure de soleil renforceront le fonctionnement de tous vos systèmes corporels ! Votre soleil s'appelle Hélios, et c'est une gigantesque et magnifique entité qui aide à orchestrer l'ascension énergétique de votre planète. Assoyez-vous au soleil, appelez Hélios et sentez les pulsations, qui commenceront sur votre front et se propageront à tout votre corps. Et n'oubliez pas de dire merci !

⌘

Dans le cadre de votre processus d'épuration, nous vous encourageons aussi à aller vous asseoir dehors, à vous mêler à l'essence et aux énergies de la nature. Sachez que la nature a la responsabilité de vos changements. Ceux-ci sont dictés par la Terre, qui joue le rôle de « sofa » énergétique soutenant votre être physique sur sa surface. Nous avons déclaré plus haut que toute forme de vie possède des attributs similaires, à commencer par un noyau physique dans une demeure énergétique. Chers lecteurs, chaque être vivant possède une aura. Votre planète aussi, et cela se reflète dans votre corps. N'êtes-vous pas une parfaite illustration de l'axiome : « Ce qui est en bas est comme ce qui est en haut » ? Imaginez la Terre comme une magnifique créature vivante logée dans le corps éthérique de Dieu par ses quatre plans énergétiques : physique (la planète), émotionnel (les océans), mental (l'atmosphère) et spirituel (la grille électromagnétique, de la gravité du noyau jusqu'à l'espace). Comme vous le voyez, la Terre a des niveaux PÉMS, tout comme vous. Quel est son processus de dégagement du Cercle de Grâce ? Aux premiers stades de son évolution, vous l'appeliez Mère Nature ou Terre Mère ! Vous vénériez sa force et viviez en fonction de ses cycles de vie en purification permanente (les saisons). Maintenant, dans vos sociétés technologiques modernes, vous l'avez réduite à la « météo ». Vous avez perdu ce lien précieux avec la nature que possédaient les Amérindiens et toutes les autres populations indigènes. Vous considérez leurs rituels comme des superstitions superflues, ce qu'elles ne sont pas du tout, mais pas du tout.

Lorsque vous ouvrez vos sens aux énergies supérieures de la nature, que faites-vous ? Vous vous exercez à être dans le Présent du flux éternel de l'essence de Dieu. Lorsque nous disons que le Cercle de Grâce fonctionne sur tous les plans d'expression de la vie, nous ne plaisantons pas ! Lorsque vous vous relaxez suffisamment pour sortir de votre dense réalité de la 3-4D et entrez dans les énergies émergentes de la 4-5D, vous vous harmonisez à la source de la Mutation !

Pourquoi vous demandons-nous constamment de vous focaliser sur le Présent ? Lorsque vous vous détendez suffisamment pour atteindre cet état méditatif supérieur, votre concentration vous permet de tirer profit de votre processus de dégagement interne, en puisant au flux inné d'énergie universelle qui purifie et nourrit votre corps. Est-ce le même flux qui alimente tous les cycles de vie de la nature ? Pourquoi vous demandons-nous d'être centrés sur le cœur ? Parce que c'est l'espace interdimensionnel de votre corps physique où réside votre Divine Flamme. En canalisant toutes vos énergies et vos actions vers le cœur, vous créez une vibration de joie et de bonheur qui vous relie directement à Dieu, ou à l'Esprit, ou à la version de l'Union universelle à laquelle vous croyez. Les énergies de Dieu sont éternelles, se renouvellent d'elles-mêmes, s'étendent à l'infini vers des niveaux de plus en plus élevés d'amplitude vibratoire. La nature incarne les énergies de Dieu sur cette planète !

Commencez-vous à voir les liens ? Nous l'espérons, car ils sont énormes ! Les énergies de la nature sont dans la gamme de fréquences « joie et béatitude », puisque l'essence de Dieu est un échange constant d'amour inconditionnel. Fusionner avec la nature, ne faire qu'« Un » avec ses flux, c'est un raccourci direct vers les énergies de Dieu ! C'est la pleine manifestation physique de l'axiome « Ce qui est en bas est comme ce qui est en haut », alors que vous fusionnez vos flux d'énergie intérieure (par la méditation) avec les flux d'énergie extérieure de Dieu dans la nature. Bref, combiner les modes de purification du Cercle de Grâce avec le flux énergétique de la nature permet de se reconnecter pleinement à l'Esprit. C'est pourquoi nous vous incitons au remerciement, afin d'équilibrer l'échange d'énergie universelle

Quelle est la meilleure façon de remercier la nature ? Par le cœur, avec une intention focalisée et une visualisation créatrice. Lorsque vous vous connectez à l'essence des arbres, par exemple, soyez conscients qu'ils constituent les poumons de la Terre, qu'ils absorbent du monoxyde de carbone et libèrent de l'oxygène, essentiel à la vie. Toutes les plantes subaquatiques exercent la même fonction pour vos océans ! Les orages, les tremblements de terre et les éruptions volcaniques font tous partie du Cercle de Grâce de la Terre. C'est ainsi que le corps magnifique de cette planète se libère de ses tensions sur tous ses plans : physique, émotionnel et mental. Son plan spirituel (l'aspect énergétique ou interdimensionnel) est aussi sous le coup d'une gigantesque restauration !

Alors que la nature s'élève vers des niveaux supérieurs de l'essence de Dieu, joignez-vous à elle avec votre pleine conscience pour cette ascension ! Et rappelez-vous ceci : *l'énergie universelle suit la direction de l'esprit*. Imaginez la Terre dans un état immaculé, un joyau bleu-vert de vie tournant dans le cosmos. Imaginez guéries et heureuses toutes les formes de vie qu'elle porte et qu'elle contient, car c'est le plus grand cadeau que vous puissiez redonner à Dieu.

Les vêtements

Vous découvrez aussi des sens que vous ne saviez pas que vous possédiez. Votre peau est votre plus grand organe sensoriel, et vous la traiterez désormais différemment. Certains genres de vêtements (par exemple les tissus artificiels) vous sembleront étouffants, tout simplement parce que votre habillement se trouve dans votre aura et affecte votre flux énergétique. La couleur aussi fera souffrir ou se réjouir votre corps émotionnel et vous influencera dans le choix de vos vêtements. Vous pouvez être attiré par des couleurs unies plutôt que par des motifs complexes, et souvent par des couleurs pâles plutôt que sombres. Les vêtements serrés peuvent aussi poser des problèmes à certaines personnes, qui sentiront leurs méridiens énergétiques se faire presser ou chatouiller. Certains abandonneront les ceintures ajustées, et d'autres ne se sentiront plus à l'aise avec un col serré. La plupart se sentiront plus confortables dans des vêtements amples, faits de fibres naturelles. Vos besoins vestimentaires changeront à mesure que vous développerez la conscience de votre aura, car vos vêtements font vraiment partie de votre champ énergétique. Votre aura a besoin de liberté pour respirer, elle aussi !

Les palpitations cardiaques

Votre cœur bat-il d'une façon erratique, perdant son rythme, se contractant d'une façon désordonnée et mettant du temps à se rétablir ? C'est parce que le corps effectue des ajustements graduels sur le plan énergétique en vous harmonisant avec les changements de la Terre. Votre rythme cardiaque est le « chef d'orchestre » de vos pulsations cellulaires. De temps à autre, le cœur doit se recalibrer et trouver un rythme plus vrai. Cela se produira le plus souvent le soir, au repos, et le phénomène ne présente aucun danger. Cependant, si ces symptômes se produisent trop fréquemment, accompagnés de nausées, d'étourdissements et de douleur à la poitrine ou au bras droit, nous vous demandons de consulter un médecin ! Assurez-vous que vos symptômes n'ont pas encore atteint votre noyau physique. Vous pourrez ensuite vous étendre calmement pour effectuer le Cercle de Grâce avec nous lorsque vous aurez besoin de recalibration ou de « réharmonisation » avec le niveau d'énergie actuel de la Terre.

La dépression

Avez-vous l'impression que le monde entier court à sa perte ? Vous sentez-vous démunis et désespérés, dépourvus de l'énergie nécessaire pour y changer quoi que ce soit ? La nouvelle fréquence de la Terre vous libère sur le plan émotionnel et, depuis 2001, vous avez traité une large bande de dépression retenue dans la conscience planétaire. Chaque personne atteint et traverse chaque bande de « dégagement de la conscience » à son propre rythme. Rassurez-vous, c'est une phase que vous deviez traverser, mais ces bandes ont été remplacées à partir de 2004 par des bandes plus élevées d'Amour de la Mère divine. Pendant le processus de transformation, vous sentirez plus nettement chaque montée et expansion d'énergie lorsque vous serez en disharmonie et vous devrez alors vous rattraper.

À chaque printemps et à chaque automne, la nouvelle fréquence d'énergie et le magnétisme de la grille augmentent, puis se rééquilibrent un cran plus haut avant le solstice d'hiver. Maintenant que la Terre atteint des notes plus aiguës, vous êtes plus sensibles à ces réharmonisations ! Et maintenant que les grilles électromagnétiques de la Terre développent de nouvelles configurations, il n'y a plus de « graves » pour vous donner un répit des « aiguës ». Voilà pourquoi, alors que la Mutation est dans ses dernières années, les changements exponentiels suivent une courbe d'élévation plus abrupte, qui est ressentie plus vivement.

Il est important de savoir que plusieurs des symptômes préascensionnels énumérés ici ressemblent beaucoup à ceux de la dépression. Votre communauté médicale a défini la dépression comme suit : « Des sentiments de tristesse, de désespoir, de pessimisme, combinés à une réduction du bien-être émotionnel. Parmi les autres causes, mentionnons la perte d'appétit, de concentration, de vigueur, et d'intérêt ou de plaisir à l'égard des activités sociales. Dans des cas extrêmes, les gens peuvent avoir des hallucinations ou des illusions, et des pensées de mort ou de suicide. »

Si vous éprouvez des symptômes sévères, il ne peut pas nuire de demander l'aide d'un médecin. Dans votre dimension, les traitements habituels de la dépression sont la psychothérapie et les antidépresseurs. Mais gardez à l'esprit que, en cette époque d'énergies croissantes, plus votre cœur est lourd, plus votre corps vous semblera lourd également. Chez ceux dont la vie est insatisfaisante, qui détestent leur emploi, tolèrent des relations désuètes, le stress et la maladie augmenteront. Si vous vivez « à l'encontre de votre cœur », votre vie n'ira pas bien. *Les nouvelles énergies forceront votre corps à refléter l'état de vos autres couches.* Ces énergies vous forceront également à intégrer vos leçons, en vous menant dans des situations nécessitant une action. Autrement dit, mieux vaut se purifier maintenant, à l'intérieur comme à l'extérieur, alors que vous disposez d'une abondance d'options. Ne succombez pas à la dépression, chers enfants, et sachez que, plus vous purifierez votre véhicule physique, plus vous trouverez un heureux équilibre dans votre vie et plus il vous sera facile de sortir des « profondeurs du désespoir » pour atteindre l'air pur des sphères supérieures !

L'expansion sensorielle

Votre intuition a déjà augmenté énormément et plusieurs d'entre vous sont guidés par une « certitude » qui échappe souvent à la logique. Comprenez que vos sens sont en expansion ! Nous vous répétons que ce que vous appelez la « perception extra-sensorielle » est en réalité la « pleine perception sensorielle » des sphères supérieures. Bien des gens ont des moments de télépathie, de clairvoyance, voient diverses formes d'énergie, font des rêves prémonitoires intenses et ont toutes sortes d'autres « expériences étranges ». Selon vous, qu'arrivera-t-il lorsque vos sens prendront de l'expansion ? *Vous percevrez des choses qui échappaient jusqu'ici à vos sens.* Non, vous n'êtes pas en train de devenir fous, mais divins ! Puisque tout ce qui se trouve au delà de la 3D était jusqu'à présent invisible pour vous, vous n'en connaissiez pas l'existence. Comment auriez-vous pu la connaître ?

Imaginez votre corps comme le noyau de votre être total. Ce que vous considérez comme étant « vous » n'est qu'une partie de celui-ci, celle du corps physique. Votre corps ancre vos couches énergétiques, qui se déploient autour de vous en cercles vibratoires toujours plus grands. Chers enfants, vos auras se touchent à deux mètres de distance. Bien avant que ne vous soyez suffisamment rapprochés pour vous serrer la main, vos corps s'entrepénètrent déjà ! Pourquoi, d'après vous, êtes-vous si mal à l'aise lorsqu'un inconnu se tient trop près de vous en vous parlant ? C'est qu'il se trouve dans le champ de votre corps émotionnel-mental-spirituel, qui est votre « corps éthérique dense » (énergétiquement parlant). Ce malaise n'est pas dû qu'à une simple intrusion dans votre « espace personnel ». Cet espace est en train de devenir une partie consciente de votre corps, que vous pouvez sentir. Votre aura devenant plus sensible, cette étroite proximité vous est carrément pénible s'il s'agit d'une intrusion indésirable.

Pour vous donner un aperçu de notre travail sur « la fréquence et la physicalité », nous vous dirons tout simplement que, *avec l'élévation de l'énergie de la Terre, vous arriverez à sentir votre aura aussi clairement que votre corps physique.* Votre corps énergétique deviendra plus dense et plus réel lorsque vous aurez commencé à vous connecter aux plus hautes fréquences et vous deviendrez conscients de votre Être total. Une fois que vous serez aussi bien connectés à votre aura que vous l'êtes actuellement à votre corps, le monde ne sera plus le même ! Voyez-vous ici le magnifique déploiement de motifs imbriqués les uns dans les autres, et les cercles à l'intérieur des cercles ? Nous vous le répétons : vous devez entreprendre les derniers stades de votre transmutation en corrigeant votre déséquilibre énergétique ! Pour atteindre le stade du « corps de lumière », le corps physique doit être libéré des poches de lésions causées par l'énergie inférieure et que vous avez accumulées dans cette vie et dans les précédentes.

Certains d'entre vous ont perdu prise sur le temps linéaire et se retrouvent désorientés dans leur routine quotidienne propre à la 3D. Faites le Cercle de Grâce et laissez-nous libérer vos trois chakras inférieurs afin que nous puissions vous enraciner à nouveau. Voyez-vous comme il est facile de penser que vous perdez votre équilibre mental ? Eh bien non, chers enfants ! Vous êtes tout simplement en train de trouver un nouvel équilibre dans une réalité différente, voilà tout !

Comme certains sont en train de le découvrir, votre expansion sensorielle comporte un niveau supérieur d'inspiration de la part des « muses » qui vous guident dans tous les domaines de la pensée, qu'il s'agisse de l'art, de la science ou de l'industrie. Attendez-vous à ce que de nouveaux talents et de nouvelles technologies émergent dans vos sociétés, lorsque les gens suivront leur cœur et se mettront à partager avec les autres leurs talents innés. Que vous arrivera-t-il alors ? Rappelez-vous que *vous ne pouvez pas échouer* !

La mémoire à long terme et à court terme

Savez-vous que votre mémoire est maintenant affectée par l'élévation des fréquences ? Ceux qui s'inquiètent de l'affaiblissement de leur mémoire devraient plutôt s'en réjouir ! Votre mémoire à court terme est affectée par le Présent, tandis que votre mémoire à long terme est davantage ancrée en vous, à cause de tous les hauts et les bas émotionnels que vous avez vécus en cette vie. Pourquoi ? Les pensées sont des choses, et les émotions sont l'énergie qui les sous-tend. Les émotions façonnent vos pensées et elles en sont inséparables. Les souvenirs au contenu riche en émotions fortes sont mieux ancrés dans votre esprit et votre corps que les souvenirs fugaces auxquels aucune émotion n'est associée. Votre mémoire à long terme est donc plus difficile à libérer, car le bagage émotionnel lié à ces souvenirs bloque votre élévation dans l'échelle des fréquences. Lorsque vous aurez dégagé les lésions physiques et éthériques provenant de ces souvenirs (pardonnez, pardonnez, pardonnez !), ces derniers seront encore là, mais la douleur qui leur est associée aura disparu.

Par ailleurs, votre mémoire à court terme semble faiblir, n'est-ce pas ? Si vous observiez la mort graduelle d'un proche, vous verriez une progression semblable à cette lente mutation vibratoire que vous vivez actuellement. Quand une personne approche de sa transition physique, elle perd tout intérêt pour le monde extérieur et devient plus centrée sur son monde intérieur. Elle oublie rapidement si elle a mangé ou pris ses médicaments, mais elle se rappelle très clairement des détails du passé. Elle se fond dans le « brouillard » du Présent, où elle s'en retourne, et elle perd la trace des détails quotidiens de la vie. Alors, ne vous inquiétez donc pas d'oublier les détails, prenez-en l'habitude, pardonnez-vous, et établissez toujours une liste des choses que vous avez à faire.

Vous verrez que *les banalités perdront de leur importance alors que vous passerez du monde de la matière aux mondes spirituels.*

Changement d'optique : de la pensée linéaire à la pensée non linéaire

Un autre aspect du Présent qui contribue à votre confusion actuelle, c'est que vous vous éloignez de la pensée linéaire. Vous avez l'impression que vos pensées sont éparpillées et vous en perdez souvent le fil, parfois même en parlant. Pourquoi ? Parce qu'il devient plus difficile, chers enfants, de ne penser que d'une façon logique ! Du même coup, il est également plus difficile de vous concentrer sur plusieurs tâches à la fois. Par conséquent, vous avez l'impression d'avoir moins de capacités mentales qu'avant.

Voici ce qui se passe en réalité. Alors que vous vous éveillez et que vous vous reconnectez à votre cerveau droit, vous recevez un apport sensoriel provenant de niveaux auxquels vous ne pouviez pas accéder auparavant avec le seul cerveau gauche. Alors, même si vous continuez de fonctionner logiquement, vous recevez de l'information en provenance d'une nouvelle source qui peut interrompre le mode de pensée du cerveau gauche. Imaginez que vous entendez deux conversations à la fois, en essayant de les suivre toutes les deux, de les combiner et d'y répondre en même temps ! Ce n'est pas facile ! En raffinant votre pleine perception sensorielle et en intégrant les cerveaux droit et gauche, vous dépasserez cet état temporaire de « confusion par interférence ». Vous finirez par devenir un parfait canal de votre Soi supérieur !

Ne vous inquiétez donc pas. Votre mode de pensée est en train de se restructurer, alors que vous apprenez à réfléchir d'une façon de plus en plus originale. Nous vous garantissons que ce changement ne vous fera pas perdre de points de QI, mais élargira plutôt votre pensée sur tous les plans. Vous finirez par avoir accès à plus de connaissances que vous ne l'avez jamais espéré, ainsi qu'à de nouvelles façons de voir et de comprendre le monde qui vous entoure.

D'ici là, faites des petites listes ! Soyez fiers de ce que vous accomplissez ; le reste viendra demain. Focalisez-vous sur une chose à la fois, et faites-la bien. Ne vous précipitez pas, car même vos réflexes sont en transition, et la hâte mène parfois à des accidents bêtes. Soyez patients envers vous-mêmes et les autres. La patience est non seulement une vertu, mais une excellente façon de s'exercer à vivre dans le Présent sans être contrarié !

La sexualité

Non seulement vos sens deviennent-ils sensibles à une plus large gamme de stimuli, mais votre sensibilité corporelle à ceux-ci (sons, odeurs, toucher, etc.) prend de l'acuité aussi. Vos préférences alimentaires ne sont donc pas les seules à changer ! Nous parlons ici de l'aspect physique de l'amour, que vous appelez le sexe. L'effet physique le plus commun et le plus intense de la nouvelle énergie sera tout simplement une sensation de brûlure plus intense dans vos chakras inférieurs. Votre corps est surtout composé d'eau, laquelle est un parfait conducteur d'énergie. Où se trouve la batterie de réserve de votre corps énergétique ? Dans votre abdomen, au deuxième chakra. C'est là que vous sentirez le plus l'accroissement de la fréquence, puisque c'est le point de la plus grande concentration d'énergie de tout votre corps.

Votre chakra de stockage d'énergie se trouve directement au-dessus de votre chakra racine. Ce dernier interprète un accroissement de la fréquence énergétique comme un signal pour l'élévation de l'énergie sexuelle. Vos besoins dans ce domaine sont donc affectés ! Nous utiliserons à nouveau votre langage, ici, pour éclaircir un point. En prenant de la maturité, vous en venez à trouver « insatisfaisant » le sexe occasionnel. Qu'est-ce que cela veut dire ? Que le sexe occasionnel ne vous remplit pas d'énergie *amoureuse*, celle qui nourrit votre Être entier. C'est la principale distinction que vous devez faire, chers lecteurs, lorsque vous envisagez un engagement physique dans une relation.

Le sexe n'est pas qu'une fonction corporelle. La sexualité est l'expression d'amour la plus profonde qui soit entre deux humains. Pourquoi ? Parce qu'elle atteint les profondeurs de votre noyau physique. Elle atteint cet endroit où vous élaborez et emmagasinez de l'énergie, et elle nourrit toutes vos couches éthériques, jusqu'à la couche physique inclusivement. Vous rendez-vous compte que l'énergie orgastique est la chose la plus proche de la fréquence divine que votre corps ait été capable de tolérer (jusqu'à présent) sans se consumer ?

Alors que vous vous élèverez dans les dimensions avec la hausse des fréquences énergétiques, que croyez-vous qu'il arrivera à votre corps ? Des énergies supérieures, plus intenses, entreront dans votre être. Sachez que le sexe est très différent dans les dimensions supérieures. Rappelez-vous que nous n'y faisons pas de distinction entre le masculin et le féminin, comme vous y êtes obligés. Nous fusionnons directement, simultanément sur plusieurs plans, afin d'échanger de l'information et de communiquer à différents niveaux. L'expression du Soi dans l'Esprit arrive toujours par les vibrations de l'Amour.

Examinons le mot « illumination », qui veut dire « ajouter de la lumière à un état d'être ». Quelle est cette lumière ? Chers lecteurs, c'est une onde physique sinusoïdale qui constitue l'ultime vibration d'amour inconditionnel. *C'est l'énergie de Dieu.* Vous commencez à sentir cette lumière, cette élévation de la fréquence, cette montée d'énergie dans votre noyau même. Dans votre sexualité, dans votre sensualité, dans votre fonction de reproduction. Qu'est-ce que la reproduction ? C'est un acte de Création divine ! Regardez n'importe quel bébé et vous verrez le visage de la création parfaite de Dieu. Oui, vos corps ont créé ce minuscule vaisseau de l'Esprit tandis que vous étiez fusionnés en une explosion amoureuse d'énergie. L'Esprit respecte infiniment toutes les formes d'Amour. Pour Dieu, il n'y a pas de bonnes ou de mauvaises formes d'amour. : Comme tout Amour provient de Dieu, tout Amour est sanctifié. Déifié. Tout comme Vous, qui êtes un mariage du spirituel et de la matière physique. Voyez-vous maintenant comment l'Esprit considère le sexe ? De la même façon que tout le reste : lorsque son expression est pure, c'est Dieu qui fait l'expérience de sa propre création à travers la chair.

Tandis que vous chercherez à vous redéfinir en tant qu'êtres énergétiques, votre forme la plus profonde d'expression énergétique devra aussi changer, par nécessité. Respectez toute forme d'expression sexuelle qui vous est disponible et qui vous semble honorable. N'ignorez pas ces vagues de besoin intense, car leur expression aide votre corps à s'élever à chaque fois vers une plus haute expression vibratoire. Tout comme vos besoins sexuels, vos besoins d'un partenaire satisfaisant changeront également. Si vous vous élevez trop au-delà de la fréquence physique de votre compagnon actuel, il ne pourra pas se fondre convenablement dans votre énergie. Bien des vieilles relations usées par le temps prennent fin actuellement. Les gens ne sont plus « accordés » comme auparavant si l'un s'applique à avancer tandis que l'autre demeure inconscient. De même, bien des leçons vont être dispensées ! Nous vous souhaitons de vous considérer comme séparés de vos leçons, afin de pouvoir les assimiler et les dépasser. *Les leçons ne deviennent des obstacles que si vous les percevez ainsi.*

Bien des gens ont de la difficulté à parler de la sexualité. C'est un domaine de votre vie qui doit être dégagé de toute négativité. Éventuellement, de plus en plus d'entre vous vous éloignerez progressivement du « sexe » et chercherez plutôt à « faire l'amour ». N'est-il pas logique et nécessaire que l'expression physique de l'Amour divin soit honnête, ouverte, généreuse, et vienne du cœur ? *L'amour physique entre deux personnes est aussi un échange d'énergie vitale.*

Ce que vous faites, et votre manière de le faire, cela ne s'exprime pas seulement par le contact des mains sur de la chair. Vous créez des liens d'énergie à la tête, au cœur, au plexus solaire et à la racine. Vous vous nourrissez mutuellement d'énergie universelle, au niveau d'expression énergétique que vous avez atteint. Saviez-vous que vos chakras respectifs peuvent fusionner dans ce processus, quel que soit le genre de communion physique que vous avez atteint ? Vous serez de plus en plus sensibles à la différence entre l'« énergie du ventre » et « l'énergie du cœur », qui est de l'énergie universelle raffinée avec l'essence divine d'amour de votre chakra du cœur. Lorsque vous aurez élevé votre conscience jusqu'à fonctionner au niveau du cœur, les plans inférieurs ne vous nourriront

plus énergétiquement, surtout le sexe « sous la ceinture » (pardonnez le rapprochement !).

Voilà pourquoi il est essentiel de purifier vos relations,
d'équilibrer votre corps émotionnel, d'attirer les énergies supérieures dont tout votre Être a besoin pour vivre dans votre nouvelle « zone de confort » de la 4-5D. Vivre en contradiction avec
votre cœur a pour effet d'accumuler de la douleur dans votre
corps physique, et cette accumulation finira par provoquer une
maladie. Faire l'amour, c'est l'union de deux êtres énergétiques,
une fusion qui nourrit chacun de l'énergie universelle la plus pure
possible, afin de soutenir leur présente structure électromagnétique. Que choisissez-vous, chers enfants ?

Lorsque vous saisirez pleinement que chaque action physique a une composante énergétique, vous comprendrez pourquoi vos besoins physiques sont en train de changer. Bref, le sexe
n'est qu'une fonction biologique, tandis que, pour exprimer
l'amour à partir du cœur, on peut tout simplement se tenir les
mains. Comment, d'après vous, exprimons-nous l'amour dans
les sphères non physiques, sans mains à tenir, sans sexe masculin
ou féminin pour nous définir ou nous limiter ? Vous l'avez
deviné : nous fusionnons nos énergies ! Les sphères supérieures
ont une couleur et un son qui dépassent votre imagination, une
palette beaucoup plus large de fréquences énergétiques. Puisque
c'est là que vous vous dirigez, nous vous disons que votre
meilleur passeport pour les sphères supérieures, c'est d'« Être
amoureux » constamment ! C'est pourquoi nous insistons pour
que vous aimiez véritablement et pour qu'on vous aime vraiment.

Avec l'accroissement des énergies, toutes vos expériences
PÉMS augmenteront en intensité. C'est pourquoi nous vous
recommandons de purifier votre corps maintenant. Retrouvez le
contrôle de vos pensées, raffinez vos croyances et libérez votre
corps émotionnel afin d'être en résonance avec une expression
d'amour supérieure.

Les émotions constituent la signature énergétique de vos expériences humaines, qui se traduit dans toutes vos couches, du corps physique au corps mental et au corps spirituel, et devient l'enregistrement de la connaissance que cherche votre âme. Votre « plan émotionnel » est le cahier de devoirs que vous rapporterez « chez vous » lorsque vous quitterez votre coquille physique. Maintenant, vous avez l'occasion de nettoyer ce cahier, d'éliminer ces déséquilibres émotionnels qui vous maintiennent dans une vibration inférieure. Faites de votre mieux avec ce cahier, car votre âme, et celle de l'Humanité, souhaite rentrer « chez elle » à un niveau plus élevé d'expression amoureuse. C'est pourquoi vous avez choisi d'être ici dans un corps, maintenant, en cette Mutation du Millénaire. Soyez conscients que c'est là le but véritable de votre âme collective !

La persistance et la patience afin de vous purifier sur tous les plans

La persistance et la patience sont actuellement d'une extrême importance et il vraiment crucial de les pratiquer consciemment pour traverser avec grâce les changements actuels. La patience à l'égard de tout ce qui se passe autour de vous, bien sûr, mais aussi avec vous-mêmes ainsi qu'avec ce qui se passe en vous. C'est un élément nécessaire de l'amour de soi. Nous vous demandons tout simplement de prendre soin de vous-mêmes en cette époque de changement comme un parent affectueux le conseillerait à un enfant en pleine croissance. Nourrissez-vous adéquatement, prenez le temps d'effectuer le Cercle de Grâce avec nous, accordez-vous le temps de guérir. Si nous avons l'air de parents trop insistants, nous nous en excusons, mais nous essayons présentement de vous amener à être de meilleurs parents pour vous-mêmes. Si vous ne vous occupez pas de votre Être total en respectant les énergies nouvelles, vous ne pourrez pas vous occuper de vos proches lorsqu'ils auront besoin de vous.

La persistance aussi, oui, car vous voilà enfin dans le processus de purification consciente sur tous les plans. Qu'est-ce que cela signifie exactement ? Vous êtes en train d'éliminer, jusque sur le plan cellulaire, des déséquilibres provenant de cette vie-ci et des précédentes. C'est ce qui est requis pour changer votre « plan énergétique ». Où se trouve ce plan, celui qui guide la forme et les fonctions de votre corps multidimensionnel ? Dans votre ADN ! C'est là que sont vos archives akashiques personnelles, emmagasinées dans des couches interdimensionnelles d'expériences joyeuses et pénibles. Emmagasinées avec de la « colle émotionnelle », car c'est ainsi que les expériences de votre vie présente et de vos vies passées demeurent en vous. La qualité de ces expériences, et la façon dont elles vous affectent, est déterminée par celle des émotions « bonnes » et « mauvaises » qui y sont associées. En effet, ce registre permanent des vies successives est conçu pour la croissance de l'âme, afin que votre Soi supérieur puisse assimiler des leçons de plus en plus élevées à travers la diversité de vos expériences de vie.

Alors, lorsque nous vous disons que vous êtes en train de vous purifier sur tous les plans, nous sommes sérieux ! C'est pourquoi il peut vous sembler avoir un flux infini de douleur et de stress à libérer à chaque séance du Cercle de Grâce. Il y a aussi une accumulation quotidienne et continue de stress à dégager, jusqu'à ce que vous appreniez à vivre avec souplesse, sans créer de négativité. Soyez donc patients, chers enfants, et persistez. Comme il a fallu plusieurs cycles pour créer tous ces déséquilibres, il est raisonnable qu'il faille des efforts répétés pour les éliminer. Nous vous disons bien gentiment : ne vous découragez pas. Chaque parcelle de douleur que vous dégagez est remplacée par de la nouvelle énergie.

Conseils pratiques

Votre corps est composé de 70 % d'eau, ce qui en fait un merveilleux conducteur de vibrations. C'est pourquoi nous vous recommandons de prendre de longs bains chauds et d'effectuer l'exercice du Cercle de Grâce dans la baignoire. Vous serez étonnés de voir autant de « saleté éthérique » dévaler vos méridiens pour fondre dans l'eau ! Vous trouverez également beaucoup de satisfaction à ajouter des ingrédients nettoyeurs d'aura dans l'eau du bain, comme du sel de mer, du jus de citron, du bicarbonate de soude, des huiles essentielles ou des essences florales. Commencez par une pleine tasse de sel de mer comme ingrédient de base, puis ajoutez ce que vous voulez. Il est tout aussi reposant de flotter dans une piscine ou un spa ; la température de l'eau importe peu, pourvu que vous puissiez vous relaxer confortablement. L'eau vous enveloppera dans les énergies supérieures, car toute l'eau de la Terre commence à bourdonner d'une nouvelle vibration. Vous connaîtrez ainsi un répit par rapport aux changements gravitationnels et aux fluctuations temporelles, qui pèsent lourdement sur vous actuellement.

L'exercice du souffle de vie

Et maintenant précisons ce que vous pouvez faire pour faciliter votre transition. Il y a très, très longtemps, avant que vous ne soyez devenus des êtres expressifs, pleinement densifiés, vous parcouriez la Terre en y connaissant des expériences de vie sous une forme éthérique beaucoup plus légère. En effet, vous étiez si légers que vous aspiriez, par la couronne et par les pieds, l'énergie divine et terrestre, exprimant un véritable mélange des énergies supérieures et inférieures. Vous étiez alors complètement soutenus par des énergies multidimensionnelles. Vous étiez des êtres pleinement énergétiques, parfaitement conscients de vos origines divines et entièrement connectés à la Source divine.

Avec l'avènement de cette époque de changement, vous êtes invités à retourner à la plénitude de ce lien. Vous baignez dans des énergies plus élevées et plus raffinées. Comment les assimilez-vous ? Il n'y a aucune pilule à prendre avec vos aliments, aucune poudre à ajouter à votre boisson. *Vous devez apprendre à absorber les énergies supérieures par le fonctionnement de vos systèmes énergétiques.* Nous parlons de vos chakras, ces soupapes d'entrée et de sortie qui contrôlent la quantité d'énergie qui réside et circule dans chaque partie de votre corps. Nous disons que vous pouvez apprendre à purifier votre système nerveux et à « faire le plein » (de réserves énergétiques) chaque fois que vous en sentez le besoin !

Nous parlons ici de l'énergie universelle, celle qui fournit l'étincelle et le carburant à chacune de vos cellules, comme à chaque plante et à chaque animal, ainsi qu'à tout ce qui existe sur la Terre et au-delà. Prana, chi, manna, vous lui avez donné plusieurs noms et vous savez donc qu'elle existe. Vous aurez besoin de doses de plus en plus grandes de cette énergie pour vous soutenir alors que vous passerez aux octaves supérieures. Votre nourriture, votre eau et votre air ne vous fourniront tout simplement pas suffisamment de carburant pour des Êtres multidimensionnels en évolution. Nous vous offrons ici une visualisation simple à ajouter à votre méditation lorsque vous êtes fatigués et avez besoin de recharger votre corps.

⌘

La visualisation du souffle de vie

(Note : Bien que l'énergie de la Terre fasse partie de l'énergie divine (ou universelle), nous donnons à chacune une couleur et une direction différentes, afin de faciliter votre visualisation linéaire. C'est aussi un exercice clé pour ceux d'entre vous qui ont besoin d'enracinement !)

- *Imaginez que vous inspirez d'en haut de l'énergie divine dorée, et d'en bas, de l'énergie terrestre d'un vert vif, en respiration alternée.*

- *Inspirez profondément la Lumière divine par votre chakra couronne (au sommet de votre tête), en la faisant descendre dans votre corps jusqu'à trente centimètres sous vos pieds.*

- *Faites une pause pour mélanger cette énergie dorée en vous, puis exhalez-la par les pores de votre peau afin de nourrir les couches énergétiques de tout votre Être.*

- *Faites à nouveau une pause pour permettre à l'énergie dorée d'atteindre toutes vos couches.*

- *Avec votre respiration suivante, aspirez de l'énergie terrestre verte par vos pieds et faites-la monter dans votre corps, au-delà de la couronne (jusqu'à trente centimètres au-dessus de votre tête), puis faites une pause pour vous en imprégner.*

- *Exhalez-la ensuite par votre peau en un nuage nourrissant et enveloppant, et faites une nouvelle pause pour assimiler cette énergie verte.*

Si vous avez de la difficulté à faire une pause entre chaque inspiration et expiration, contentez-vous d'inspirer et d'expirer lentement et régulièrement, sans pause. Cela fonctionnera d'une façon ou d'une autre !

Lorsque vous faites cela, soyez conscients que votre chakra sacral ou abdominal, le deuxième centre énergétique, se remplit d'énergie universelle. Répétez cette visualisation, *en respirant lentement, s'il vous plaît*, pendant une dizaine de minutes ou jusqu'à ce que vous vous sentiez mieux. C'est une nouvelle façon de vous nourrir, chers enfants

La respiration

Puisque l'exercice qui précède comporte une respiration visualisée, nous aimerions nous attarder un peu ici sur l'une des fonctions vitales les plus essentielles : *la respiration.* Le corps humain accumule de l'énergie de diverses façons, par la nourriture, l'eau, l'air, le soleil, le sommeil et l'exercice. La respiration fait entrer de l'air dans votre système sanguin afin de nourrir d'oxygène chaque cellule de votre corps et elle en fait aussi sortir du monoxyde de carbone, le principal déchet du processus. La respiration focalisée fait encore davantage : elle permet au corps non seulement d'assimiler de l'énergie, mais aussi d'évacuer des zones d'énergie comprimée, ou blocages énergétiques. C'est pourquoi nous vous prions de détendre votre mâchoire et de vous concentrer sur votre respiration afin de stimuler vos méridiens à une libre circulation de l'énergie, de dégager la douleur et de la remplacer par une énergie universelle propre et neuve.

Dans l'exercice qui suit, nous vous présentons une meilleure façon d'inspirer de l'énergie dans toute votre structure énergétique afin que votre corps absorbe l'énergie universelle et la transmette par votre peau à toutes les couches de votre être énergétique. Pourquoi ? Tous les symptômes préascensionnels sont des processus corporels affectés par la pression interne ou externe. Alors que vous passez aux niveaux supérieurs d'énergie raffinée, votre corps est de plus en plus sensible à la pression. Qu'il s'agisse de la pression osmotique sur le plan cellulaire, de la pression gravitationnelle sur le plan musculaire ou de la pression émotionnelle et mentale sur le plan aurique, vous devez vous acclimater à des changements.

Comme vos sens prennent de l'expansion et deviennent plus sensibles aux plans non physiques, n'est-il pas normal que votre corps devienne plus sensible aux aliments, aux pollens et à tous les irritants ou allergènes qui auparavant passaient inaperçus ? Oui ! Tous vos systèmes corporels sont sensibles à la pression interne ou externe. La respiration est fondée sur l'échange osmotique d'oxygène, qui passe à travers les poumons et dans le sang afin de nourrir les cellules de votre corps. Non seulement vos systèmes internes sont-ils sensibles à la pression, mais ils reposent sur celle-ci comme véhicule pour fonctionner. Puisque la Mutation du Millénaire crée une série de pressions de plus en plus grandes sur tous les plans du fonctionnement planétaire, bien des gens qui ressentent une expansion sensorielle ou qui portent des blocages auront de plus en plus de difficulté à respirer !

Chers lecteurs, vos modes de respiration indiquent également votre état émotionnel. Lorsque vous êtes endormis ou plongés dans la réflexion, votre respiration est lente, égale et mesurée. Lorsque vous êtes en colère, vous devez prendre de grandes goulées d'air afin d'alimenter tous les processus que la colère soulève. Dans la douleur, vous inspirez rapidement, superficiellement, presque en haletant, afin d'éviter d'aviver cette douleur. Lorsque vous pleurez, vous sentez souvent votre gorge se serrer, vos poumons se contracter, et votre respiration devient plutôt irrégulière. Dans notre travail ensemble, le souffle focalisé que nous vous proposons a de nombreux buts : vous apprendre à mieux assimiler l'oxygène, produire en vous un état de calme, et vous apprendre à contrôler le système physique, qui est bien à votre portée. Apprenez à avoir conscience de votre souffle et à le contrôler. Vous réaliserez bientôt que le souffle contrôlé est la meilleure façon d'approfondir la libération de vos méridiens, de calmer et de contrôler votre cœur, et d'apprendre à naviguer dans les dimensions éthériques des sphères non physiques.

Nous aimerions ajouter ici un autre exemple. L'ascension de la Terre vous donnera l'impression de monter de plus en plus haut et de vous éloigner de plus en plus du niveau de la mer, en vous élevant jusqu'aux montagnes où l'air est plus rare et plus difficile à respirer. Nous suivez-vous ? Voici venu le temps de vous libérer de votre dépendance au tabac, chers enfants. Voici venu le temps d'apprendre à mieux respirer, car, alors que les énergies de la planète s'accroissent et se densifient, vos poumons doivent suivre le rythme. Chers enfants, c'est une question de pression, interne ou externe, et nous vous montrons comment libérer vos systèmes de ces excès de pression. Encore une fois, nous parlons de forces invisibles agissant sur des systèmes physiques. C'est difficile à saisir et à surmonter si l'on est inconscient et pris au dépourvu, mais ce n'est plus votre cas, n'est-ce pas, chers lecteurs ?

Conclusion

Nous espérons que vous comprenez mieux maintenant ce que nous entendons par la « lourdeur » de l'ascension. Si vous franchissez présentement la crête du changement, vous ressentez les symptômes plus vivement. Écoutez votre corps car il a une conscience distincte de votre conscience mentale. Il vous fait connaître ses besoins par une gamme de sensations et, lorsque vous n'y prêtez pas attention, il finit par tomber en panne. La douleur est votre meilleur baromètre pour déceler ce qui se détraque, à quel endroit et à quel degré. Les analgésiques de synthèse ne font qu'empêcher le cerveau de recevoir la sensation d'une lésion qui vous informe de la présence d'un problème à tel endroit. Sans l'avertissement de la douleur de votre corps physique, vous pouvez innocemment vous blesser à nouveau ou ignorer le problème jusqu'à ce qu'il devienne chronique. Ce n'est pas un bon mode de vie, car cela va littéralement à l'encontre du but recherché.

Lorsque vous serez habitués à faire le Cercle de Grâce, vous sentirez parfois la douleur passer dans votre bras ou votre jambe pendant que vous êtes occupé à quelque chose de tout à fait banal, comme lire un livre ou faire la queue à l'épicerie. Bénissez ce dégagement, respirez à travers lui, massez-vous au besoin, et continuez. Ces expériences vous aideront à être plus attentif aux besoins de votre corps et vous permettront de voir les progrès accomplis ! Nous vous avons expliqué que, lorsque vous serez habitués à libérer de la tension de votre système nerveux, vous pourrez le faire à volonté. Vous serez beaucoup plus énergiques et en bien meilleure santé à tous points de vue. Si vous avez déjà une routine de santé quotidienne, intégrez-y cette information et ajoutez le dégagement de stress de votre corps. Si vous faites du yoga, par exemple, intégrez le processus de purification du Cercle de Grâce dans votre « méditation en mouvement ». Rappelez-vous seulement de garder votre mâchoire ouverte, pour que les méridiens puissent se libérer. Quelles que soient les approches de guérison que vous utilisez déjà, elles seront améliorées par une concentration sur la libération énergétique du système nerveux.

Combien d'entre vous peuvent ralentir leur cœur ? Savez-vous que c'est possible ? Oui, vous êtes tous des gourous en puissance ! C'est peut-être nouveau pour vous, cette idée que vous pouvez affecter et diriger un système physique interne de votre corps, mais c'est une réalité ! Une vieille maxime énonce que le corps est le temple de l'âme qu'il doit être entretenu avec vénération. Du point de vue de la guérison énergétique, nous modifierons quelque peu cette affirmation. Il peut vous paraître étonnant que votre corps soit en réalité votre « poubelle » énergétique ! Oui, toutes vos couches, émotionnelle, mentale et spirituelle, déposent leurs « déchets » énergétiques dans votre système nerveux pour qu'ils soient dégagés par vos méridiens. Chers enfants, votre temple a besoin d'un nettoyage en profondeur !

Au-delà des cinq sens physiques du corps propres à la 3D, il y a plusieurs sens invisibles, auparavant intangibles, propres à la 4-5D. La télépathie deviendra plus courante, entre humains ainsi qu'entre l'humain et l'Esprit. Vous avez cru entendre votre grand-mère décédée vous parler ? Elle l'a probablement fait ; écoutez bien, la prochaine fois ! Vos petits-enfants vous racontent-ils des faits et des visions qui dépassent de loin leurs connaissances ? Soyez attentifs et recueillez les messages ; les enfants sont beaucoup plus purs et proches de l'Esprit que les adultes. Commencez à écrire vos rêves, sans vous soucier de leur sens. C'est peut-être de l'information prémonitoire sur quelque chose qui n'est pas encore arrivée. Accueillez ces événements, soyez reconnaissants pour chaque information qui traverse le Voile, et n'ayez pas peur car vous n'êtes pas en train de devenir fous ! Le Voile est de plus en plus mince, chers lecteurs. Lorsque les dimensions se rejoindront et fusionneront, la dualité disparaîtra et nous nous rencontrons enfin à nouveau. Voilà l'énergie de l'ascension.

En bref, lorsque ces changements de fréquence seront inscrits dans votre réalité, cette dernière et vous-mêmes en serez transformés. Ces changements électromagnétiques se produisent sur tous les plans, des hauteurs des grilles planétaires (et au-delà !) jusqu'aux profondeurs de votre structure cellulaire. Votre corps réagira à cette évolution globale en passant automatiquement à une expression plus élevée impliquant une nouvelle fusion de votre ADN qui provoquera votre « montée » dans les énergies des dimensions supérieures. Dans cet ouvrage, nous tentons d'expliquer ces changements, de préparer votre conscience mentale à reconnaître ces changements physiques accélérés !

Avec la guérison de toutes vos couches, vous finirez par découvrir que vous n'avez plus besoin de chercher des réponses dans des livres ou auprès d'enseignants incarnés, car ce sont là des moyens de communication spirituelle désuets. Vous êtes le second avènement du Christ. Toutefois, même si le Seigneur Sananda choisit de vous apparaître un jour, ce n'est pas ce que nous entendons par le second avènement du Christ. Vous rappelez-vous qu'Il a dit : « Tout ce que je fais, vous pouvez le faire, aussi. » Eh bien, il vous parlait directement, à vous tous, les bébés de la Mutation ! Et il voulait dire maintenant, précisément Maintenant, au moment où le Millénaire est dans sa gestation finale.

Vous vous donnez naissance à vous-mêmes, dans un mode supérieur d'expression physique. Nous vous avons dit que, lorsque vous arriverez à la 5D, vous serez réalisés et vous vous joindrez à nouveau à nous quand vous le voudrez. Vous ferez encore une chose : vous deviendrez des représentations ambulantes de Dieu sur la Terre. Vous exprimerez la Conscience christique et deviendrez vous-mêmes le second avènement de l'énergie christique sur cette planète.

N'est-ce pas là un concept merveilleux et grandiose ?

Au moment où l'accélération fréquentielle s'intensifie, tout votre monde devient également plus intense. C'est pourquoi nous vous disons : ralentissez, soyez indulgents envers vous-mêmes, fixez-vous des objectifs moindres et prenez plaisir à faire de petites choses. Trouvez votre bonheur le long du trajet car c'est vraiment le voyage qui importe. Nous vous attendons, en nous rassemblant de part et d'autre de la route pour vous encourager. Nous entendez-vous déjà ? Vous nous entendrez bientôt !

D'ici là, nous vous invitons à nous rendre souvent visite, ainsi qu'à vous accorder le repos et la guérison. La meilleure façon de vous transformer en des êtres plus lumineux, c'est d'être joyeux, remplis d'espoir et de reconnaissance, en sachant dans votre cœur que l'Esprit vous guidera et vous soutiendra toujours.

Chapitre 11

Informations à l'usage des praticiens

Note de l'auteure: cette introduction s'adresse à tous les artisans de la lumière. Le texte est la combinaison de deux channelings réalisés en Pennsylvanie en 2003 et 2004, devant des auditoires composés de praticiens holistiques. La Fraternité a une affection particulière pour ces guérisseurs. Ils franchissent courageusement la crête de la vague de la transformation humaine et ils seront fort nécessaires au cours de l'« ère de changement » qui s'annonce !

Salutations, nous sommes enchantés d'être parmi vous aujourd'hui, artisans de la lumière et lecteurs ! La pression de l'Esprit est passablement forte alors que de très nombreux êtres se rassemblent pour observer la perfection qui se déploie dans vos vies. Car, malgré toute la tristesse et toutes les difficultés, chaque journée apporte une nouvelle solution, une nouvelle réponse, une nouvelle direction.

Affrontez chaque problème en vous disant qu'il existe précisément pour que vous appreniez à le résoudre. C'est la meilleure façon de ne pas faire obstacle à vous-mêmes ! Malgré vos réalisations sur les plans spirituel, mental et émotionnel, votre corps a encore besoin d'être purifié. C'est aussi simple et aussi difficile que cela. En effet, le poids des nouvelles énergies par lesquelles vous vous élevez présentement vous donne l'impression que la gravitation s'est accrue. Il s'exerce un tiraillement entre les énergies montantes, plus légères et plus pures, et les énergies inférieures, qui vous retiennent dans la densité. Pourquoi ? Ces blocages éthériques de faible densité contiennent les débris de tout ce qui s'élève pour se purifier. Même les maladies que vous croyiez guéries depuis longtemps et tous les vieux problèmes laissent dans le corps des « débris physiques » qu'il faut évacuer. C'est pourquoi certains d'entre vous subissent des rechutes de maladies qui remontent à leur enfance. Tout doit être dégagé par les méridiens du corps ! C'est pourquoi nous sommes intervenus à ce moment-ci avec l'exercice du Cercle de Grâce, afin que vous développiez la maîtrise de votre santé, de votre énergie et de votre vie.

Plus vous travaillerez les uns sur les autres, plus ce sera bénéfique à l'ensemble. Plus le vaisseau (c'est vous !) sera propre, plus le canal sera clair ! Il est temps maintenant que les artisans de la lumière se focalisent sur leur propre guérison. Lorsque les masses commenceront à changer (ou prendront conscience de ce changement), vous n'aurez pas suffisamment de mains ni de temps dans la journée pour tout faire et l'argent ne sera plus jamais un problème. On aura grandement besoin de vos talents et la demande sera forte ! Ce besoin s'accompagnera d'un plus grand respect pour votre travail et d'une meilleure compréhension de l'approche holistique. Vous constaterez une ouverture sur le plan social, où l'on accordera une valeur à ce que vous faites. Nous vous exhortons donc, cher groupe de dévoués artisans de la lumière, à la patience et à la persévérance. Votre travail énergétique deviendra de plus en plus facile et le besoin augmentera.

Vous devez également partager votre savoir et votre amour, et vous soutenir mutuellement. La vitalité est l'essence, l'essence est la lumière, tout est lumière. Nous vous demandons donc de rechercher la légèreté de l'être. Nous vous demandons de trouver de l'humour à chaque instant, de choisir l'amour et le rire à chaque tournant. Lorsque viendront à vous des gens plongés dans leur « drame », pardonnez-leur d'être dans cet imbroglio inconscient, attendez qu'ils aient fini, et dites-leur très doucement : « Vous n'êtes pas fatigué de vivre ainsi ? Faisons donc une petite pause silencieuse. » Vous découvrirez que l'écoute est l'un de vos meilleurs outils de guérison. Cela veut dire qu'il faut permettre au client d'exprimer sa position sur tous les plans PÉMS, sans que la conversation porte sur vous ! Il est extrêmement important de permettre à la personne de parler. Mais gardez toujours à l'esprit la frontière subtile entre la permission et l'habilitation. Si vous ne constatez aucun progrès, aucune résolution des problèmes et des maladies de cette personne, si aucun changement de mode de vie ne réduit le stress, ou bien cette personne ne fait pas son « travail » ou bien l'approche que vous utilisez n'est pas en résonance avec elle. Recherchez toujours ce point de vue supérieur et agissez toujours en fonction du plus grand bien du patient comme du vôtre (et selon le Calendrier divin, par la grâce).

À partir de là, chers praticiens, veuillez laisser votre ego de côté. L'orgueil est un point de vue et une vibration de densité inférieure ! Il est temps de rassembler une information d'une très grande qualité sur la guérison holistique afin de fournir des soins du même niveau que ceux qui sont dispensés par votre communauté médicale. Ce n'est pas une mince tâche que nous vous donnons là ! Pour l'accomplir, vous devrez mettre de côté votre petit ego qui dit : « C'est moi qui ai raison. » Ne vous jugez pas mutuellement, car toutes vos compétences sont d'une importance égale. Quant à ceux qui disent : « C'est moi le meilleur », contournez-les. Ils disparaîtront bientôt. Ce n'est pas une question de force, mais une question de connaissance, une question de cœur. Travaillez avec compassion, et non par pitié, gardez le sourire et laissez le reste se dérouler. Détachez-vous du résultat, chers facilitateurs, car ce n'est pas votre responsabilité !

En progressant dans votre carrière holistique, vous découvrirez que les besoins de chaque patient sont aussi uniques que leur histoire passée et actuelle. Ce qui est efficace pour l'un peut ne pas l'être pour un autre. C'est pourquoi nous vous prions de considérer chaque approche comme valable. Choisissez celles qui vous semblent bonnes, et créez un « arsenal » pour votre travail holistique. Vous pouvez faire du Cercle de Grâce votre base et construire dessus. Toutes les approches sont compatibles avec les modes de libération du Cercle de Grâce. Tout le travail que vous effectuerez, surtout les approches qui ciblent le système nerveux et soulagent la douleur chronique, sera plus efficace si vous commencez par libérer les méridiens du patient !

Nous savons que vous n'êtes pas tous des praticiens actifs, mais vous pouvez tout de même être utiles au Plan divin. Que vous soyez à l'œuvre ou à la retraite, vous trouverez toujours des occasions de partager votre énergie, votre connaissance et votre amour. Même si vous ne faites qu'une blague pour faire sourire la caissière du supermarché, c'est un moment de guérison. Simplement d'amener ainsi quelqu'un à se sentir mieux, c'est le couronnement de votre journée pour l'Esprit. Plusieurs d'entre vous qui êtes empathiques ne se rendent pas compte que leur présence même est curative, que leur attitude positive facilite l'ouverture des esprits, que leur gentillesse est très appréciée, et qu'ils exercent vraiment une influence bénéfique sur les autres.

Toutefois, au cours de votre travail, nous vous demandons de conserver un certain « détachement » dans votre compassion. Dans certains cas, la personne aura peut-être trop de blocages et sera trop malade pour guérir. Chers artisans de la lumière, vous pouvez tout de même faciliter énormément sa transition énergétique. Nous respectons beaucoup ceux qui travaillent aux soins palliatifs car c'est le contexte de travail curatif le plus difficile pour un humain. Affronter la mort constitue la plus grande épreuve à laquelle soit soumise votre foi, et en même temps le plus grand apprentissage et la plus grande forme de guérison.

Les transitions se multiplieront autour de vous dans les années qui viennent, de même que les épreuves et les tribulations. Mais plus vous les considérez comme des leçons, plus la douleur s'évanouira rapidement et vous laissera la joie d'avoir appris. Vous parviendrez à un point où rien de cela ne fera plus mal ni n'aura plus d'importance, car vous aurez compris que l'esprit est effectivement plus fort que la matière. Vous saurez alors que le plus grand problème de la plupart des gens, c'est de ne pas comprendre le fonctionnement de leur propre esprit.

Certains d'entre vous sont des anges qui répandent la douceur et la lumière. D'autres ont une mission particulière, mais d'autres encore sont ici pour terminer des leçons laissées inachevées au cours d'incarnations antérieures. Tous ceux qui se trouvent ici (ou qui lisent ce texte) sont en transition, car le plan terrestre même n'est qu'un espace physique transitoire. Nous vous rappelons que vous êtes éternels, que vous existiez avant votre naissance et que vous ne cesserez pas d'exister après votre mort. En effet, votre mort est la plus belle expérience hors du corps que vous connaîtrez jamais ! (Petit rire.)

Sur une note plus sérieuse, sachez que plusieurs morts sont spécifiquement planifiées dans le cadre d'une leçon ou comme point culminant de toutes les leçons. Lorsque ces leçons sont vécues et assimilées, l'âme a terminé cette vie-ci. C'est particulièrement vrai des enfants qui meurent jeunes : ils ont accepté ce contrat avant d'arriver. Sachez qu'ils ont gagné douze vies pour s'être portés volontaires. L'Esprit les honore fortement pour avoir adopté une courte vie précisément afin de servir d'exemple, d'être l'objet de la leçon pour leur entourage. Soyez rassurés car leur douleur est terminée et leur esprit est libre.

Vous devrez faire plusieurs choix. Évaluez vos besoins absolus quant à votre survie et au bien-être de votre entourage. Vos décisions doivent venir du cœur et non du mental, car ce dernier vous gardera prisonnier de la dualité. À ceux qui cherchent à dépasser la dualité et la linéarité, nous disons : chers enfants, vous allez encore vous réveiller le matin et voir ce même visage dans le miroir. Vous serez encore incarnés.

Cependant, alors que vos sens prendront de l'expansion et que votre sagesse grandira, que votre compréhension de l'énergie non physique augmentera, votre visage rayonnera, s'éclairera de plus en plus et vous attirerez à nouveau vers vous cette nouvelle résonance supérieure que vous projetez. Alors, soyez patients et ayez confiance en vous-mêmes, malgré les échecs ou l'opinion défavorable des autres. Il est véritablement essentiel de travailler à partir du cœur, ce qui semblera souvent illogique à ceux qui vous entourent.

Ayez donc confiance en vous-mêmes et en votre potentiel ! Vous verrez que cela se communiquera à votre entourage. C'est la loi de l'Attraction. Une fois que vous aurez dépassé les stades de la compréhension et de l'assimilation, vous pourrez entreprendre les étapes finales de votre renaissance. Pour manifester tous ces concepts, il faut les laisser pénétrer dans vos os et dans vos cellules, et les *croire* jusqu'au plus profond de votre être. Il s'agit d'avoir une foi complète en tout ce que vous ressentez, pensez, dites et faites. Sans douter ! Être totalement convaincus vous propulsera vers la Divinité.

Alors, énoncez votre intention à haute voix et vous recevrez ce que vous voulez ! Vous êtes des créateurs matériels. Vous créez les occasions et les avenues nécessaires à l'émergence de votre avenir. Regardez ce que vous avez fait dans le passé, car c'est tout cela qui a créé votre réalité actuelle et la personne que vous êtes actuellement. Regardez ce que vous faites aujourd'hui, car, par vos efforts quotidiens, vous créez votre réalité future.

Et si vous n'aimez pas ce que vous voyez, changez-le ! C'est pour cela que vous êtes ici, et non pour accumuler des voitures et des bijoux, car vous laisserez ces objets derrière vous et d'autres en hériteront ! Alors, chaque fois que vous achetez quelque chose, dites-vous : « Je me demande entre quelles mains ça va aboutir ! » Car rien de matériel ne vous appartiendra à jamais. Que ramènerezvous à l'Esprit ? Les leçons apprises, l'amour que vous avez créé, vos progrès sur tous les plans.

Le véritable trésor de l'âme est son progrès sur le chemin du retour, sa réimmersion dans l'énergie de Dieu. Encore une fois, notre définition de Dieu est beaucoup plus large que celle qu'on vous a apprise dans votre enfance. Nous sommes une totalité énergétique différenciée sur le plan de l'âme, sur le plan de la monade, sur le plan du Maître et au-delà, dans des dimensions de réalité en expansion perpétuelle. En vérité, toute la vie est une totalité d'essence en mouvement, Tout ce qui Est. Tout ce qui Est est vraiment Dieu. Ce n'est pas une image ou une entité séparée, ce n'est pas une force particulière, *c'est Tout*.

Dieu est toute la science, toute la géométrie sacrée, toute la philosophie, tout ce que vous avez jamais découvert, et bien davantage. L'essence divine fait évoluer les univers les uns à côté des autres, ce que vous n'avez pas encore compris. Nous disons que la connaissance la plus élevée est destinée à vous tous et non seulement à un certain groupe. C'est là une autre chose que nous sommes venus changer. Ne laissez personne vous dire quoi penser. Ne dites à personne quoi penser. Ne laissez personne vous obliger à tel culte ou à tel rituel. Rappelez-vous toujours que vous avez le libre arbitre ! Celui-ci gouverne toute action sur tous les plans. Attendez-vous à ce que chacun donne le meilleur de soi, voyez son potentiel, puis permettez-lui de l'atteindre. Parfois, les leçons dont vous serez témoins ne seront pas agréables ; comprenez que chaque personne choisit sa voie. Quoi que vous fassiez ou ne fassiez pas, vous retournez toujours à la totalité de l'essence de Tout ce qui Est.

En vérité, vous êtes beaucoup plus libres que vous ne le réalisez. Vous êtes beaucoup plus puissants aussi ! Vous êtes déjà des Êtres complets et entiers, et, étant dans le Présent, vous pouvez aisément vous connecter à vos identités futures. Recueillez de l'information, recevez de l'aide, créez de nouvelles bases, imaginez que vous avez obtenu ce que vous voulez, et cela l'installera dans

votre Présent. Tout est dans l'intention. Votre seule limite est
votre propre imagination.

Allez au-delà du temps linéaire. C'est ce qu'il y a de plus
difficile à faire pour vous car vous êtes des créatures du temps
linéaire et c'est le seul temps que vous connaissez : *le passé est derrière, le présent est tout autour et le futur est devant.* À l'intérieur de
votre dualité, le passé et le futur sont cloisonnés et vous ne pouvez
les atteindre. Faisons un peu d'humour cosmique ici : même dans
votre linéarité habituelle, vous ne pouvez accéder qu'à votre
Présent ! Nous vous enseignons tout simplement à dépasser vos
limites et à accroître vos capacités.

Ceux d'entre vous qui étudient le reiki savent que la guérison
à distance transcende le temps. Vous pouvez envoyer de l'énergie
curative dans le passé ou dans le futur, à vos proches qui sont
vivants ou décédés, pour des situations qui ont été réglées ou non,
pour pardonner à ceux qui vous ont offensés, pour demander pardon à ceux que vous avez vous-mêmes offensés. Lorsque vous
serez pleinement ouverts au flux du *Présent,* le passé et le futur
s'ouvriront à vous !

Vous pouvez vraiment accéder à votre avenir et l'affecter, en
formant un désir et en *l'attirant* par votre volonté. Nous disons :
voici la corde, voici les instructions, allez-y à deux mains, c'est la
meilleure façon… Plus vous serez nombreux à vous aligner et à
tirer sur cette corde, plus le but sera atteint rapidement ! Vous êtes
tous singuliers, mais égaux en pouvoir et en efficacité. L'une des
raisons pour lesquelles cette planète est « voilée », c'est votre
énorme puissance, bien que vous n'en soyez pas encore
conscients, ce qui soulage bien d'autres espèces !

Nous parlons à tous les artisans de la lumière qui sont présents ici ce soir ou qui lisent ces lignes et qui désirent véritablement avancer dans cette voie. C'est une marche solitaire, d'abord
pour survivre, puis pour faire partie d'une tribu, ensuite pour
devenir un individu, et enfin pour retrouver votre chemin vers la
Source. Vous êtes maintenant au stade de quitter la voie maté-

rielle et d'entrer dans la voie spirituelle, et vous commencez à voir ce qui importe vraiment : les fusionner et vivre en équilibre avec les deux. Cette perspective supérieure vous permettra également de mieux comprendre les autres lorsque vous les verrez se débattre, trébucher et tomber en essayant de terminer quelque chose. Il suffit parfois de les aider à se relever et à se ressaisir. Si vous êtes assez clairvoyant pour leur révéler leurs leçons, ce sera pour eux une aide inespérée. Ensuite, vous les leur rendrez en disant : « C'est à toi, tu dois le faire. Personne ne le fera pour toi. » Pas plus que vous ne pouvez forcer quelqu'un à avancer plus vite sur la voie, vous ne pouvez y être traîné de force par quelqu'un d'autre. Chacun doit retrouver son chemin à son rythme et à sa façon.

Pour plusieurs, cette vie est la dernière sur la roue karmique. Peut-être vous dites-vous en voyant certaines personnes : « Oh ! la pauvre âme, qu'est-ce qui lui a pris de vouloir régler tout cela dans la même vie ? » Certains ont effectivement choisi une « vie de misère », afin de liquider toutes les leçons ignorées ou inachevées. Nous les respectons aussi. Ceux qui sont sur la voie, comme ceux qui sont en rattrapage, comme ceux qui sont inconscients. Nous respectons tout le monde à son niveau. Si vous adoptez cette approche dans votre travail holistique – respecter au lieu de juger, permettre au lieu de résister, et tout accueillir à cœur ouvert –, vous verrez se multiplier les miracles !

Tant mieux si vous pouvez donner un coup de main à ceux qui ne voient pas pourquoi les choses vont mal. Chaque fois que vous tendez la main à quelqu'un pour l'aider simplement par amour, c'est une bénédiction. Plus nous ferons cela (nous utilisons maintenant le « nous » collectif car de nombreux Frères se sont incarnés et sont assis à côté de vous), plus nous nous entraiderons, plus nous nous élèverons tous. Car, comme la 3D s'élève dans la 4D, et la 4D dans la 5D, où croyez-vous que la 5D s'en va ? Oui, la 5D se dirige vers la 6D ! Ce n'est pas seulement votre ascension humaine personnelle, chers lecteurs. Vous êtes le pivot d'un changement beaucoup plus grand. Les transformations qui se produisent autour de vous sont beaucoup plus que planétaires, beaucoup plus que galactiques, elles sont universelles. *Tout est en changement, mais comme Tout Est Un, nous nous élevons tous ensemble.* Nous aimerions profiter de cette occasion pour vous remercier. Nous vous remercions de lire cet ouvrage, de respecter notre énergie et de nous donner l'occasion de remplir notre rôle dans le Plan divin. Car, voyez-vous, nous sommes les chirurgiens et les gardiens spirituels de l'humanité. Notre plus grande joie a toujours été et sera toujours de vous aider à évoluer. Alors, tout en vous guidant et en espérant vous mener doucement sur la voie, nous vous remercions car nous marchons à vos côtés. Et votre travail holistique nous permet d'effectuer notre travail spirituel. Pour cela, nos cœurs sont remplis d'amour pour vous.

Nous sommes, dans l'Amour total, la Fraternité de Lumière.

Une vision énergétique de la forme humaine

Nous commencerons par vous offrir une vision multidimensionnelle de la forme humaine. D'un point de vue supérieur, chacun de vous est un « œuf » vivant et vibrant de lumière. Un seul chakra, en une seule forme, de la plus raffinée à la plus dense des énergies. Lorsqu'on se rapproche, votre forme se sépare en bandes de couleur sous lesquelles se trouvent des zones de légèreté et de densité variables. Ces couleurs représentent pour nous l'arc-en-ciel de vos chakras – rouge, jaune, orange, vert, bleu, indigo, violet –, les couleurs ascendantes de votre être vibratoire. Vous êtes à la fois « en bas » et « en haut », vos parties éthériques sont de la matière spirituelle et vos parties physiques sont de la matière terrestre. L'humain résulte du mariage des deux. L'humour cosmique veut que vos yeux ne puissent pas voir votre nature véritable !

Ce reflet haut/bas se traduit aussi entre l'aura et le corps : *chaque système et organe physique a une contrepartie non physique.*

Le système nerveux parcourt les mêmes voies que les méridiens énergétiques. Chaque organe a un chakra gouverneur, et il y a de multiples couches de chakras, jusqu'à un chakra minuscule pour chaque cellule. Chaque composante vivante du corps a une contrepartie énergétique. En effet, afin de maintenir la santé du corps intérieur, on doit garder le corps éthérique libre de toute tension ! Les commandes systémiques du corps physique se trouvent dans l'aura, et leur fonctionnement, tout comme leur dysfonctionnement, est calibré selon la tension interne.

Votre corps, ce noyau composé de matière, loge les organes et les systèmes vitaux, et il constitue la *pompe* physique servant à nourrir et à libérer tout votre Être électromagnétique. Comme vous le savez déjà, le corps filtre et distribue l'*énergie universelle* à travers des centres d'énergie non visibles, appelés chakras. Chaque chakra maintient l'équilibre des organes et des systèmes de sa zone. Ils sont tous reliés entre eux par des méridiens énergétiques, qui se reflètent sous une forme physique dans le système nerveux du corps. Le système nerveux transporte un flux constant, entrant et sortant, d'énergie universelle qui nourrit tout votre Être électromagnétique et dégage les débris (ou excréments) de toutes les couches du corps. Comme vous le voyez, les fonctions de recharge et de nettoyage du système nerveux ressemblent à celles du système sanguin et de sa pompe cardiaque. S'ils ne sont pas convenablement entretenus, l'un et l'autre peuvent accumuler de la « plaque » ou des blocages de la circulation. Même si vous avez de nombreux outils préventifs pour assurer la santé du cœur, tels que le régime alimentaire, l'exercice, les tests de cholestérol et les électrocardiogrammes, on accorde peu d'attention, dans les sociétés modernes, au soin et à l'entretien du système nerveux ! Chers enfants, c'est là une grande lacune du « marché de la formation spirituelle » que vous pouvez combler en enseignant à vos patients la simple concentration sur la respiration par la méthode du Cercle de Grâce.

Nous ne redirons jamais assez que, lorsque le système nerveux devient encombré ou endommagé, la vieille énergie usée ne peut se dégager et la nouvelle énergie propre n'a pas de place pour entrer. Rappelez-vous que vous êtes une forme de vie indépendante et autorégulée. Toute perte est compensée par un gain ! Évacuer de la tension de votre organisme vous permet d'absorber une nouvelle énergie. En apprenant à le faire, vous acquerrez la maîtrise de votre santé, de vos niveaux d'énergie et de votre vie. Nous vous enseignons précisément à maîtriser cette libération du corps, qui soulage littéralement la tension interne afin que vos organes puissent mieux se reposer et vos systèmes conserver un meilleur équilibre. Lorsque votre système de méridiens sera bien libéré des scories et qu'une nouvelle énergie y entrera régulièrement, vous vous sentirez beaucoup mieux, beaucoup plus légers, vous serez plus productifs et votre vie s'améliorera avec votre santé. Puis, vos sens et votre réalité s'étendront aisément dans les dimensions supérieures, où nous vous attendons. Puisque c'est là le but d'un si grand nombre d'entre vous, chers artisans de la lumière, nous vous disons : *bienvenue et heureux de vous rencontrer !*

La douleur et les blocages énergétiques

Qu'est-ce que la douleur ? Pourquoi pouvez-vous la sentir sans la voir ? La douleur est une tension interne, oui, mais elle a une masse, une densité et un poids pour votre corps, comme une balle de golf. Imaginez une épaule déchirée qui acquiert une raideur chronique. C'est qu'il y a, coincée dans cette région, une masse de lésion éthérique semblable à une balle de golf. Vous ne pouvez la voir ni la mesurer, mais cette lésion cause cette condition chronique longtemps après la guérison visible du corps physique. Dégagez ce blocage de tension douloureuse de cette articulation et des méridiens avoisinants, et le corps fonctionnera beaucoup mieux ! Cela s'applique aussi à la tension de votre système nerveux, qui vous rend fatigués, grognons, confus, et provoque toutes sortes de dysfonctions sensorielles, émotionnelles et mentales. Avec le temps et l'accumulation de la tension, ces symptômes s'aggravent et engendrent, entres autres, le syndrome de fatigue chronique, la haute pression sanguine, la fibromyalgie, la dépression, l'arthrite, les migraines et autres maladies liées à la tension.

Que sont les blocages énergétiques ? Ce sont des poches de tension en attente d'être dégagées de toutes les couches, PÉMS, de votre être. Les émotions refoulées, les maladies physiques ou les accidents, les tracas et les peurs, les regrets et les vengeances, toutes les formes de blocages qui s'accumulent chronologiquement et font partie de votre passé. Ces poches de tension, que l'on pourrait comparer à de petites boules de plomb, trouvent de la place là où il n'y en a pas, se glissant dans les multiples couches de l'aura.

Lorsqu'un problème devient chronique, c'est que ces poches, ne pouvant aller nulle part, débordent des méridiens et s'infiltrent dans les tissus, causant une densité de la chair qui exprime constamment la douleur. Ces poches peuvent être sensibles au toucher sans présenter aucune contusion. Chers enfants, il vous faut affronter vos problèmes émotionnels, les traiter et les dégager. Les boucles d'inquiétude mentale et de colère doivent cesser, car elles maintiennent la densité et vous attirent finalement ce que vous craignez le plus.

Dégager les vieilles lésions

Tout traumatisme infligé au corps physique provoque une lésion aurique, qui demeure sous forme de blocage aurique même après la guérison visible du corps. Cela comprend les accidents, les maladies et les interventions chirurgicales.

Chers enfants, puisque vous n'avez jamais regardé au-delà du noyau physique, vous n'étiez tout simplement pas conscients que votre Être subit des dommages à tous les niveaux lorsque vous êtes malades. La guérison visible du corps physique n'est qu'une partie de la guérison totale ! Nous passerons brièvement en revue les divers facteurs impliqués dans la maladie, afin que vous puissiez mieux comprendre les symptômes de vos patients et adapter votre travail holistique à chaque cas particulier. Nous vous avons déjà affirmé qu'il n'y a pas de coïncidences et que tout se produit pour une raison quelconque. Dans le cas des accidents mortels, qui semblent tout à fait absurdes, il peut s'agir d'un rééquilibrage karmique (lié à des vies antérieures dont vous n'êtes pas conscients), soit pour la personne impliquée, soit pour son entourage, ou les deux. La mort d'un être cher amène aussi les survivants à approfondir leurs propres leçons.

Pour interpréter la signification énergétique d'une blessure, basez-vous sur la fonction physique de la partie endommagée. Par exemple, une blessure au pied ou à la jambe est l'expression d'une incapacité d'avancer. Une blessure à la hanche ou au bas du dos est l'expression d'une peur liée aux fondements, donc à l'argent et à la survie. Une blessure à la main, au bras ou à l'épaule empêche un individu d'atteindre ce qu'il désire ou de saisir ce qu'il doit améliorer. Une blessure au cou l'empêche de voir les deux côtés d'une situation. Un traumatisme à la tête, au visage, aux oreilles ou aux yeux l'empêche d'élargir la portée de ses sens ainsi que son cadre de référence mental. Vous voyez le principe impliqué ici ? C'est pourquoi, au chapitre précédent, nous vous avons exhortés à ralentir et à être conscients de vos actes, afin d'éviter les blessures. Puisque toutes vos couches, PÉMS, sont en changement, même vos réflexes ne sont plus les mêmes. Votre vieil adage qui dit « Hâtez-vous lentement » s'applique plus que jamais au Présent !

Il n'y a pas de coïncidences non plus en ce qui concerne les maladies, bien que leur cause semble être ailleurs. Qu'une maladie provienne d'une source interne ou d'une contagion externe, le corps physique reflète toujours ce qui se passe dans les autres couches. Le diabète, qui est l'incapacité d'assimiler les glucides, est l'indice d'un blocage au niveau du troisième chakra. Quelqu'un qui travaille trop ou qui a de trop lourdes responsabilités ne peut plus prendre plaisir à la vie. La dépression, classée comme un « état mental », déprime tous vos systèmes et mène souvent à la suppression des fonctions immunitaires. Vous pouvez alors développer ou attraper une maladie en raison de cet affaiblissement du système. Autrement dit, tous les dommages physiques impliquent des dommages éthériques, qu'ils se produisent avant ou pendant l'« épisode pathologique ». Ne guérir que le corps ne rend donc pas la santé.

Nous le soulignons encore une fois : *le stress subi par n'importe laquelle des couches corporelles se traduit par des dommages dans toutes les couches.* Laquelle est atteinte en premier ? Vos scientifiques étudient maintenant les effets à long terme d'un stress permanent sur l'ADN. Ils ont découvert que les dégâts subis par les cellules du système immunitaire peuvent accélérer le processus du vieillissement. (Il y avait même un article à ce sujet dans votre magazine *Time*, le 30 décembre 2004.) Comme nous l'avons répété tout au long de cet ouvrage, votre santé énergétique gouverne votre santé physique.

C'est pourquoi une personne heureuse peut être porteuse de plusieurs maladies héréditaires sans qu'elles se manifestent jamais. Si vous n'avez pas le contrôle de votre vie, c'est votre environnement qui détermine le stress que vous subissez ! C'est le degré de santé ou de maladie de vos couches auriques qui sert de déclencheur aux maladies héréditaires. Une crise cardiaque subite ! Bien sûr, après des années et des années de blocages accumulés au quatrième chakra ! Pour quelqu'un dont le cœur se met soudain à mal fonctionner, il s'agit d'une nouvelle maladie, mais si cet individu connaissait sa santé aurique, il comprendrait que cette maladie n'est pas si soudaine et qu'elle aurait pu être prévenue.

L'entretien régulier de l'aura empêche plusieurs maladies de se manifester physiquement. C'est précisément ce que nous sommes venus vous enseigner ! Par conséquent, si une maladie que vous croyiez guérie réapparaît, c'est que les dommages éthériques et/ou la source de stress ayant entraîné la première crise sont toujours présents. Votre période de « rémission » devrait donc en réalité vous servir à effectuer dans votre vie les changements qui élimineront cette source de stress ! Demeurer dans une relation amoureuse « malsaine », c'est vivre à l'encontre de votre cœur. Des gens qui ne peuvent transcender les notions d'« obligation » et de « devoir » se sortent souvent d'un mauvais mariage par la maladie. Celle-ci se manifeste alors à tel ou tel endroit de leur corps, selon leurs points faibles ou leurs prédispositions génétiques, que ce soit au cancer, au dysfonctionnement hormonal ou d'un organe en particulier.

Il faut donc dégager tous les blocages, quel que soit l'âge de la blessure ou de la maladie. Une blessure d'enfance à la cheville peut causer une douleur à la hanche à l'âge adulte, et une blessure sportive aux genoux peut provoquer un reflux de tension et des crampes chroniques dans l'abdomen ou la région de l'estomac. Les lésions à la mâchoire provoquent une tension immense dans la tête, les oreilles, les yeux, le visage et le cou, menant parfois à une douleur chronique à l'oreille ou à des problèmes de sinus qui apparaissent quand la personne est soumise à un stress excessif. Des migraines peuvent également résulter d'une lésion à l'articulation de la mâchoire, puisqu'elle bloque la voie principale du dégagement de la tension à partir de la tête. De même, une blessure de ski vieille de vingt ans à la hanche gauche peut encore causer un blocage de votre système de méridiens en un autre point crucial : la sortie de tension non dominante (chakra du pied) pour le bas du corps chez les droitiers.

Au cours du travail énergétique, chers praticiens, dégagez toutes les vieilles blessures de même que les blessures actuelles ! Il est important de noter l'historique des maladies et des blessures de la personne, tout ce qu'elle peut se rappeler, car ce sera votre plan le plus sûr pour dégager les blocages qu'elle porte à différents niveaux. Dans les cas de blessure, de lésion chirurgicale ou d'arthrite aux mains ou aux pieds, le patient peut vous dire que le Cercle de Grâce aggrave son état ! Et c'est effectivement le cas, car les « portes de sortie » doivent être préalablement dégagées de toute lésion, vieille, nouvelle ou chronique, afin que les membres douloureux puissent exprimer la tension accumulée. Puisque l'arthrite déforme véritablement le corps physique, il est beaucoup plus difficile pour une personne atteinte de ce genre de maladie d'effectuer la méditation de dégagement elle-même, sans aide holistique.

Chers praticiens, selon le genre de travail énergétique que vous effectuez, appliquez de la chaleur et tirez, ou dégagez et équilibrez. Nous utilisons communément le reiki comme exemple, car il y aurait trop de techniques holistiques à nommer ici. Apprenez des approches qui canalisent de l'énergie vers un corps, et celles qui vous entraînent à dégager la douleur et la tension. À ceux d'entre vous qui ne sont ouverts qu'à une seule technique de guérison et qui prétendent que c'est la meilleure et la seule, nous disons : vous vous limitez. À moins, bien sûr, que vous n'accomplissiez des guérisons merveilleuses, et alors, nous vous en prions, continuez !

Mais la plupart d'entre vous vont d'un séminaire à un autre, d'une approche à une autre, apprenant telle ou telle méthode, et trouvent en fin de compte qu'aucune ne fait vraiment tout. Pourquoi ? Parce que tous ces merveilleux enseignements et méthodes sont des outils qu'il faut utiliser pour libérer le corps de ses blocages sur tous les plans. Des outils qui déclenchent une libération du système nerveux. Des outils qui aident à soulager la douleur et le stress. Des outils qui aident à recharger le corps énergétiquement. Des outils qui travaillent tous en tandem avec le Cercle de Grâce. Et rappelez-vous que votre meilleur outil, c'est vous ! Restez purs, vifs et lumineux.

Le dégagement du cœur

Gardez toujours à l'esprit que chaque individu est un amalgame unique d'éléments biologiques, d'expériences, de blessures, et d'un niveau de conscience particulier. À cause de l'éclipse de Vénus du 8 juin 2004, un immense influx d'énergie de la Mère Divine pousse présentement bien des gens à libérer le chakra du cœur. Ils auront des symptômes de maladie cardiaque, mais les médecins ne trouveront rien. Certains ressentiront même des symptômes sur la peau, le chakra du cœur se gonflant réellement, par besoin de dégagement. Pour les droitiers, le cœur se libère par la descente de l'énergie le long du côté gauche (non dominant). D'où le symptôme de douleur au bras gauche dans les troubles cardiaques. De plus, la nausée, considérée aussi comme un symptôme cardiaque, est due au fait que le compagnon du cœur, le troisième chakra, ou plexus solaire, souffre et s'élève, à la recherche d'équilibre. Voyez-vous comment les interactions énergétiques des chakras mènent aux symptômes physiques ?

Encore une fois, nous vous mettons en garde : si un patient présente des symptômes de maladie cardiaque (ou de toute autre maladie grave) et s'ils sont intenses et douloureux, demandez-lui de recourir à l'aide d'un médecin ! Chers enfants, si le médecin trouve une anomalie physique dont il faut s'occuper, la personne a la responsabilité de suivre ses conseils. Elle doit déterminer quel traitement médical elle peut tolérer, puis trouver un soutien holistique pour le processus. Beaucoup de praticiens exigent de leurs clients qu'ils signent une décharge de responsabilité, pour se protéger sur le plan légal. Dans vos sociétés modernes, c'est non seulement logique, mais aussi juridiquement et spirituellement correct. Tout cela également donne lieu à des leçons : *des leçons de discernement, de respect et d'honnêteté, de responsabilité quant à sa propre vie et à son propre corps.*

Vous êtes là pour aider, guider et soutenir, et non pour faire des choix de vie pour d'autres.

Si les médecins ne trouvent rien d'anormal, mais concluent que les symptômes sont ceux de telle ou telle maladie, vous saurez alors que la lésion est encore limitée à l'aura ! Celle-ci a la capacité de soutenir une grande quantité de blocages et de tension avant que le noyau physique ne soit véritablement affecté. Le praticien holistique peut apporter une aide considérable avant que cela n'arrive. Comme vous le verrez au chapitre suivant, la gestion de la douleur est essentielle pour que le patient trouve un meilleur équilibre PÉMS à partir duquel dégager ses blocages et guérir. Car la guérison exige de l'énergie et parfois les gens sont trop malades pour se sortir de leur état morbide et s'engager dans un processus de guérison. La thérapie physique conventionnelle et les médicaments antidouleur peuvent être la meilleure voie à suivre jusqu'à ce que la personne se sente suffisamment bien et ait assez d'énergie pour entreprendre sa guérison. Mais voici un fait inté-ressant : des études menées en milieu hospitalier démontrent que de simples traitements de reiki, avant et après une opération, réduisent les complications chirurgicales de moitié et accélèrent le processus de guérison ! C'est également vrai pour les traitements de chimiothérapie et de radiothérapie, qui ravagent le corps entier. Pourquoi ?

L'énergie universelle, chers enfants, l'essence de toute vie, est la seule chose que personne ne puisse mettre dans une pilule !

Vos outils ou approches les plus efficaces sont ceux qui cana-lisent l'énergie universelle, purifient et équilibrent toutes les couches du corps, PÉMS, et incitent le système nerveux à dégager l'excès de tension. *Toutes les approches énergétiques gagnent en puis-sance à mesure que les énergies s'élèvent !* Vous n'avez pas à nous croire sur parole. Vous le constaterez vous-mêmes au cours des prochaines années. N'est-ce pas logique, du point de vue énergé-tique ?

Déclencher le Cercle de Grâce

Par où commencer pour aider une personne à activer et à drainer son système nerveux ? D'abord, harmonisez chaque pied, en commençant par le non dominant. Une harmonisation par le reiki ouvre le chakra dans le sens contraire des aiguilles d'une montre, pour libérer ou absorber l'énergie. (Si vous n'êtes pas formé aux harmonisations énergétiques, faites des cercles en 6-9, à l'inverse des aiguilles d'une montre, par-dessus ou sous le pied, et prenez-le un instant entre les deux mains pour faire circuler l'énergie dans le chakra. Tout est dans l'intention !) Lorsque les chakras des pieds seront ouverts et que l'énergie y circulera, les jambes commenceront à se libérer. Passez ensuite aux mains, ouvrant chacune pour inciter le haut du corps à expulser la tension éthérique. Finalement, harmonisez la couronne afin de permettre à une nouvelle énergie d'entrer.

Si la personne est dans un état de douleur aiguë, ouvrez d'abord la main et le pied non dominants, puis la main et le pied dominants, puis la couronne. Ouvrez toujours la couronne en dernier.

Pourquoi vous demandons-nous d'ouvrir le système à partir du bas ? Imaginez que les blocages sont tous alignés à partir de la tête en descendant et face à leurs sorties, soit les mains et les pieds. C'est une route à une seule voie et aucun blocage ne peut en doubler un autre. Ainsi, ils doivent être dégagés à partir des pieds, en remontant dans le corps ! Si vous harmonisez et ouvrez le chakra couronne en premier, sans que le système soit ouvert et drainé, cela causera une tension excessive à la tête, car la nouvelle énergie n'aura pas de place où entrer pleinement, mais elle essaiera, ce qui causera encore plus de douleur ! *Lorsque vous respectez la direction naturelle des flux énergétiques du corps, vous travaillez avec le corps pour le libérer.*

Lorsque vous vous focalisez sur le dégagement de chaque chakra individuellement, harmonisez chacun afin de l'ouvrir ! Si vous travaillez à une maladie ou à une blessure, harmonisez-la aussi ! Ou faites une série de cercles, puis ajoutez de l'énergie, afin d'ouvrir la poche de tension. Cela améliorera grandement tous les processus de dégagement que vous utiliserez.

Nous ajoutons ici une note à l'intention des professeurs de reiki traditionnel ou d'autres approches énergétiques qui se contentent d'harmoniser les mains des étudiants. Pourquoi ne pas harmoniser leurs pieds également ? S'il vous plaît, pensez-y au moins. « Ce qui est en bas est comme ce qui est en haut », cela doit être respecté dans chaque processus d'harmonisation, et les chakras des pieds sont égaux en taille et en force aux chakras des mains. Une harmonisation de la tête aux pieds crée un lien énergétique beaucoup plus fort et une meilleure base d'énergie enracinée. L'harmonisation des pieds permet aussi de mieux attirer l'énergie verte de la Terre et de la faire monter dans le corps, ce qui est essentiel à l'équilibration des énergies divines intenses qui arrivent d'en haut. Cela aide aussi à vous garder en harmonie avec l'élévation de la Terre.

Le travail avec les paires de chakras

Maintenant, pour ceux qui recherchent activement des informations pratiques plus avancées, nous aimerions parler des *paires de chakras* et de la nécessité de respecter leur couplage pour effectuer un dégagement et une équilibration efficaces. Dans un chapitre antérieur, les paires sont ainsi expliquées :

1 et 7 = Racine et couronne ;
2 et 5 = Sacrum et gorge ;
3 et 4 = Plexus solaire et cœur.

Nous avons établi que le sixième chakra, le troisième œil, fonctionne en conjonction avec tous les autres. C'est exact, mais nous voudrions ajouter ici la quatrième paire, qui augmentera la complexité de cet ouvrage ainsi que de votre travail :

6 et 8 = Troisième œil et but de l'âme.

Quelle merveilleuse combinaison : *l'intuition et le Soi supérieur* ! La vision intérieure et la vision supérieure ! Plusieurs de vos techniques curatives incluent maintenant le huitième chakra, qui a déjà reçu plusieurs noms : l'étoile de l'Âme, le chakra transpersonnel, le chakra du Soi supérieur, le chakra du But de l'Âme, pour n'en nommer que quelques-uns. Sachez que vous êtes sur la bonne voie car le huitième chakra remplit toutes ces fonctions. Vu sous l'angle énergétique, chaque chakra est un disque en rotation, un centre d'énergie relié par les méridiens à tous les autres centres de votre structure énergétique. Dans cet ouvrage, nous nous sommes efforcés de simplifier nos explications afin que vous puissiez vous concentrer pleinement sur le processus de purification du Cercle de Grâce. C'est pourquoi nous n'avons parlé jusqu'ici que des sept chakras majeurs du corps éthérique dense. Mais si vous considérez le véhicule énergétique humain comme un tout, vous verrez des cercles sur des cercles, et des cercles dans des cercles, comme une magnifique Fleur de Vie multidimensionnelle ! (Petit rire.)

Imaginez le huitième chakra comme une énorme bulle pleine englobant tout le système du septième chakra. *Le huitième chakra forme l'épiderme de votre couche spirituelle !* Au niveau vibratoire, il connecte votre corps éthérique dense aux plans non physiques de votre Être total. Il ne sert pas uniquement de connexion à votre être éternel, mais aussi de tampon empêchant ces niveaux de haute intensité d'endommager vos couches denses. Nous avons dit précédemment que chaque chakra remplit plusieurs fonctions et que tous les chakras sont appariés selon plusieurs combinaisons. Tout cet enseignement que nous vous dispensons ici a pour but de vous préparer à la réactivation d'une connexion consciente à votre huitième chakra, ce qui constitue la mécanique du processus de réalisation de soi ! Comment le processus de dégagement du Cercle de Grâce contribue-t-il à cela ? En purifiant et en équilibrant le système interne du septième chakra, vous atteindrez une vibration interne assez haute pour fusionner en toute sécurité avec les plus hautes énergies de votre Être total. Cette connexion au huitième chakra vous mènera au-delà de votre forme humaine dense !

Encore une fois, nous n'entrerons pas dans les détails de ce processus, car cela pourrait remplir plusieurs ouvrages et nécessiter des années d'études intensives de votre part pour le comprendre. Quand nous vous avons guidés à travers les douze demandes d'une session de guérison, nous nous sommes arrêtés au septième chakra pour des raisons de simplicité. Nous vous présentons toutefois maintenant la connaissance que voici : pour que vous endossiez votre corps de lumière, le huitième chakra doit fusionner avec le septième. Cela, selon une vision linéaire des niveaux croissants d'énergie, chers enfants, car nous vous rappelons que le huitième chakra est apparié au sixième.

Toutes les paires que nous avons mentionnées, soit 1 et 7, 2 et 5, 3 et 4 ainsi que 6 et 8, sont liées à des fonctions physiques fondamentales qui sont calibrées harmoniquement selon le niveau de pression interne retenue dans les couches denses PÉMS du corps éthérique. Les chakras sont aussi appariés en d'autres combinaisons qui dépassent la portée de cet ouvrage. L'un des plus grands défis de notre Fraternité est de fournir des explications simples ! Plusieurs d'entre vous ont appris plusieurs méthodes de guérison holistique, présentées avec des variantes. Lorsque vous disposerez d'un équipement standardisé qui pourra percevoir les couches énergétiques d'un corps, une grande partie de toute cette confusion disparaîtra. Qu'il suffise de dire que nous vous avons offert de votre corps énergétique jusqu'ici non seulement une vision linéaire, mais aussi une vision plane, telle que sur un dessin bidimensionnel.

Cependant, le huitième chakra ne peut tout simplement pas être placé comme un point au-dessus d'une tête sur un dessin, car il est beaucoup plus que cela. Vous devrez placer un autre point à trois centimètres plus bas que les pieds (sur un dessin) pour représenter la plénitude de ce chakra, et ensuite connecter les deux en un grand cercle pour représenter la totalité des énergies qui soutiennent et maintiennent votre présence dans le corps. Le huitième chakra ne vous connecte pas uniquement aux énergies divines qui entrent par la tête, mais aussi aux énergies terrestres qui entrent par les pieds. Selon cette vision, nous dirions que le nom d'étoile de l'Âme/étoile de la Terre est celui qui convient le mieux, quoique, pour les besoins de notre travail commun, nous vous demandions de considérer ce lien comme créant l'union avec le But de votre Âme.

Une fois que votre huitième chakra sera pleinement assimilé et aligné sur votre corps énergétique en expansion, votre Soi supérieur dirigera tout ! Votre corps de lumière deviendra alors pleinement activé et vous deviendrez consciemment interdimensionnels. Chers praticiens, lorsque vous travaillerez à purifier et à équilibrer le huitième chakra, assurez-vous d'en purifier également la partie qui se trouve sous les pieds, car elle sert aussi de drain pour évacuer toute la tension usée du système entier vers la terre, où elle sera recyclée en énergie positive.

Un autre point que nous aimerions clarifier est celui-ci : les paires de chakras se rééquilibrent en une nouvelle configuration lorsque le cœur devient le pivot des trois chakras inférieurs et des trois chakras supérieurs. Lorsque, dans un chapitre précédent, nous avons évoqué « la vie sous la ceinture », nous voulions dire que, dans le vieux modèle basé sur la peur, les chakras inférieurs dominaient les chakras supérieurs. Ainsi, la racine contrôlait la couronne (1 & 7), le sacrum contrôlait la gorge (2 & 5) et le plexus solaire régissait le cœur (3 & 4). Autrement dit, votre survie (racine) orientait votre esprit (couronne), vos relations personnelles et votre sexualité (chakra sacrum) contrôlaient vos moyens d'expression (gorge), et c'est votre façon de fonctionner dans la tribu (plexus solaire) qui déterminait votre santé émotionnelle (cœur).

Alors que vous acquérez la plénitude de votre système énergétique et apprenez à faire passer toutes vos pensées, vos émotions et vos actions par le chakra du cœur, le vieil équilibre prend une nouvelle configuration, parce que le chakra du cœur fournit la tonalité de l'amour inconditionnel à tous les processus énergétiques de vos couches PÉMS. Par conséquent, la couronne devient le maître de la racine (7 & 1), une plus haute expression guide vos relations personnelles (5 & 2), et le cœur devient le véritable maître de vos réactions au monde extérieur (4 & 3). Vous voyez le beau changement qui s'opère en vous ?

Chers praticiens, nous vous expliquons tout cela afin de vous fournir plus d'outils intellectuels pour votre travail. Lorsque vous aurez compris parfaitement ce processus d'expansion, vous verrez clairement en quoi les gens font des progrès et en quoi ils stagnent. Leurs comportements, leurs problèmes et leurs maladies vous indiqueront quels chakras sont bloqués et lesquels remplissent leurs fonctions. Simplement en écoutant la personne exprimer ce qui se passe dans son cœur, dans son esprit et dans sa vie, vous obtiendrez un tableau clair du travail holistique qui doit être accompli. Et n'oubliez pas de toujours travailler sur le partenaire du chakra affecté !

Quels que soient le nom ou les attributs accordés à chaque chakra, ces centres d'énergie sont reliés entre eux de tant de manières que nous ne saurions les décrire. Pour demeurer dans la simplicité, disons que chaque chakra apparié soutient son pendant dans la forme, la fonction et la vibration, à travers toutes les couches de votre être éthérique. Lorsqu'un chakra est endommagé ou déformé par la maladie, par un accident ou par des blocages liés à la tension, son pendant travaille doublement pour compenser. Si la situation n'est pas traitée énergétiquement, le pendant finit par tomber également malade. Pourquoi les femmes développent-elles à la fois le cancer de la gorge (ou du sein) et de l'utérus ? Parce que c'est une paire : 2 et 5. Pourquoi les symptômes d'une crise cardiaque comprennent-ils la nausée ? Parce que le cœur et l'estomac ont des chakras appariés, 3 et 4. Même une chute sur le coccyx (1, racine) peut, des années plus tard, affecter vos processus mentaux (7, couronne), provoquant de l'insomnie, un excès d'inquiétude, ou une lourde pression dans la tête, entraînant une migraine, ou des problèmes de l'ouïe ou de la vue.

Il faut bien du temps, ou beaucoup de douleur ou de peine, pour qu'une paire de chakras se dérègle. Mais si la paire n'est pas entièrement libérée, c'est-à-dire si on traite seulement le chakra atteint, la personne finira par tomber malade dans la région du pendant de ce chakra. Ou, parfois, un accident se produit, qui endommagera cet autre chakra parce que c'est un point faible du système. Au cours du processus de dégagement, vous constaterez peut-être qu'après avoir dégagé une grande partie du blocage d'un chakra, son pendant s'élèvera et deviendra le plus critique des deux ! En cas de blocage substantiel, vous verrez un jeu de bascule : lorsque la tension changera dans un chakra, son pendant réagira assez rapidement.

Rappelez-vous que le système nerveux, de même que l'aura, développe sa propre tension et se réajuste constamment. Dans des cas graves, vous devrez consacrer la moitié d'une séance à chacune des paires. Si le patient est éveillé, sa rétroaction verbale est inappréciable : il peut vous guider vers l'endroit où la tension s'élèvera ensuite. Si la lésion n'est pas très avancée, travaillez sur la région atteinte pendant 45 minutes, puis sur son pendant durant 15 minutes. Soyez souples dans votre approche de la guérison, puisque chaque personne a des besoins individuels ; sentez dans quelle mesure des explications sont nécessaires et, à tout moment, respectez son libre arbitre. Si le manque de compréhension la fait protester en disant qu'elle est venue pour le ventre et non pour la gorge, soyez courtois et sachez que, si vous faites un bon travail, elle reviendra d'ici un an ou deux avec un problème à la gorge !

Liste des maladies

Au cours des prochaines années, toute la symptomatologie sera associée aux problèmes de tension. Parmi les plus fréquents diagnostics figureront ceux-ci.

- **Hypertension :** excès de tension du système nerveux.
- **Fibromyalgie :** sensibilité générale de la peau, causée par la tension interne.
- **Dépression :** incapacité de diminuer la densité du corps émotionnel-mental.
- **Phobies :** habituellement concentrées dans la poitrine ; besoin de libération énergétique de la paire de chakras 3 et 4, cœur et plexus solaire.
- **Migraines :** reflux du système nerveux vers le méridien disjoncteur autour de la tête, au niveau de l'oreille ; protège le chakra couronne ; c'est donc aussi la raison pour laquelle tant d'attaques se produisent dans la tête ; dégagement de 7 et 1, plus 6 et les oreilles.
- **Sinus, oreilles et flambées d'allergies :** également un excès de tension au crâne et au visage ; dégager 7 et 1, plus 6. Libérez les oreilles séparément, afin d'équilibrer la tension de l'oreille interne avec celle de la tête.
- **Arthrite :** colère cristallisée dans les articulations, créant ainsi des blocages dans les courants méridiens du système nerveux. Travaillez sur les articulations.
- **Palpitations :** ajustement rythmique du corps aux fréquences croissantes ; dégagez 3 et 4, avant et arrière.
- **Gastroentérite :** pression créant des blocages affectant l'appareil gastro-intestinal ; libérez 2 et 5, 3 et 4.
- **Déséquilibres du taux de sucre :** trop de moments de tristesse ou de chagrins dans la vie, d'où une incapacité à gérer les sucres ; libérez le côté gauche à la base des côtes et le 3e chakra, plexus solaire. Rappelez-vous de toujours travailler sur le pendant de la paire : le 4e chakra, le cœur.
- **Douleurs au bas du dos :** questions de fondations et d'argent ; libérez 1 et 7, 2 et 5 ; également reflétées dans les épaules, puisque ce sont les deux axes horizontaux du corps. (Voyez-vous comment la libération de 1 et 2 pour le

bas du dos couvre les pendants 5 et 7 pour les épaules ? La perfection équilibrée du plan de Dieu.

- **Rétention d'eau** : pressions fluctuantes affectant l'équilibre osmotique de l'eau dans les tissus ; vérifiez l'équilibre électrolytique. Si vous constatez un déséquilibre, utiliser les sels tissulaires, ou la combinaison Bioplasma des douze sels de Schüssler, ou une combinaison de sels tissulaires de n'importe quelle marque. Pour un déséquilibre sévère des électrolytes, vous pouvez vous procurer des électrolytes de remplacement sous forme liquide pour les enfants et en sachet pour les adultes.

Outils holistiques

La Mutation du Millénaire provoque des changements en vous et autour de vous. Cette même énergie de guérison est maintenant enracinée chez les gens dont le corps peut pleinement assimiler le changement, des gens dévoués à l'Esprit et qui ont accepté dans leur contrat spirituel de répandre les énergies supérieures. Recherchez les nouveaux outils de guérison énergétique qu'ils créent pour vous ! Certains sont faits d'alliages métalliques, comme cuivre et laiton, d'autres de plastique, de cristaux ou de verre. Ils peuvent contenir des herbes broyées ou des pierres précieuses, ou ils sont conçus selon la géométrie sacrée pour loger les nouvelles fréquences. Recherchez les outils qui palpitent lorsque vous les touchez ; ils sont dépourvus de tout mécanisme ! Vous reconnaîtrez cette énergie lorsque vous la sentirez, car c'est la même gamme de fréquences dont nous nous entourons dans nos séances de guérison. Recherchez les diapasons, les cristaux et les carillons. Ils vibrent tous à des niveaux croissants d'énergie curative divine, l'ancrant et la mettant à votre disposition pour usage à la maison. Essayez diverses couleurs de lumière dans votre lieu de travail et associez-les aux chakras malades qui vous sont présentés. Incorporez de la musique aux tonalités curatives dans vos séances sur table ; utilisez tous les outils qui résonnent dans vos mains et dans votre cœur.

Ne vous y trompez pas ; nous respectons grandement la guérison énergétique lorsqu'elle est faite à mains nues. C'est ainsi, qu'elle a commencé, en effet ! Mais sachez que le processus s'améliorera si vous utilisez des herbes ou une huile essentielle appropriées à la guérison et que vous les soumettez à la vibration de votre énergie. Il n'est plus nécessaire d'ouvrir le flacon ; son essence se mêle à votre énergie canalisée et se dirige là où c'est nécessaire. La guérison est améliorée par le son, la couleur, et beaucoup d'autres approches vibratoires qui émergent dans la conscience humaine. Aux puristes qui crient que cela doit se faire à l'ancienne, nous disons : vos besoins sont devenus plus complexes ; ne voulez-vous pas être au courant des nouvelles techniques, plus efficaces ?

Vos chirurgiens s'entraînent pendant des années pour apprendre comment bien effectuer des actes chirurgicaux. Ensuite, ils utilisent un équipement à la fine pointe de la technologie et s'entourent d'un personnel qualifié, formé à les aider. Vous contenteriez-vous de moins si vous étiez un patient sur le point d'être opéré ? Nous vous demandons donc bien gentiment pourquoi le patient holistique ne mériterait-il pas ce qu'il y a de plus nouveau et de mieux en traitements alternatifs ? Ouvrez votre conscience à la nouvelle information et voyez si sa vibration vous convient. Décidez vous-mêmes si vous voulez l'apprendre et l'utiliser, ou l'ignorer. Soyez ouverts à toutes les nouvelles techniques et faites-vous une idée !

Le Cercle de Grâce est la façon la plus simple et la plus douce d'atteindre la maîtrise en autoguérison. Apprenez ce que c'est que de dégager la douleur et le stress, et voyez à quel point vous êtes énergétiquement branchés. Harmonisez et guérissez vos différentes couches d'énergie. Laissez-nous vous enseigner et vous mener à la Complétude. Vous serez alors prêts à utiliser cet outil de guérison chez les autres !

Travailler en groupe

Nous vous avons expliqué pourquoi votre corps est votre meilleur « outil » ou « véhicule » pour le processus d'ascension. Nous vous avons également suggéré de considérer chaque approche holistique comme un « outil » que vous apportez à votre pratique sur table. Nous aimerions maintenant développer davantage ce concept, en vous demandant de vous considérer vous-mêmes, chers praticiens, comme des outils holistiques que vous rassemblerez autour d'une table, en fonction des besoins de la personne qui s'y trouve étendue. Oui, apprenez à travailler en groupe ! Lorsque les masses commenceront vraiment à changer, vous devrez ajuster vos techniques afin d'accommoder les nombreuses personnes qui viendront chercher de l'aide. Imaginez plusieurs guérisseurs holistiques rassemblés autour d'un patient ! Sentez l'énergie, la puissance, l'étendue des possibilités qui s'ouvrent lorsque vous mettez vos talents en commun ! Nous vous demandons de partager votre connaissance, votre expérience et votre énergie, tout en travaillant au plus grand bien de chaque personne, sans orgueil ni attachement égocentrique. Vous rendez-vous compte du merveilleux karma positif que vous allez créer là ?

Aidez-vous les uns les autres, consultez-vous, échangez-vous des patients. Établissez un réseau de praticiens intègres et moralement responsables, à qui le public pourra faire confiance. Travaillez sur notre plan, chers enfants, et vous serez les premiers à nous atteindre !

L'intégrité spirituelle que vous apportez tous à votre travail va finir par s'étendre à votre culture, au grand bénéfice de tous. Chers praticiens, unissez vos outils et vous créez une magnifique symphonie d'énergies curatives qui englobera et guérira votre planète.

N'abandonnez jamais !

Lorsque Dieu créa ce magnifique coin de réalité universelle et y planta chaque forme de vie qu'Il chérissait, il se demanda tout simplement ceci : « Si je faisais partie de cette création, est-ce que je reconnaîtrais la divinité ? Est-ce que je retrouverais mon chemin vers ma propre identité ? » Ainsi survint le grand test. Ainsi vinrent les anges magnifiques qui se portèrent volontaires pour descendre dans la densité, oublier qui ils étaient et, à l'aveuglette, redécouvrir leur propre divinité. Chers anges, vous vous êtes portés volontaires pour cela il y a très longtemps.

Ce fut une délicieuse expérience et elle se déroule magnifiquement. Nous sommes presque rendus aux célébrations finales ! Les dernières années de la Mutation du Millénaire vont passer très rapidement. Votre élan spirituel augmentera considérablement. De même que l'énergie s'élève d'une façon exponentielle, les éveils se multiplieront. Il y aura un grand besoin de guérison lorsque les gens commenceront à entendre des parents décédés, à voir des lumières dans le ciel, à sentir des vagues d'énergie sortant du sol et qu'ils ne pourront expliquer. Certains crieront : « C'est le retour du démon ! » D'autres s'écrieront : « La bataille d'Harmagedôn est proche ! » Tout cela, c'est la vieille énergie imprégnée de peur de la 3D. Elle est en déphasage, et elle ne touchera pas à l'énergie de la 4D et de la 5D. Cela n'aura aucun effet. Ce sont tout simplement des gens qui s'accrochent à des leçons désuètes qu'ils n'ont pas complétées.

Si quelqu'un essaie de répandre la peur dans votre voisinage, ne le laissez pas faire ! Faites un pas en arrière, croisez les bras sur votre poitrine, attendez qu'il ait fini, demandez-lui s'il a terminé, puis éloignez-vous. La voie de la moindre résistance, de la moindre discussion et du déni total, voilà la meilleure façon d'atteindre ces gens, car ils sont très bruyants et ils continueront de crier jusqu'à ce que personne n'écoute plus. Tout comme il y en aura encore qui crieront, il y en aura aussi qui s'élèveront très haut, très vite. Il y aura toujours des extrêmes dans la gamme de la normalité, mais sachez que *la normalité humaine est en train de changer*.

Par conséquent, ceux d'entre vous dont la conscience, les sens, les oreilles, les yeux, les pensées sont en expansion, fonctionneront sur plusieurs plans simultanément. Vous attirerez beaucoup de gens qui joueront leurs leçons devant vous. À maintes reprises, vous vous demanderez : « Pourquoi moi ? J'étais là, tout simplement, et ils sont apparus ! »

Ceux d'entre vous qui sont d'actifs artisans de la lumière ont accepté d'être des catalyseurs, sur le plan de l'âme, au moment où ils se préparaient à cette vie. Vous êtes les ponts dimensionnels que les autres suivront ! Nous vous redisons : la 3D, la 4D, la 5D et les suivantes se trouvent toutes à la même place. La Terre est en train d'*élargir* sa gamme d'expression vibratoire. Et vous aussi !

Plusieurs nous ont demandé : « Quand les dimensions auront fini de changer, aurons-nous deux Terres, une Terre 3D et une Terre 5D ? » Comment saurons-nous où aller ? Qui sera mis sur l'une et qui sera mis sur l'autre, et comment cela peut-il se concevoir scientifiquement ? » En fait, c'est un processus beaucoup plus simple, et sa simplicité même vous échappe. Car, voyez-vous, toutes les dimensions existent au même endroit, séparées par différentes bandes de fréquence. Nous vous avons dit que vous étiez dans la 4D, mais c'est déjà en train de changer. Dès que vous atteignez une dimension, vous êtes déjà à mi-chemin de la suivante. C'est pourquoi nous parlons de la 3-4D et de la 4-5D. Un étudiant de la 4D qui atteint la 5D est automatiquement un étudiant de la 5-6D. Vous finirez par réémerger avec la Source divine et vous n'aurez plus aucune leçon à apprendre.

À mesure que l'énergie s'élève, vous changez aussi, et vous commencez donc à sentir la pulsation, la chaleur et le nouveau « poids » de votre planète. Lorsque vous sentirez la présence de guides invisibles, lorsque vous ferez des rêves intenses qui se réaliseront par la suite, vous verrez les miracles se multiplier dans votre vie. Il faut vous y attendre ! Ce que vous désirez, demandez-le ! Cocréez avec nous. C'est un temps nouveau.

Nous vous avons parlé de communication bilatérale, de communion permanente avec votre Soi supérieur, de la « méditation en mouvement » que peut être votre vie. Ici, nous vous offrons de travailler avec vous, chers praticiens. Appelez-nous, expliquez-nous le cas à haute voix et attendez-vous à recevoir un « apport intuitif » au cours de la séance ! Nous pouvons travailler avec vous, à vos côtés, tout en vous guidant. Si le patient sent sur lui des mains supplémentaires, remerciez-nous ! Si vous sentez une ligne se tracer sur vous, sachez que c'est là que nous travaillons sur lui ! Si vous avez la vision intérieure, vous verrez notre énergie dans un champ blanc-doré, pourpre et bleu cobalt. Vous pouvez compter sur notre aide, chers enfants, car nous ne vous décevrons jamais.

En effet, c'est nous qui sommes honorés d'être en votre présence, car c'est nous qui continuons à apprendre de vous et qui ne cessons de constater que notre enseignement vous est précieux. Nous vous en sommes très reconnaissants. C'est grâce à vos efforts que nous accomplissons notre service envers le Plan divin. Il n'y a pas de mots pour exprimer notre gratitude, mais nous vous disons, chers enfants : n'abandonnez jamais !

N'abandonnez jamais l'espoir, car vous êtes tous si essentiels à notre travail commun.

Chapitre 12

La fusion de la science et de la spiritualité en vue d'une guérison totale

Note de l'auteur : Cette séance de channeling a été requise par un médecin malade. L'Esprit m'a incitée à en publier la transcription, car on y trouve un point de vue supérieur sur le processus de guérison du corps humain, et y sont abordées plusieurs questions importantes que nous devons presque tous affronter en cette époque de changements.

Salutations, cher docteur. Nous sommes fort honorés de travailler avec vous aujourd'hui, car vous œuvrez vous-même sur plusieurs plans. Vous avez l'occasion de travailler sur des plans qui échappent à votre entendement et de manifester volontairement une foi qui dépasse vos connaissances. Sachez, cher docteur, que c'est là un scénario divin ! Vous y êtes guidé et soutenu avec la plus grande grâce. Même si vous ne vous en rendez pas tout à fait compte en ce moment, vous y repenserez en un moment futur du Présent et vous vous direz : « Oh ! comme tout cela était parfait ! »

Pour contrebalancer votre peur et la faire disparaître, dites-vous tout simplement : « Tout est comme il se doit. » « JE SUIS parfait comme JE SUIS. » Pour aller au-delà de votre leçon, vous devez l'adopter, l'aimer, la faire entrer en vous, l'assimiler, la vivre. Comprenez-vous ? Voyez tous les outils qu'on vous a donnés, médicaux et holistiques ! Nous pouvons vous dire que, dans votre potentiel futur, c'est déjà accompli, et très bien. Selon le Plan divin, dépasser toutes vos connaissances sur le plan auquel elles appartiennent provoquera en effet un énorme changement. Un changement menant au but véritable de la Fraternité : *fusionner la science et la spiritualité*. Car c'est là la voie de la connaissance complète et véritable, et plus vous serez nombreux à la suivre, plus elle s'ouvrira à d'autres. Et maintenant nous attendons votre première question.

Q. *Les symptômes que les médecins ont découverts dans mon corps sont-ils causés par des déséquilibres auriques ou ont-ils leur source à l'intérieur du corps physique ? Une pathologie est-elle réellement présente si elle est détectée par des moyens appartenant à la 3D ?*

Cher docteur, le problème, c'est que tous ces tests et diagnostics portent *uniquement* sur le corps physique. Ce que la médecine appelle une personne représente moins de cinquante pour cent de l'être. Enlevez à un corps son aura et il mourra en trois jours. C'est d'ailleurs pourquoi, médicalement, il est souvent question des « trois derniers jours » de la vie d'un individu. Pourquoi donc ? C'est que, lors d'une mort naturelle, alors que le Soi éternel commence à partir, il faut trois jours à l'aura pour pleinement se détacher de son vaisseau. Tous les symptômes que trouvent les médecins peuvent s'expliquer d'un point de vue énergétique, mais ils n'examinent pas les couches énergétiques ! Chaque symptôme physique débute sous la forme d'une pathologie – une pathologie aurique – qui se traduit par des poches de tension énergétique dense. Plus le stress s'accumule, moins l'aura dispose d'espace pour l'emmagasiner. Moins il se libère de tension, plus les poches grossissent et se superposent. Elles traversent alors les couches de l'aura. Au moment où elles pénètrent réellement la couche physique, cette lésion aurique peut être vieille de dix, vingt, trente ans ! Au moment où elle crée une pathologie physique, l'individu se trouve aux derniers stades de la lésion aurique, car le corps a été créé ainsi : toutes les couches fonctionnent ensemble – physique, émotionnelle, mentale et spirituelle (PÉMS). Toutes les activités corporelles, tous les processus énergétiques, laissent un résidu, conçu pour être libéré au moyen du noyau physique, par le système nerveux. Le corps physique est en quelque sorte une poubelle énergétique.

Pourquoi les enfants sont-ils si vivants, si parfaits, si sains, si joyeux ? Parce que leur aura est intacte. Pourquoi les gens vieillissent-ils ? Pourquoi les corps déclinent-ils ? Parce qu'on ignore le soin et l'entretien de l'aura. Prendre soin du corps physique ne suffit pas si vous ne nettoyez pas périodiquement la poubelle d'une façon énergétique. C'est pourquoi il importe de travailler sur le système nerveux, car il n'est pas seulement un réseau de communication Il y circule un flux d'énergie par lequel cette douleur-pression est absorbée et doit être libérée. Tout comme l'huile d'une voiture devient sale et doit être changée périodiquement afin que le moteur ne s'use pas.

Si ce processus de purification était connu et utilisé dès l'enfance, vous vivriez de trois à quatre cents ans, à ce stade-ci. Le corps humain a été conçu pour durer mille ans, et vous en êtes encore loin ! Étant donné la grande complexité du corps physique, comment son véhicule énergétique pourrait-il être moins complexe, moins incroyablement élaboré ? Votre communauté médicale avoue qu'elle n'a encore qu'effleuré la surface du fonctionnement du corps humain. Son potentiel est tellement grand !

Pour revenir à votre question, lorsque les symptômes relevés dans le corps humain sont légers, on peut encore dégager la lésion aurique. Si les organes n'ont pas encore été déformés par l'excès de tension et affectés dans leur fonctionnement, si les cellules n'ont pas commencé à s'affoler, *les symptômes diminueront si on libère l'excès de tension interne.* Lorsque le corps physique a commencé à décliner à cause de ces tensions et qu'une véritable maladie est diagnostiquée, c'est là que la lutte devient difficile. Nous vous disons qu'on vous a donné une leçon magnifique avec ce pronostic très léger. Vous avez reçu tous les outils nécessaires pour dire : « Je sais ce qu'est la voie physique, je sais ce qu'est la voie spirituelle. » La très belle tâche que votre âme a choisie d'accomplir, c'est cet acte de foi.

Cher docteur, vous ne seriez pas assis ici, dans cet espace, avec ces questions à la main, si votre âme ne l'avait pas voulu ainsi. Lorsque la partie humaine s'écrie : « Je n'ai pas choisi cela ! Mon Dieu, s'il vous plaît, aidez-moi », l'âme fait son travail. Vous comprenez ? Et elle est fort satisfaite. C'est pourquoi nous vous disons que la leçon est légère. Vous êtes entouré de lumière. Par la volonté et l'intention, vous pouvez vous dégager de cette situation, et trouver la paix et la joie. Car, parmi vos potentiels futurs, nous voyons que votre pure intelligence vous permet de traverser cette épreuve. Cette intelligence sait que, en dépit de toutes vos connaissances, il y a tant d'autres facteurs qui, une fois adoptés, affecteront l'équilibre de votre vie entière

Pour résumer notre réponse : au moment où le corps physique montre des symptômes, l'équilibre du noyau physique est perturbé. La maladie émotionnelle, mentale et spirituelle finit par devenir physique.

Q. Lorsque le corps devient malade, doit-on le traiter uniquement par des moyens propres à la 3D ou doit-on faire intervenir des outils énergétiques

Si vous étiez menuisier, choisiriez-vous de posséder des marteaux et des tournevis, mais pas de scie ? Non. Vous voudriez un assortiment complet d'outils afin de pouvoir donner forme au bois de toutes les façons possibles. De même, vous ne pouvez séparer les besoins du corps physique de ceux de son champ énergétique. Le champ énergétique, la structure holographique du corps, est ce qui anime le noyau physique. *Rappelez-vous que les commandes du système électromagnétique pour toute forme et fonction physique sont situées dans l'aura !* En effet, les commandes de tout le plan contenu dans les cellules se trouvent dans le champ aurique. L'usage exclusif d'outils propres à la 3D, comme vous dites, ne permettrait tout simplement pas de traiter la lésion à sa source.

Nous ne parlons pas ici des blessures accidentelles, des maladies contagieuses ou autres, qui créent aussi des dommages auriques. Dans votre cas, nous observons que l'accumulation de la pression interne a causé une lésion aurique qui a fini par se traduire par une maladie du corps physique. Et sachez que, même après la guérison de celui-ci, les lésions auriques peuvent subsister pendant un bon moment.

Les seuls outils énergétiques sont appropriés si le corps n'a encore aucun symptôme physique. Mais, afin de redonner à cette personne son bien-être physique une fois que les symptômes corporels se sont manifestés, utilisez tous les outils disponibles ! Mettez son corps à l'aise, équilibrez-le, traitez le choc, le traumatisme, l'infection, les fractures. Votre connaissance scientifique est encore à un niveau où vous devez « amputer » le mal. C'est tout ce que vous connaissez et c'est tout ce qui fonctionne dans votre système de croyances. Il vous faut pourtant guérir la personne entière, physiquement, émotionnellement, mentalement et spirituellement. On ne peut rien séparer.

La seconde moitié de votre question porte sur les outils émotionnels et psychologiques. En parlant, vous avez évoqué le fait qu'on vous avait fourni ce diagnostic, cette étiquette, qui vous oblige à vous focaliser d'une certaine façon. Vous savez pourtant qu'une étiquette a un dos collant et qu'on peut l'appliquer n'importe où ! Vous avez aussi le choix de ne pas l'appliquer du tout. Qu'on vous ait donné une étiquette ne vous *oblige* pas à vous comporter d'une façon spécifique, car c'est renoncer à votre pouvoir personnel. *Vous pouvez toujours choisir la façon dont vous exprimez vos émotions* et ce sur quoi vous vous focalisez.

Voici un bref exemple, un récit provenant de votre Internet. Un homme très puissant, positif, heureux et tourné vers l'avenir tombe accidentellement d'un toit. Alors qu'on le transporte à l'hôpital, il voit les regards des gens qui l'accompagnent dans l'ambulance. Il sait qu'il est mal en point. Aux médecins qui l'emmènent rapidement dans la salle d'opération en parlant à voix basse, il dit : « Avant de me faire anesthésier, je vous demande une seule chose : opérez-moi comme si j'allais vivre ! Ne travaillez pas sur moi comme si j'allais mourir. » Il donna ainsi aux médecins l'état d'esprit dont *il* avait besoin, et, bien sûr, il survécut.

Les outils émotionnels et psychologiques à appliquer à la voie de la guérison sont les suivants : une attitude de gratitude, croire que vous allez vivre, que vous n'êtes PAS votre état, que vous êtes bien plus que cela. C'est une *certitude* de ne pas être l'étiquette. Il est nécessaire d'entraîner les pensées à être positives. Afin de rompre les boucles mentales négatives, de cesser de ruminer, utilisez l'image de grands ciseaux argent. Lorsque le doute et la peur s'élèvent, imaginez que vous coupez ces boucles mentales et faites ensuite autre chose. Allez marcher. Lisez un bon livre. Chaque fois, changez d'état d'esprit, ayez des pensées positives. Vous devez acquérir la maîtrise de vos pensées. Dans votre société, la maîtrise de soi, mentale et émotionnelle, n'est pas enseignée d'une façon claire et concise. On enseigne aux gens à être polis, à être gentils, aimables, généreux, etc., mais on n'enseigne pas la maîtrise des pensées.

Revenons à votre question. Il n'y a rien de mal à utiliser un antidépresseur si cela vous permet de dépasser vos pires peurs. Cela vous permettra chimiquement d'exercer un meilleur contrôle sur votre mental. Encore une fois, c'est un outil. Alors, lorsque vous aurez cet amortisseur dans votre système, il vous sera beaucoup plus facile de maîtriser vos émotions et vos pensées, puis d'apprendre à les réorganiser, de marcher dans la joie et non dans la peur.

Il faut toutefois nuancer cette question, maintenant que vous êtes le patient plutôt que le médecin. Concernant votre autoguérison, il s'agit de trouver une zone de confort afin de mieux développer les outils mentaux et émotionnels. *Car la maîtrise des émotions passe par l'entraînement du mental !* Lorsque vous aurez formé de meilleures habitudes mentales, vous n'aurez plus besoin d'autant de médicaments.

Quant au dégagement effectif des tensions, cher docteur, il s'accomplit par le système nerveux. Plus la tension interne est dégagée, plus le corps peut s'affranchir rapidement des médicaments. C'est une réaction en chaîne : les médicaments soutiendront le développement émotionnel, lequel vous libérera du besoin des médicaments. Nous croyons vraiment que le corps peut se libérer des antidépresseurs en même temps que de tout le reste.

Ce qu'il y a de magnifique dans le processus du Cercle de Grâce, c'est que vous n'examinez pas chaque petit détail de ce que vous dégagez. Souvent, des gens dégagent le bagage d'une vie entière ! Il n'est plus nécessaire de tout inventorier. Nous suivez-vous ? Les antidépresseurs permettent d'équilibrer le corps physique de façon à ce qu'il soit dans un état plus favorable à la guérison du corps énergétique. Encore une fois, plus vous dégagerez de tension interne, plus vous pourrez diminuer vos médicaments. C'est pourquoi il est très important de continuer à travailler avec les médecins, afin que les médicaments puissent être changés ou interrompus au besoin. Encore une fois, vous devez travailler sur tous les plans. Autrement dit, vous ne pouvez ignorer le noyau physique pour ne travailler qu'avec l'aura. Vous ne pouvez non plus ignorer les niveaux émotionnel et mental pour ne travailler qu'avec la foi ! Car vous logez dans un véhicule énergétique aux couches multiples, donc chacune doit être libérée afin qu'elles puissent toutes travailler ensemble, en équilibre.

Il y a aussi, à cause du Voile d'oubli ainsi que de la dualité présente sur cette planète, un aspect de « câblage » dans l'incarnation. Comme l'âme est fortement rattachée au corps physique, elle a une peur innée de le quitter. En effet, si les gens réalisaient qu'ils sont éternels et savaient qu'ils peuvent quitter une vie lorsqu'elle devient trop difficile, il y aurait partout des suicides, des morts subites et des accidents ! L'âme est donc très bien connectée à son noyau physique à la naissance. Elle lui est inextricablement liée. Une partie de la matrice de la dualité exige que l'âme reste dans le corps. Le Voile d'oubli ferme votre conscience à l'Esprit et aux sphères supérieures (qui sont les autres dimensions). Uniquement pour votre mental conscient, cher docteur, uniquement pour le mental propre à la 3D. Votre aura, la partie 4-5D du corps, reste pleinement reliée à votre Soi supérieur dans les dimensions supérieures. Même si vous ne la voyez ni ne la sentez, et que vous ne tenez donc aucunement compte de son existence, elle n'en continue pas moins de fonctionner ! Votre aura anime et maintient votre noyau physique.

Chaque forme de vie possède une aura. Si vous regardez cette belle planète du haut des airs, vous comprendrez que l'atmosphère est l'aura de la Terre. C'est toujours le même modèle de couches superposées qu'il s'agisse d'un être humain, d'une abeille, d'un arbre ou d'un cristal. Vous serez surpris de ce que vous découvrirez lorsque vous disposerez de l'équipement nécessaire pour déceler les différentes énergies des sphères non physiques. Les structures sont tellement similaires : un hologramme énergétique doté d'un noyau physique. Par la suite, la science comparera la composition d'un arbre avec celle d'une fleur. (Petits rires.) Il y aura beaucoup de découvertes stimulantes dans ce domaine au cours des cent prochaines années. Avons-nous répondu à votre question ?

Nous aimerions ajouter un commentaire : l'acupuncture vous serait très bénéfique. Particulièrement sur les points du triple réchauffeur, pour augmenter l'apport d'énergie dans le noyau physique. En effet, votre système est très faible en énergie, et stimuler ces points permettra de réalimenter le corps énergétique. L'énergie universelle est l'aliment éthérique qui nourrit vos cellules. Le corps ne vit pas seulement de nourriture et d'eau. Maximiser la nutrition ? Absolument ! Plus le carburant est propre, plus le corps reste propre. Sans s'en apercevoir, les gens rapportent chez eux, dans leurs sacs d'épicerie, des toxines et des poisons odieux. Ce sont les agents de conservation, les colorants, les produits chimiques dont on asperge les plantes. Il y a tellement de déchets chimiques dans les aliments aujourd'hui. Nous vous conseillons de cuisiner avec des ingrédients naturels, et, mieux encore, de faire votre propre jardin !

Q. Je me suis toujours considéré comme une personne en santé, ayant la capacité de vivre longtemps. Comment concilier cela avec le fait d'avoir reçu un diagnostic de maladie ?

Vous venez d'énoncer votre voie la plus vraie vers la guérison totale : toute votre vie, vous vous êtes considéré comme une personne saine, dotée de longévité. Alors, nous vous disons ceci : vous *êtes* une personne en santé, dotée de longévité, avec des obstacles mineurs posés sur votre chemin. Pourquoi changeriez-vous cette merveilleuse image que vous avez de votre propre corps, cher docteur, seulement parce que quelqu'un vous a donné une étiquette ? Pourquoi abandonneriez-vous cela ? Seulement par peur. La véritable maladie, ici, c'est la peur. Vous comprenez ? Plus vous entretiendrez cette merveilleuse image, plus vous vous accrocherez à votre magnifique compagne qu'est la vie, et plus longue et plus belle elle sera. Si vous choisissez mentalement de démissionner et de succomber, c'est le chemin que prendra votre corps. Voyez-vous cette magnifique situation spirituelle qui vous échoit, cher docteur ? Bénissez-la, adoptez-la, réjouissez-vous-en.

C'est tout ce qu'ils ont trouvé ? Remerciez le Seigneur. Cela, vous pouvez l'affronter et le déloger.

Q. Les jours où je travaille, je suis extrêmement stressé. Les jours où je ne travaille pas, je me sens beaucoup mieux. Je me demande aussi pourquoi j'ai l'impression qu'une partie de moi a peut-être manifesté cette maladie afin de changer la situation qui me cause un stress.

Il est très difficile d'être à la fois patient et médecin. Vous le savez déjà. Vous savez aussi qu'effectivement le stress de toutes ces années a commencé à affecter votre corps. Ce dernier reflète maintenant le besoin de réduire le stress. La dysfonction que vous avez manifestée limite ce qui vous cause du stress. Voyez-vous comment cela se produit ? Votre corps est un miroir parfait. Il est donc important de réduire autant que possible votre charge de travail, ne serait-ce que d'une heure par jour, ou en faisant une plus longue pause entre les patients. C'est une question de quantité d'énergie dépensée et d'intensité de concentration requise. Si l'énergie de votre corps est si faible, cher docteur, d'où la tirez-vous ? Lorsque l'aura a épuisé ses sources éthériques, elle va au noyau physique et tire de l'énergie de la structure cellulaire. Vous vous efforcez mentalement, par la volonté, de travailler au-delà de vos limites physiques. C'est ainsi que les gens tombent réellement malades, puis succombent à la maladie.

Des femmes sont prises au piège dans une position qui les oblige à trop se dévouer, au-delà de ce que leur organisme peut se permettre, que ce soit auprès d'enfants ayant des besoins particuliers ou auprès de parents impotents. Mais si leur situation exige qu'elles continuent sans cesse de s'en occuper, elles finissent habituellement par développer un cancer du sein ou des ovaires. Chez une femme, ces zones énergétiques sont liées au dévouement. C'est de là que provient le supplément d'énergie. Lorsque la femme dépasse la limite de ses forces et doit continuer à donner, il n'est pas étonnant que les aspects maternels de l'être deviennent dysfonctionnels car c'est de là qu'elle tire son énergie.

Comme votre travail exige à présent plus de dépenses en énergie que votre corps ne peut le supporter, nous vous conseillons de réduire quelque peu votre horaire. Entre-temps, commencez à examiner d'autres options. Vous seriez surpris du nombre de postes en enseignement qui sont disponibles autour de vous ; du nombre d'occasions de prendre la parole ; du nombre de postes en formation en milieu hospitalier que vous pourriez envisager et maîtriser si aisément ! Vous pourriez occuper trois emplois différents, gagner presque autant d'argent et vraiment y prendre plaisir ! N'avez-vous pas confiance en vos propres capacités intellectuelles ? Ne vous rendez-vous pas compte de la somme de connaissances que vous avez accumulées et que vous pouvez partager ?

C'est votre système de croyances qui vous limite et qui vous incite à dire : « Je dois continuer sur cette voie même si elle est stressante, parce que c'est tout ce que je sais. » Ce n'est là que votre zone de confort. Lorsqu'on est requis de dépasser sa zone de confort pour faire quelque chose de différent, pour effectuer un changement majeur dans sa vie, on rencontre d'abord la peur, évidemment. Celle-ci peut être neutralisée par l'amour de soi, par la confiance en soi, par un réseau familial affectueux, et par la certitude que, quoi qu'il vous arrive, vous survivrez. Il suffit d'y concentrer vos énergies. Il n'y a pas d'impasse dans le Plan divin.

Plus vous chercherez, plus vous trouverez, cher docteur. Nous dirions que, d'ici un an ou deux, vous serez beaucoup plus heureux à faire des choses différentes. Toujours en utilisant vos connaissances, votre formation, votre expérience et en rendant un excellent service aux autres par l'enseignement. Sur toute une vie, chaque personne peut prendre de l'expansion quant à l'emploi, car il y en a toujours quatre ou cinq autres qui peuvent aisément prendre sa place. Cependant, il faut former ces quatre ou cinq autres personnes, cher docteur. Il s'agit tout simplement de tirer sa révérence en disant : « Je vais faire autre chose. Je vais assumer ce rôle un moment, voir comment je me sens. Ou je vais assumer ce rôle le matin, et celui-là l'après-midi, et ensuite j'aurai deux journées de congé ! »

Q. Qu'ai-je besoin de savoir pour l'instant ?

Pour que votre parcours vers la guérison se fasse en douceur, vous devez avoir un soutien familial et professionnel au niveau physique. Ici encore, nous faisons référence au psychologique, à l'émotionnel et au mental, c'est-à-dire à la famille. Recourir à l'aide de médecins, c'est le niveau physique. Au niveau spirituel, il s'agit de choisir sur quoi se focaliser et de décider à chaque instant de vivre dans la peur ou la joie. Ces quatre niveaux se rapportent donc à toute situation dans laquelle vous vous donnez la peine de les superposer.

Il est possible que par vos efforts conjoints vous finissiez par enseigner à des médecins comment fusionner la science et la spiritualité, car vous l'aurez fait vous-mêmes et vous en serez donc la preuve vivante ! Y avez-vous pensé ? En effet, vous pouvez devenir ce merveilleux instrument de l'Esprit si vous le choisissez. Si vous adoptez cet objectif grandiose, vous serez étonnés du soutien spirituel qui apparaîtra. Car chaque vie est beaucoup plus importante que ce qui arrive au corps physique, et ce qui arrive à chacun arrive aussi sur d'autres plans que le plan physique et visible. Nous respectons l'âme qui est venue accomplir une aussi grande tâche. Nous vous disons : vous avez déjà les outils. Et, dans les futurs potentiels, la tâche est déjà accomplie. Maintenant, il s'agit seulement de passer aux actes. Et si vous SAVEZ que vous êtes un être doté de longévité, *cela doit être votre étiquette principale.* Elle couvrira, obscurcira et éliminera toute autre étiquette que vous essaieriez de vous mettre. Et cette étiquette, celle d'une vie heureuse, saine et longue, vous la portez depuis déjà tant d'années, pourquoi voudriez-vous l'abandonner pour une étiquette imprégnée de peur ?

Alors, nous vous disons : il y aura des hauts et des bas, des joies et des peines. Et nous avons grand plaisir à voir combien l'étiquette qu'on vous a mise est petite et mince ! À vous de décider où vous allez la porter. Allez-vous la fixer à votre front et y penser tout le temps ? La fixer à votre cœur et la craindre tout le temps ? Nous préférerions vous voir la fixer sous vos semelles et la piétiner, tout simplement ! (Rire.) Ce choix vous appartient, et c'est là que l'esprit déterminera ce qui arrivera à la matière. Alors, nous vous donnons notre bénédiction en vous quittant, et nous vous disons que votre cheminement s'accomplira dans la santé, le bonheur et la paix intérieure. Et si vous adoptez la paix intérieure, plus rien d'autre n'aura d'importance en ce monde !

Nous sommes, dans l'Amour total, la Fraternité de Lumière.

Conclusion

Le moment approche où la preuve physique de l'existence des sphères supérieures apparaîtra dans votre réalité tangible. Vous aurez enfin la preuve que l'essence de Dieu existe, et en vous. Pour cela, votre réalité tangible doit s'élargir de façon à inclure les fréquences dimensionnelles auxquelles vous étiez insensibles auparavant. La science et la spiritualité doivent se rencontrer et fusionner pour acquérir la véritable envergure de la science sacrée. Comment vos corps se forment et comment leur forme se maintient, c'est encore un mystère pour vous ! Pourquoi ? Parce que vous ne voyez pas encore les composantes énergétiques de toute vie, dont la découverte bouleversera vos connaissances et votre perception de la réalité. Il y a tellement de potentiel d'expansion dans votre proche avenir, alors même que cet avenir s'ouvre à de nouvelles voies avec l'accroissement de la conscience humaine.

Dans un chapitre précédent, nous vous avons expliqué que toutes vos « commandes systémiques » sont situées dans votre corps éthérique. Vous continuez à chercher dans le corps physique comment réparer ce qui tombe en panne. Lorsque vos chercheurs scientifiques et informatisés auront créé de l'équipement à diagnostic pouvant scanner et évaluer l'aura d'une personne, tenez-vous bien ! Il y aura une période féconde en « progrès scientifiques » et en « remèdes miraculeux », dont le but sera de restructurer et d'équilibrer votre champ énergétique (électromagnétique) !

Ce sont vos chercheurs métaphysiques qui feront pencher la balance, en persévérant dans leur quête de meilleurs moyens de guérir le corps humain et en créant une demande pour que la technologie élargisse son champ. Vous devez ajuster votre objectif aux autres dimensions, au-delà de ce que vos instruments actuels peuvent détecter. Mais n'est-ce pas dans l'ordre des choses ? L'homme commence par maîtriser un talent, puis il crée une machine pour le reproduire. C'est ce que vous faites d'abord avec votre corps dans ce processus d'ascension ! L'expansion des sens, de l'intuition, vers une plus haute connexion, c'est la semence nécessaire pour déclencher l'élévation de la conscience humaine.

Toute votre technologie imite une fonction du corps humain. Pourquoi ? Pour vous épargner du temps et de l'argent ! Chaque machine que vous créez est conçue pour diminuer votre travail, pour imiter ce que vous pouvez faire et vous en épargner le labeur physique. La voiture avance à votre place, l'aspirateur nettoie pour vous, la cuisinière vous évite d'avoir à vous pencher au-dessus d'un feu de camp, le mélangeur malaxe plus vite que votre poignet. Revoyez votre propre histoire : chaque fois que vous vous êtes lassés d'une tâche ou que vous avez trouvé une façon de l'accomplir à moindres frais, vous avez créé une machine pour vous remplacer. Même les guichets bancaires sont maintenant inhabités. (Petit rire.)

Vous pensez peut-être que nous nous écartons de notre sujet, chers lecteurs, mais ce n'est pas le cas. Ce que nous voulons dire ici, c'est que toute votre technologie est conçue de façon à imiter le fonctionnement du corps humain et même plus, comme les calculatrices et les ordinateurs, qui pensent maintenant plus vite et retiennent plus d'informations que vous. Donc, là où il existe un besoin prouvé, vous créez une machine.

Nous vous disons ceci : il est temps de créer le besoin d'une technologie médicale aurique !

Cela paraît merveilleux, mais comment le faire ? La clé du succès global de la guérison holiste se trouve dans sa fusion avec la connaissance médicale. D'abord, les praticiens holistes doivent en venir à un mode de collaboration et se considérer comme des outils à appliquer à la rééquilibration requise. Chaque personne a des besoins différents à des moments différents. Imaginez des équipes de guérisseurs qui examinent une personne pour déterminer quelles approches sont adéquates et qui travaillent en groupe autour de la table ! C'est par la fusion de vos outils et de vos talents respectifs que sera accompli le véritable progrès et c'est aussi ce qui attirera l'attention de toute votre communauté. Lorsque vous fusionnerez votre connaissance et votre expérience holistiques avec la copieuse information médicale déjà rassemblée, tout commencera à avoir un sens ! Lorsque la Science et la Spiritualité se rencontreront et fusionneront, les vides seront comblés, chers enfants, et les réponses et les raccourcis abonderont. Votre espérance de vie, ainsi que sa qualité, augmentera considérablement. La guérison véritable et totale sera à votre portée.

Si nous pouvions parler à des médecins, nous leur dirions : apprenez le fonctionnement du corps éthérique, puis travaillez selon ces règles. S'il vous plaît, n'imposez jamais de lésion chirurgicale au bras non dominant d'un patient cardiaque ! Même l'aiguille intraveineuse, insérez-la dans la main qui écrit ! Si vous choisissez une veine de remplacement au bras gauche d'un patient droitier, ce dernier peut éprouver des complications ou tout simplement ne pas se remettre. Le cœur ne peut libérer sa voie normale jusqu'au bras non dominant s'il y a traumatisme chirurgical à ce membre ! Choisissez la partie de remplacement du côté droit ou dans la cuisse dominante du patient, par exemple, et il se rétablira beaucoup mieux.

Tenez compte des paires de chakras et vous verrez pourquoi le cancer fait des métastases d'une région du corps à une autre. Des processus que vous ne compreniez que partiellement deviendront tout à fait clairs. Si vous considérez que le corps libère énergétiquement de la tension interne et suit les véritables règles de fonctionnement du système nerveux, votre efficacité dans la guérison fera plus que doubler. Il y a tellement de travail à faire ! Tellement de glorieuses découvertes raviront vos esprits curieux, à mesure que vous incorporerez les énergies supérieures dans votre existence physique. De nouvelles source d'énergie, de nouvelles directions pour les mathématiques, la physique, l'art, la science, la musique et la médecine, tellement de potentiel en attente d'être créé ! Afin de puiser à même ces niveaux supérieurs d'inspiration, d'information et de créativité, vous devez purifier vos véhicules physiques pour mieux recevoir les nouvelles fréquences et fusionner avec elles. Comment se fera ce mélange ? Sur tous les plans ! Il faut purifier et équilibrer le corps physique, guérir le corps émotionnel, rediriger le corps mental de façon à ce qu'il partage également son temps entre le corps et l'aura, et il faut préparer le corps spirituel à guider et à diriger.

Comprenez-vous maintenant pourquoi tous les déséquilibres énergétiques doivent être éliminés ? Le passage à un niveau d'expression supérieur exige l'évacuation de tous les vieux modes de fonctionnement et c'est pourquoi vous développez actuellement de nombreux symptômes sur les plans physique, émotionnel, mental et spirituel. Des symptômes qui échappent souvent au diagnostic médical, ou semblent d'une origine inconnue, ou constituent des résurgences de vieilles maladies que vous croyiez disparues depuis longtemps. Atteindre une « légèreté de l'Être » veut dire dégager toute la tension lourde, à faible densité, qui était normale pour vous dans le contexte énergétique de la 3D. Énergétiquement parlant, la santé est un équilibre de toutes les couches, PÉMS, de l'Être, un équilibre que l'on atteint en libérant de la douleur et du stress les méridiens énergétiques de votre système nerveux. Soulagez cette tension interne et le corps retrouvera son fonctionnement adéquat sur tous les plans.

Oui, nous enseignons par la répétition, car c'est ainsi que vous apprenez le mieux. Dépassez la gamme des fréquences que vous utilisez normalement ! Vous découvrez des mondes entiers à explorer lorsque vous puisez dans les autres dimensions. C'est ce que votre planète fait présentement : elle étend sa gamme vibratoire. C'est ainsi que votre réalité changera et prendra une toute autre ampleur. Plus vous augmenterez vos connaissances, plus vous fonctionnerez en harmonie avec le courant de la Mutation du Millénaire. En chemin, vous apprendrez que vous êtes tendrement aimés ! Vos retrouvailles avec l'Esprit et votre entrée dans les dimensions supérieures, c'est ce que nous attendons avec la plus grande impatience !

Chers lecteurs, nous terminons ce chapitre par maints vœux de santé, de richesse et de paix intérieure. Si seulement vous saviez combien d'Êtres sont rassemblés dans les sphères supérieures et vous encouragent, bon an mal an, sans jamais perdre espoir à votre sujet ! Comprenez bien que nous connaissons la vérité : vous êtes éternels, vous ne mourrez jamais, et vous augmentez la Lumière divine par vos efforts, ce qui nous enrichira tous. Nous vous bénissons et vous remercions pour votre énorme contribution au Plan divin.

Chapitre 13

2005, année de l'Intégration

Salutations, chers lecteurs, de la part de la Fraternité de Lumière. Nous nous rassemblons en grand nombre pour élaborer un message consacré à l'année 2005. En premier lieu, nous l'appellerons l'année de l'Intégration, à la suite de 2004 (l'année de l'Action) et de 2003 (l'année du Changement). Voyez-vous que le désir de changer doit précéder l'action ? Lorsque vous aurez entrepris les étapes menant à un meilleur équilibre dans votre vie, vous devrez intégrer ces changements à mesure ! Afin de contrôler et gérer gracieusement les événements que vous désirez vous attirer, vous devrez constamment trouver un nouvel équilibre, jour après jour, dans lequel fonctionner le mieux possible.

La première étape consiste à s'éveiller au véritable potentiel humain, selon lequel *tout est possible*. Prendre conscience de votre nature duelle, réaliser que vous êtes davantage qu'un corps physique, telle est l'étape suivante de la réalisation de soi. Qu'est-ce que la réalisation de soi ? C'est réaliser que vous êtes toujours reliés à votre Soi supérieur ! Votre but à partir de maintenant doit être *d'atteindre, de purifier et d'utiliser en harmonie toutes les couches, PÉMS, de votre Être.*

Nous parlons ici, chers lecteurs, d'*équilibre*. Trouvez votre propre Flamme divine, apprenez que vous êtes réellement divins et cherchez la paix dans l'intégration de tous les aspects de votre Être. Lorsque vous vous serez engagés à améliorer votre vie, les actions appropriées deviendront évidentes. Lorsque vous vivrez dans la force divine et changerez activement votre vie quotidienne, vous devrez rééquilibrer vos activités habituelles et votre point de vue sur la vie. Nous vous donnons ici une clé importante : *nous venons de décrire tout l'objectif de la Mutation du Millénaire*.

Au cours des vingt-cinq dernières années, la race humaine a fait de rapides progrès en s'éveillant et en prenant conscience de tous les changements énergétiques qui se produisaient sur la planète Terre. L'étude et l'apprentissage de nouveaux concepts, de nouvelles approches, de nouvelles perspectives, tout cela est important, mais ne vous mènera pas vraiment sur la voie de la recherche spirituelle si vous n'*incorporez* pas tout ce que vous avez appris sur le plan physique. Il vous faut tout rassembler dans votre cœur et vivre à partir de ce dernier. C'est ce qui garantira votre « ascension cellulaire » !

Qu'entendons-nous par « vivre à partir du cœur » ? En un mot : vous trouverez vos meilleures solutions par des pensées et des gestes d'amour, plutôt que par la peur. Lorsque vous traiterez tous les humains comme vous aimeriez être traités vous-mêmes, de bonnes choses vous arriveront. Pouvez-vous vous soustraire à une scène de colère et vous contenter d'observer ? Pouvez-vous attendre que ces émotions discordantes aient pris fin, tout en entretenant une perspective d'amour sur le potentiel de cette personne, sans vous laisser prendre dans son drame momentané ? Pouvez-vous rester fermes dans la croyance en votre divinité ? Persister à croire que, quelle que soit l'action que vous choisirez, vous serez guidés par l'Esprit d'une façon tout à fait appropriée ? Pourquoi appelons-nous cela une « ascension cellulaire » ? Posez-vous une question : pourquoi certains individus succombent-ils à une mort imminente lorsqu'on diagnostique chez eux une maladie au stade terminal, et d'autres, non ? *La santé de votre corps obéit à vos systèmes de croyances.* Comme ces systèmes sont intégrés en vous sur le plan cellulaire, il est difficile de vaincre la maladie, d'atteindre et de maintenir une perspective supérieure, amoureuse, sur la vie et sur le monde qui vous entoure. Si vous croyez vraiment et pleinement que vous êtes éternels, que chaque vie incarnée n'est qu'un séjour temporaire dans une structure de dualité-réalité différente, tout ce qui vous arrive est tempéré par la joie, guéri par l'amour et équilibré par votre foi en une expérience positive.

Attardons-nous un peu sur le mot « dualité ». Il veut dire, littéralement : une chose de nature duelle, mi-ceci, mi-cela. Mâle et femelle, vie et mort, noir et blanc, inspiration et expiration. Chaque aspect de votre vieille réalité limitée de la 3D est fragmenté en deux parties et doit se réunifier afin de fonctionner comme un tout. Le mot « dualité » est également une combinaison de deux mots : *duel* et *réalité*. Pour plusieurs d'entre vous, c'est un nouveau concept. Vous vivez vraiment dans une réalité duelle, c'est-à-dire un seul niveau, un seul plan dense de réalité physique coincé entre toutes les autres dimensions, dont la totalité forme l'Unique Vibration du Divin. Lorsque nous disons que vous vivez une vie d'ombre, nous voulons dire qu'une petite partie de vous est en bas, apparemment coupée de votre vous beaucoup plus grand, le Vous éternel qui habite les plans de notre Vraie Réalité.

Chaque petit pas que vous faites, chaque concept que vous intégrez et actualisez, vous ramène à la conscience de votre Être plus grand, vous aligne de plus en plus sur votre soi éternel, votre Soi supérieur, qui est divin. Comprenez la nécessité du changement, agissez à partir de lui, puis équilibrez-vous, afin d'*intégrer* chaque pas avant de continuer à avancer. Vous créerez alors votre avenir avec foi et force, et non dans la peur et le doute.

Nous avons donné à chaque année un « attribut dynamique », afin de vous inciter à entrer en résonance avec les changements terrestres. Comme un musicien accorde toujours son instrument avant de jouer, vous devez graduellement harmoniser votre vie afin de rester accordés. Accordés aux désirs de votre cœur, à la transformation de la Terre, à vos propres sens en expansion, qui sont en train de s'ouvrir petit à petit. Vos méditations vous aideront à vous réaccorder constamment, jusqu'à ce que vous raffiniez suffisamment votre objectif pour nous voir à travers le Voile d'oubli, qui est de plus en plus mince. Voyez-vous maintenant ce qu'apportera l'élévation du niveau vibratoire de la Terre ? Un raffinement, une harmonisation, une équilibration de tous vos sentiments, de toutes vos pensées et de toutes vos actions. Nous plaçons ces mots dans cet ordre précis car nous voulons que vous vous laissiez d'abord guider par ce que vous *sentez* qui est bon pour vous, puis que vous *synthétisiez* vos pensées et croyances afin de les aligner sur vos sentiments, et enfin que vous *actualisiez* les uns et les autres par vos activités physiques.

Ce processus en trois étapes, *sentir, penser,* puis *faire,* permettra à votre couche spirituelle d'exercer pleinement le contrôle. À partir de quel état sentez-vous, pensez-vous et agissez-vous ? À partir de votre perspective la plus élevée, de cet état où vous êtes à la fois divin et présent dans une forme physique… Eh oui, la nature duelle de l'être humain doit être résolue, réunifiée, refusionnée avec Tout ce qui Est ! Nourrissez votre nature duelle, guérissez et fusionnez votre côté masculin (droit) et votre côté féminin (gauche), devenez un Être humain équilibré. Alors, toute votre vie s'équilibrera. Pourquoi ? À ce niveau de maîtrise, chers enfants, vous serez si enracinés et équilibrés en vous-mêmes que rien ni personne ne pourra vous déséquilibrer ! Plus votre lumière brillera, plus l'obscurité se dissoudra autour de vous, neutralisée par cette lumière qu'elle ne peut affecter. Pourquoi ? Parce que la lumière vibre à une fréquence beaucoup plus élevée que l'obscurité, et que la vibration lumineuse transmute toute vibration inférieure qui l'entoure !

Rappelez-vous que toute vie est composée de vibrations. À mesure que s'élèvera la fréquence vibratoire des énergies planétaires, votre corps devra s'y ajuster, car cette hausse de fréquence a lieu tout autour de vous, à l'intérieur comme à l'extérieur. Votre tonalité électromagnétique est définie par celle de la Terre. Que se passe-t-il lorsque vous resserrez une corde de violon ou de guitare ? La note monte, la corde se tend davantage et devient plus difficile à pincer. Elle a moins de jeu, et vos doigts doivent s'y adapter, ainsi que les muscles de vos mains et même vos oreilles, qui doivent interpréter une nouvelle tonalité. Vous n'aviez peut-être jamais pensé qu'accorder un instrument impliquait d'y accorder votre corps, mais ceux d'entre vous qui ont l'oreille absolue savent combien est désagréable le son d'un instrument désaccordé ! Dans un sens plus large, vous êtes l'instrument et la Terre est en train de vous réaccorder à une tonalité plus élevée. Pendant qu'a lieu ce processus de transition vibratoire, vous demeurez tout de même en désaccord avec les nouvelles énergies, d'où la douleur de tous les déséquilibres de votre vie.

Plus l'harmonisation est rigoureuse, plus vos dissonances peuvent être douloureuses ! Nous entendons par là les déséquilibres sur tous les plans, physique, émotionnel, mental et spirituel.

Mais si vous tentez de resserrer cette corde avec peu d'attention et trop de force, que se passe-t-il ? Habituellement, elle se casse, n'est-ce pas ? La meilleure façon d'accorder un instrument, c'est lentement et doucement, afin d'atteindre cet équilibre parfait sans aller trop loin, manquer la cible, casser la corde et devoir en trouver une nouvelle. Chaque corde a deux composantes majeures : le fil physique et son expression énergétique (tension). Voyez-vous où nous voulons en venir ? Vous ajustez l'aspect physique afin de mieux équilibrer l'aspect énergétique ! Un meilleur équilibre avec soi-même, et aussi avec toutes les autres cordes. Parfaitement accordé, cet instrument produit une musique harmonieuse. Votre corps est donc comme un instrument à cordes, et la façon dont vous l'accordez définit la santé de votre tonalité, l'énergie que vous produisez et l'abondance que vous créez. S'il est parfaitement accordé, vous serez en harmonie avec le reste de la création, sur tous les plans, y compris les niveaux 3-4-5D avec lesquels la Terre est en voie d'harmonisation. Comment réaliser tout cela ? Il faut tout d'abord vous écarter de votre propre chemin !

Vos sociétés occidentales sont si linéaires, si logiques, tellement portées à ne fonctionner que du cerveau gauche, que les sentiments sont traités comme des activités parascolaires, laissés de côté et ignorés jusqu'à ce que vous preniez le temps de leur donner une expression. Par contre, vous regardez des films d'épouvante qui provoquent des poussées d'adrénaline. Vous pleurez en écoutant une musique romantique, en regardant un film sentimental ou en lisant un roman d'amour qui « imitent » les sentiments amoureux ». Au lieu de vous soumettre à tous ces stimuli extérieurs, trouvez ces sentiments dans les « accords » harmonieux de votre propre musique intérieure. Passez chaque journée en dansant sur la musique de votre cœur, issue de ces profondeurs qui contiennent votre Flamme divine. Pour y arriver, en tirer parti et vivre alignés sur la volonté et les énergies de Dieu, que vous faut-il ? Une réception claire ! Un véhicule en santé ! Une clarté et un équilibre harmonieux sur tous les plans : physique, émotionnel, mental et spirituel.

Votre besoin de méditer et de vous relaxer augmentera nettement d'ici la fin de 2005. Vous reconnaîtrez clairement les besoins de votre corps, et aussi ses limites. Celles-ci vous deviendront apparentes pendant que vous chercherez un équilibre supérieur. Il deviendra essentiel de respecter vos limites temporelles, énergétiques et financières, car leur dépassement entraînera le déséquilibre, la maladie, et d'autres leçons. Chers lecteurs, le seul fait d'identifier et de respecter vos limites – c'est-à-dire d'assumer la responsabilité de votre vie actuelle – constitue cinquante pour cent du travail ! Lorsque vous aurez admis que cet aspect de votre vie est déséquilibré et vous fait du mal, vous pourrez alors vous focaliser sur les moyens d'effectuer les changements qui s'imposent. Cela vous conduira à une résonance supérieure d'être, de sentiment, de pensée et d'action. Oui, nous en avons ajouté une : l'être !

Être sur tous les plans, à tout moment

Dans un chapitre précédent, nous avons évoqué un état de conscience supérieur. Nous vous demandons ici d'élargir ce concept, afin d'appliquer à votre monde extérieur la même conscience supérieure qu'à votre monde intérieur. Les deux sont tellement plus imbriqués que vous ne le réalisez ! Votre santé reflète l'état de santé du monde, et vice-versa. Y-a-t-il maintenant plus de maladies virulentes à l'échelle planétaire ? Oui, en effet. Plus de cataclysmes climatiques qui bouleversent et détruisent des vies et des propriétés ? Aussi, et tellement que vous bronchez à peine lorsque les bulletins de nouvelles vous apprennent le dernier désastre.

Soyez conscients, chers enfants, afin de ne pas vous faire désensibiliser de tout cela. Demeurez conscients de toutes les vies détruites ou affectées chaque jour par la maladie, la pauvreté, la politique et l'ignorance. Tant de guerres sont dues à l'ignorance ! À des gens mal informés et mal guidés, dont les systèmes de croyances ont été mal formés ou déformés. Tel est l'état de la douleur globale de l'humanité. Nous ne voulons pas dire ici que vous devez vous focaliser sur les misères du monde et vous en rendre malheureux. Mais c'est en reconnaissant les profondeurs existantes qu'on peut aspirer aux cimes les plus élevées. Nous parlons ici de votre capacité de faire des choix.

Vous pouvez décider de la « tonalité » de votre façon de vivre. Si suffisamment de gens élèvent leur expression vibratoire, la « tonalité » de toute l'humanité s'élèvera nécessairement ! Nous vous avons présenté le Cercle de Grâce pour vous aider à purifier votre corps. Nous avons expliqué comment purifier votre aura, d'abord en identifiant vos problèmes et vos leçons, puis en les accueillant et en les éliminant par le pardon. Nous parlons ici du même processus, mais à une plus grande échelle. Car il vous faut purifier et équilibrer autant votre réalité externe que votre réalité interne. Votre politique mondiale reflète le même processus de bouleversement et de dégagement que votre corps. Bien que le niveau d'illumination du monde puisse vous sembler plutôt bas, rappelez-vous votre histoire, les milliers d'années de lutte basée sur la peur. C'est ce que le monde en général exprime actuellement : toute la gamme des résidus karmiques qui remontent afin d'être évacués.

Nous voyons votre tristesse devant les événements du monde et nous entendons vos prières pour la paix. Nous vous encourageons à les poursuivre car elles sont utiles. Sachez que la Terre et toute l'humanité sont en apprentissage. Sachez que les camps ont été clairement définis selon vos conditions. Voyez le nombre croissant de cultures et de pays qui se rassemblent dans la Fraternité de l'Homme ; voyez à quel point l'opinion publique mondiale modifie l'influence des gouvernements.

Nous vous disons, plus la Lumière se déversera sur la planète, plus l'obscurité sera révélée, surtout au cours des quelques prochaines années. Tout cela est un nettoyage essentiel à la guérison. Il faut crever l'abcès pour refermer la plaie. Il faut libérer la dissonance afin que l'harmonie puisse régner. Et l'équilibre mondial atteindra le niveau de la conscience humaine lorsqu'un nombre suffisant d'humains se lèveront et s'écrieront : « *Finies les tueries !* » *Lorsque la guerre ne sera plus une option, seules des avenues de paix s'ouvriront devant vous !* Lorsque votre perspective planétaire sera fondée sur *la bienveillance et le partage*, vous fonctionnerez en accord avec la Volonté de Dieu. Cette « mutation énergétique », c'est ce qu'attend l'Esprit, car elle démontre la hauteur de votre potentiel d'éveil !

L'humanité crie sur divers tons. Il y a celui de la prière. Il y a celui de vos interactions. Il y a celui sur lequel vos gouvernements communiquent. Il y a aussi les différents tons de vos médias. Tout cela est relatif, et pourtant rien de cela ne constitue la mesure exacte de ce qui se passe. Essayez d'avoir une vision globale, si vous le pouvez. Priez pour chaque région en conflit, aidez de toutes les façons possibles, soit par une contribution financière, soit par des prières, soit par un secours humanitaire direct. Chacun connaît son niveau d'engagement et sa capacité de contribution. *La chose la plus importante à laquelle vous puissiez contribuer, c'est l'élévation de la conscience humaine.* Sur un plan très profond, vous le comprendrez, parce que vous l'avez fait et refait à maintes reprises. Votre conscience supérieure sait très bien que c'est par des efforts répétés, vie après vie, que vous avez atteint votre niveau de conscience actuel. La conscience humaine est en train de s'élever exponentiellement avec la fréquence, et plusieurs d'entre vous réussissent *très* bien. Nous sommes si fiers de vos efforts !

Nous vous demandons de garder courage, de rester focalisés et positifs.

Lorsque vous admettrez l'existence de ce que vous ne voyez pas et que vous comprendrez que c'est la Vraie Réalité, votre réalité physique changera radicalement. Ou plutôt : la vie va se libérer du « drame », qui sera remplacé par un détachement rempli d'amour, car on comprendra que tous les événements ont une signification et sont matière à leçon. Des vaguelettes en expansion sur l'étang de l'éveil humain. Lorsque nous disons que chacun d'entre vous est indispensable au déploiement du Plan divin, nous ne plaisantons pas ! Ces vaguelettes deviendront bientôt des vagues alors que vous serez de plus en plus nombreux à vous intérioriser et à vous élever pour vous connecter à l'Esprit. Ces vagues annonceront à leur tour des marées de changement pour l'humanité. Bien que ces paroles puissent sembler de prime abord n'être que de jolis mots, nous vous demandons de lire attentivement les quelques dernières lignes d'un point de vue énergétique. Nous y décrivons les changements de fréquence précis qui culmineront en une transformation pleine et entière de votre réalité !

La mutation biologique

Maintenant que vous êtes arrivés aux huit dernières années de la Grande Mutation, nous précisons que le parcours des dix dernières années a été beaucoup plus lent et plus tranquille. Même si vous avez senti de nombreuses fluctuations dans les fréquences de la Terre, celles-ci étaient plus faciles à vivre car elles montaient et descendaient, vous accordant un répit dans les moments creux pour vous remettre de l'intensité des moments forts. Vous pouvez ne pas être d'accord avec notre utilisation du mot « tranquille », puisque le parcours a été plutôt cahoteux pour plusieurs d'entre vous, mais il vous était plus facile de trouver un équilibre moyen entre les fluctuations.

À partir de l'année 2003, la Terre s'est stabilisée à un niveau d'expression énergétique plus élevé et plus profond que jamais. Qu'est-ce que cela veut dire ? Que la nouvelle « base » de la fréquence terrestre, le point à partir duquel elle monte ou descend, est le niveau d'énergie le plus élevé (et, par conséquent, le plus raffiné) que l'humanité ait jamais connu. Toutefois, de votre perspective « incarnée », l'énergie qui vous entoure s'est alourdie ! Vous vous attendez à ce qu'elle s'adoucisse, qu'elle revienne à un niveau de confort que vous reconnaissez, mais cela ne se produira pas.

Imaginez votre tonalité énergétique précédente comme une bande élastique tendue entre vos mains et que vous pouvez pincer à volonté. Soudain, cette bande élastique a été remplacée par une nouvelle, plus épaisse, plus lourde à tenir, plus dure à pincer, mais avec une vibration plus profonde ! Vos mains sont maintenant maladroites en maniant cette nouvelle bande élastique qu'elles ne sont pas habituées à sentir. Il faut plus d'efforts musculaires, plus de concentration, plus d'énergie pour manipuler cette nouvelle bande. Et même votre corps doit maintenant s'ajuster à une nouvelle « zone de confort » dans laquelle vous semblez avoir moins d'énergie, de temps, de patience, de repos. La seule chose que vous semblez avoir en plus grande quantité, c'est le travail !

Pourquoi ? À cause de la compression du temps, vos journées sont maintenant, en réalité, plus courtes de vingt-cinq pour cent que ce que vos horloges indiquent. Qui a raison ? Les horloges ou votre corps ? Vous vous efforcez de maintenir un horaire de travail à temps plein, fondé sur le temps passé, et vous vous apercevrez que vous avez moins de temps pour manger, pour vous reposer, pour vous distraire et pour dormir. Pourquoi ? Vous découvrirez que, dans la 4D, plus vous focaliserez votre attention (c'est-à-dire votre intention) sur une chose, comme vous le faites au travail, plus vous pourrez ralentir le temps. Lorsque vous vous amusez, insouciants, vous vous contentez de « laisser filer le temps » et il passe plus vite ! *Chers enfants, il est temps d'effectuer la transition de la forme linéaire à la forme circulaire !* Lorsque vous réaliserez que vous avez un pouvoir sur le temps et que vous commencerez à le maîtriser, vous pourrez créer tout le temps dont vous aurez besoin !

À propos du temps, vous verrez qu'à l'avenir chaque printemps et chaque automne apporteront sur la Terre de nouvelles énergies plus élevées, plus compactes. De même, les alignements planétaires et autres événements galactiques créeront des portails pour que des Rayons de Lumière précis baignent votre monde. Saviez-vous que vous êtes avancés dans le processus de naissance de vos corps de lumière, chers enfants ? Depuis janvier 2004, les niveaux d'énergie exigent que commence tout le nettoyage. C'est pourquoi un si grand nombre d'entre vous, chers artisans de la lumière, tombent malades !

Le transit de Vénus de l'été 2004, pleinement assimilé avant le solstice d'hiver, a exigé que commence un profond nettoyage du cœur. Si vous considérez cette situation du point de vue énergétique, le chakra du cœur est en train de devenir votre nouveau centre, le nouveau pivot des trois chakras supérieurs et des trois chakras inférieurs. Pourquoi ? Parce que la Terre émet maintenant un nouvel « accord du cœur ». Tout ce qui n'est pas en résonance avec cet accord provoquera de la douleur et sera poussé au dégagement, sur tous les plans. Nous avons expliqué précédemment que vous viviez au niveau des chakras situés « en bas de la ceinture » et qu'il fallait ouvrir ceux qui sont situés « au-dessus de la ceinture ». Vous êtes maintenant rendus à l'étape de laisser tomber cette ceinture, et on vous demande de vivre au niveau des sept chakras, avec le cœur comme nouvelle base ! D'où les symptômes physiques que vous ressentez, les problèmes de cœur que vous ne pouvez plus ignorer, les conflits relationnels qui exigent une résolution.

Gardez toujours à l'esprit que les chakras fonctionnent par paires. Si vous ressentez des symptômes de déséquilibre dans la région du troisième chakra, le plexus solaire, félicitations ! C'est le pendant du quatrième, le cœur, et les deux doivent être libérés, puis rééquilibrés (voir le chapitre 5). Les problèmes d'estomac, de foie, de vésicule biliaire, de pancréas, sont tous liés au plexus solaire. Ne vous en faites pas si votre troisième chakra semble constituer la zone problématique, car vous êtes tout de même en train de libérer le cœur ! Lorsqu'une quantité suffisante de tension aura été dégagée du plexus solaire, le cœur suivra.

Ces années de grandes transformations vous apporteront du changement sur tous les plans. La mutation de la Terre affecte maintenant votre fonctionnement biologique d'une façon majeure et vous commencez à ressentir l'étendue véritable de vos lésions auriques. Ces phobies et anxiétés qui semblent surgies de nulle part ou qui réapparaissent alors que vous les croyiez guéries, d'où viennent-elles ? Pourquoi se manifestent-elles maintenant ? Pourquoi si soudainement ? Le nouvel équilibre énergétique de la Terre drague les profondeurs de vos déséquilibres. Tous les vestiges éthériques et physiques doivent être évacués, car le nettoyage doit être complet. En vérité, chers enfants, ceux d'entre vous qui sont affectés prennent de l'avance sur les autres. Vous mutez en premier ! Vous êtes les plus sensibles, vous qui vous élevez avec l'ascension de la Terre, et vous sentirez ces changements jusque dans vos os. Ce qui est merveilleux, c'est que vous aurez terminé et que vous fonctionnerez bien lorsque les masses commenceront à muter, et alors votre aide et vos talents seront fort utiles. Tout est couvert, chers enfants, par le Plan divin.

L'accélération du taux vibratoire de la Terre acquiert maintenant un tel élan que vous verrez des gens vivre leurs drames irrésolus ou refléter les vôtres ! Les problèmes qui n'auront pas été résolus reviendront sous une forme plus radicale. Les leçons qui auront été ignorées, vous trébucherez dessus pour les avoir sous le nez. Il n'y a plus de temps pour remettre les choses à plus tard. *Le travail doit se faire parce que certains d'entre vous terminent leur dernier tour de roue karmique.* L'élévation des énergies vous oblige donc à dégager, dégager, dégager, car les nouvelles fréquences établies sur cette planète au cours des cinq dernières années sont maintenant pleinement ancrées. Alors, c'est le moment de vous y habituer, de trouver une nouvelle zone de confort à l'intérieur du nouvel « accord cardiaque » de la programmation énergétique de la Terre. Car c'est cela, la Mutation : *la reprogrammation électromagnétique de toutes les créatures vivant dans l'atmosphère terrestre.*

Ne vous y trompez pas : tout le monde, sur la planète, est en mutation. L'étendue de votre transformation dépend de votre conscience du processus ! Bien des gens continueront à vivre selon leur mode actuel de conscience propre à la 3D et ne réaliseront jamais que leur vie aurait pu changer. Nous avons expliqué, dans un chapitre précédent, que vous passez de la troisième dimension à la quatrième, puis à la cinquième. La 3D est comprise dans la 4D, et la 3D et la 4D sont toutes deux comprises dans la 5D. C'est pourquoi certaines personnes muteront consciemment et physiquement, tandis que d'autres muteront physiquement sans en être conscients.

Ce sont ceux-là qui auront besoin de votre aide, chers artisans de la lumière, car ceux qui seront inconscients du processus ne se porteront pas aussi bien que vous. Ceux qui ont accumulé trop de lésions physiques et auriques pour effectuer le passage physique ne survivront pas. Nous parlons ici de la génération plus âgée, chers lecteurs, et ne craignez donc pas pour vos enfants. Ceux-ci sont entrés dans cette vie avec plusieurs des attributs que vous vous efforcez d'obtenir. Ils traverseront la mutation avec grâce et aideront même à en diriger le flux.

Chers lecteurs, même si nous essayons d'exprimer ces concepts en termes linéaires, le moment où vous êtes éveillés, où vous vous êtes engagés sur la voie ou avez entamé la lecture de ce livre, importe peu. Débarrassez-vous de notre calendrier, s'il vous plaît, et remplacez-le par le vôtre. Ne lisez pas en accumulant de la peur. Lisez plutôt avec joie et reconnaissance parce qu'il y a des raisons à tous les événements inexplicables, et des réponses aussi pour alléger votre fardeau et éclairer votre chemin. (Grande accolade à vous tous !) Rappelez-vous que chaque personne s'épanouit dans sa conscience en son temps et à son propre rythme.

Nous vous prions tout simplement de commencer le dégagement dès maintenant !

Étant donné que votre perspective culturelle est traditionnellement fondée sur le cerveau gauche et constitue donc une perspective « mentale » sur la vie, nous vous demandons de descendre dans la conscience de votre corps physique et de réaliser à quel point vous avez besoin de dégagement ! Pourquoi, d'après vous, sommes-nous intervenus depuis le début du millénaire (mai 2001) avec l'exercice de dégagement du Cercle de Grâce ? En ce processus de mutation de vingt-cinq ans, il en a fallu quinze pour établir des concepts émotionnels, mentaux et spirituels – pour que la nouvelle métaphysique prenne racine *énergétiquement* –, ce qui vous a laissé les dix dernières années pour vous préparer physiquement. Nous nous adressons donc à vous qui formez la première vague d'artisans de la lumière éveillés, l'avant-garde spirituelle, et qui êtes les catalyseurs de l'expansion de la conscience humaine.

Chers amis, il vous faudra peut-être plusieurs années ou même davantage pour pleinement libérer vos véhicules. Ce sera un travail tranquille et solitaire. Qu'est-ce que cela veut dire ? Il faudra aller au-delà des questions actuelles et chroniques pour atteindre un niveau plus profond de lésions et de problèmes provenant de vies passées et qui ont encore besoin d'être dégagés, en plus du karma qui exige d'être équilibré et du réveil conscient de votre connexion innée à l'Esprit. Oui, telle est la profondeur, l'ampleur et la hauteur de votre transformation cellulaire. Si vous comprenez que vos archives akashiques personnelles sont inscrites dans votre ADN, n'est-il pas normal que même ce niveau doive être guéri ? Lorsque nous disons que le Cercle de Grâce constitue pour vous un raccourci spirituel permettant de purifier tous les autres niveaux, nous ne plaisantons pas ! Il se fait tellement de travail en même temps, chers vaisseaux précieux ! Demandez-le lentement, gentiment, pour votre plus grand bien, selon le Calendrier divin, dans la grâce

Être humain, c'est jouer à « tout ou rien ». Chaque fois que vous vous incarnez, vous entreprenez un cycle naissance-vie-mort. Les leçons les mieux apprises sont celles sur lesquelles vous « misez votre vie », n'est-ce pas ? Comme ce processus évolutionnaire est total, complet, englobant de la tête aux pieds et de la peau aux os, n'est-il pas normal que votre vie change complètement ? N'est-il pas normal que, avec une vie fondée sur le cœur, vous ayez de nouveaux modes de communication, de nouvelles priorités, de nouveaux buts, et, oui, une nouvelle morale également ? Même si notre enseignement porte sur des réalités invisibles, intangibles, auxquelles nous vous demandons de croire sans les voir, saisissez-vous la logique enracinée, physique, l'expansion linéaire de votre processus d'ascension ? *Il y a un chemin physique menant à la transformation non physique, et, nous le répétons, le corps doit être prêt sur tous les plans pour que la fusion se déroule le mieux possible.*

Revenons au début de notre travail, chers enfants ! Vivez chaque instant dans la conscience du Présent, enfermés dans votre divinité comme si vous étiez entourés d'un bouclier doré à travers lequel filtrerait la vie. N'y laissez passer que l'amour, laissez-le entrer et sortir, et votre attitude transmutera votre réalité. Voyez-vous l'envergure de ce que nous demandons ici ? Voyez-vous, le cerveau humain est un outil incroyable. Lui-même ne distingue pas ce qui est vrai de ce qui ne l'est pas. Il se contente d'accepter de l'information et de la filtrer à travers son niveau actuel de compréhension. Mettez un génie des mathématiques dans une petite tribu indigène de l'Afrique où cet enfant ne verra jamais de nombres et son don demeurera caché. Exposez cet esprit fertile aux mathématiques et vous assisterez à des merveilles !

Chers travailleurs de la Lumière, un tel influx de concepts supérieurs a inondé cette planète au cours des cinquante dernières années qu'un éveil important a déjà pris racine. D'abord, il a fallu adopter des concepts afin d'établir le potentiel; avant de pouvoir faire des choix, vous devez être conscients d'en avoir ! Maintenant, vous êtes requis d'intégrer davantage ces concepts. Plusieurs d'entre vous ont bien appris sur les plans spirituel et mental. Tout cela est bon, nécessaire, mais incomplet. Vous ne pourrez compléter ce voyage avec succès sans avoir également équilibré et intégré ces concepts sur les plans émotionnel et physique.

À quoi vous oblige maintenant l'énergie ascendante de la Terre ? À croire pleinement, avec votre corps émotionnel, et à élever votre corps physique à cette vibration. Dans des chapitres précédents, nous vous avons expliqué l'importance de la maîtrise des émotions, ainsi que la nécessité d'apprendre à vous aimer pleinement et complètement avant de pouvoir partager cet amour supérieur avec quelqu'un d'autre. Tels sont les changements émotionnels que vous devez opérer. Sur le plan émotionnel, cela se fait en apprenant à vivre dans son cœur. Nous ne parlons pas ici de votre cœur physique, mais de ses composantes énergétiques. C'est le siège de votre âme, votre lien intérieur avec les sphères supérieures, la réserve de la Divine Source que vous avez oubliée que vous portiez.

Oui, la voie ascendante est en Vous !

L'ascension, c'est tout simplement de vous voir comme des êtres éternels, énergétiques, temporairement logés dans des corps physiques. Considérer toute la vie de ce point de vue en changera tous les aspects. La conscience permanente de votre divinité et de votre rôle est la clé qui permet ce changement de perspective. Oui, il est bon de le répéter : vous devez vivre chaque instant dans la conscience supérieure afin de pleinement créer les changements cellulaires qui vous permettront de vous élever et de fusionner dans les dimensions supérieures. Toujours des cercles dans des cercles, des motifs dans des motifs, et tout ce que vous cherchez est en vous, attendant que vous le révéliez en dégageant toutes les scories !

Chers lecteurs, toute vie est composée de différents types de vibration. Toutes les lois universelles sont fondées sur des interactions énergétiques, et les courants de vos vies sont affectés par votre comportement à l'égard de ces lois. Tout progrès accompli dans la grâce s'effectue par petits pas, sûrs et confiants. Nous offrons ici de vous soutenir dans ces étapes sur la voie métaphysique vers la Complétude, l'Unité, jusqu'à ce que vous retrouviez votre véritable identité au sein de Tout ce qui Est.

Nous vous remercions et vous honorons.

Nous sommes, dans l'Amour total, la Fraternité de Lumière.

À propos de l'auteure

Edna G. Frankel est née en 1954, au Caire, en Égypte, dans une famille francophone d'origine roumaine, grecque et turque. Expulsés au cours de la crise de Suez, en 1956, ses parents immigrèrent aux États-Unis en 1960. Elle grandit à New York et fréquenta la United Nations International School, à Manhattan, puis la Washington University à St. Louis, Missouri. En plus de détenir des baccalauréats en psychologie et en français, elle est également rédactrice à la pige.

Edna et sa famille habitent dans la banlieue de Philadelphie, en Pennsylvanie. Sa fille Lisa est à la School of Divinity de Harvard, poursuivant des études de maîtrise en théologie. Son fils Robbie étudie l'art et la photographie à l'Alfred University. Ses trois chats siamois sont tous harmonisés par reiki et dorment chaudement empilés.

Channel métaphysique à temps plein, auteure et enseignante, Edna G. Frankel a commencé à étudier le reiki Usui en 1985, est devenue maître professeur en 1994, et a étudié également le reiki Lightarian, le reiki Tummo, le reiki Sekhem-Seichem, le Master Angelic Alignment et le Reconnective Healing™. Dans ses séminaires et sa pratique privée, elle utilise conjointement de nombreuses approches et outils énergétiques. Elle donne des séminaires sur le processus de dégagement du

Cercle de Grâce à des groupes holistiques, ainsi que des conférences métaphysiques aux États-Unis et à l'étranger.

Depuis mai 2001, ses séances de channeling avec la Fraternité de Lumière et les Maîtres ascensionnés ont été publiées dans le magazine mensuel international Sedona Journal of Emergence. Des transcriptions de ses channelings ont également paru dans le Predictions Book 2003 et 2004, chez Light Technology Publishing. Son premier livre en anglais, The Circle of Grace, a été publié en 2003 par The Brotherhood Press.

Vous pouvez joindre l'auteur en ligne à www.beyondreiki.com, edna@beyondreiki.com, ou écrire à Edna G. Frankel, P.O. Box 62, Blue Bell, PA 19422, USA.

.

*Quelques exemples de livres d'éveil
publiés par Ariane Éditions*

Aimer ce qui est

Anatomie de l'esprit

Contrats sacrés

Marcher entre les mondes

L'effet Isaïe

L'ancien secret de la Fleur de vie,
tomes 1 et 2

Vivre dans le cœur

Les enfants indigo

Le pouvoir de créer

Célébration indigo

Aimer et prendre soin des enfants
indigo

Série Conversations avec Dieu,
tomes 1, 2 et 3

L'amitié avec Dieu

Communion avec Dieu

Nouvelles Révélations

Le Dieu de demain

Le pouvoir du moment présent

Mettre en pratique le pouvoir du
moment présent

Quiétude

Le futur est maintenant

Votre quête sacrée

Sur les ailes de la transformation

Messages du Grand Soleil Central

Révélations d'Arcturus

L'amour sans fin

L'âme de l'argent

Le code de Dieu

Entrer dans le jardin sacré

Guérir de la détresse émotionnelle

L'oracle de la nouvelle conscience
(jeu de cartes)

L'envolée humaine

L'intelligence intuitive du cœur

Série Soria :

Les grandes voies du Soleil

Maîtrise du corps ou Unité
retrouvée

Voyage

L'Être solaire

Fleurs d'esprit

Cercles de paroles

Série Kryeon :

Graduation des temps

Allez au-delà de l'humain

Alchimie de l'esprit humain

Partenaire avec le divin

Messages de notre famille

Franchir le seuil du millénaire

Un nouveau départ

Un nouveau don de lumière